JN303561

現代人間科学講座 第3巻

「健康福祉」人間科学

中島義明　木村一郎　……編集

朝倉書店

第 3 巻・編集者

中島義明（なかじま よしあき）　早稲田大学人間科学学術院
木村一郎（きむら いちろう）　早稲田大学人間科学学術院

現代人間科学講座

刊行にあたって

　現在のわが国における諸大学の組織理念を見ると，モノからヒトへと軸足を移行する"人間-中心"的トレンドが存在するように思われる．このトレンドを反映してか，人間科学そのものもしくは人間科学的組織名を冠する学部や大学がわれわれの周囲に多く誕生している．しかしながら，これら諸機関で行われる高等教育および研究遂行にとって十分に参考となるような，「人間科学」の全体的図式を具体的に示す，わが国の研究者の手になる「講座本」は，いまだ存在しない．それゆえ，いまやそれを誕生させる機が熟しているように思われる．本講座はそのような機運にチューニングして企画された．

　わが国における「人間科学」の教育・研究の先導的役割を果たしつつ，その実績を積み重ねてきた組織として，1972年に創設された大阪大学人間科学部を西の雄とするならば，1987年に創設された早稲田大学人間科学部は東の雄といえよう．

　本講座は企画時にはこの早稲田大学人間科学部のほぼ全専任教員（講師以上）の執筆の承諾を得て船出した．以来，すでに4年の歳月が過ぎ去った．この間の教員の出入りにより，現在の専任教員を母数にすれば，執筆の参加者はおおよそ2/3程度となろう．これだけ多くの教員の参加を得て実現した本講座の刊行は，2007年に創立20周年を迎えた早稲田大学人間科学部の知的営みの一端を社会に発信するものともいえよう．

　本講座の構成は，2003年に改組した早稲田大学人間科学部の学科構成に対応した，「情報」，「環境」，「健康福祉」というきわめて「現代的な」3つの分類カテゴリーを用いている．この切り口が「現代における」人間科学がとりうるひとつの姿を巧みに具現化していると考えたからである．

　最後に，本講座の実現のために多大な労力と忍耐の提供を惜しまれなかった執筆者の先生方および朝倉書店編集部の皆様に対し心からの謝意を表する．

2008年5月

中島義明

執筆者

中島 義明	早稲田大学人間科学学術院
木村 一郎	早稲田大学人間科学学術院
小室 輝昌	早稲田大学人間科学学術院
永島 計	早稲田大学人間科学学術院
今泉 和彦	早稲田大学人間科学学術院
立屋敷 かおる	上越教育大学大学院
町田 和彦	早稲田大学人間科学学術院
野村 忍	早稲田大学人間科学学術院
辻内 琢也	早稲田大学人間科学学術院
鈴木 克彦	早稲田大学人間科学学術院
河手 典彦	早稲田大学人間科学学術院
鈴木 秀次	早稲田大学人間科学学術院
竹中 晃二	早稲田大学人間科学学術院
菅野 純	早稲田大学人間科学学術院
根建 金男	早稲田大学人間科学学術院
嶋田 洋徳	早稲田大学人間科学学術院
野呂 影勇	早稲田大学名誉教授・エルゴシーティング(株)CEO
可部 明克	早稲田大学人間科学学術院
植村 尚史	早稲田大学人間科学学術院
前橋 明	早稲田大学人間科学学術院
加瀬 裕子	早稲田大学人間科学学術院
川名 はつ子	早稲田大学人間科学学術院

(執筆順)

目　　次

0. 「総合学」としての「人間科学」と「『健康福祉』人間科学」　［中島義明］…1
　0.1　「人間科学」とは何か ………………………………………………………1
　　「人間科学」を構想する活動は4期に分けられる？／「人間科学」というラベルは二面性を有する／現代は学問に「現実社会」と向きあうことを求める／「人間科学」は脱専門的「直観」によって定義される／「人間科学」は「プロブレマティック」な科学である／「人間科学」を考える2つの視座／「人間科学」における「人文・社会科学と自然科学との相互浸透性」／「人間科学」における「基礎と応用の相互浸透性」
　0.2　「現代」における「人間科学」とは何か ……………………………………8
　　「現代の人間科学」における方法論的一元論と二（多）元論／「現代の人間科学」の構築に作用する「概念的駆動ベクトル」と「生態学的駆動ベクトル」／「人間科学」の特性を示す2次元平面／『現代人間科学講座』の構想
　0.3　「『健康福祉』人間科学」とは何か …………………………………………11
　　「人間」をめぐる「科学」は「健康」と「幸せ」を抜きにしては考えられない／「『健康福祉』人間科学」のタクソノミー

1. 健康福祉を支える基礎医科学（1）　—生体と細胞—……………………14
　1.1　生物個体の発生・発達における細胞の分化と体細胞クローン生物
　　…………………………………………………………………［木村一郎］…14
　　細胞の分化／細胞分化におけるゲノムの一定性・可逆性／クローン動物の作出とヒツジの体細胞クローン・ドリーの誕生までの道程／クローンの同質性と異質性／生物現象を支配する遺伝的要因と環境的要因—必然と偶然—／体細胞クローン生物作出技術に対する期待とその問題点
　1.2　生体構造学 ……………………………………………［小室輝昌］…25
　　ヒトのかたち／線毛の微細構造と不妊症／細胞接着装置／ミトコンドリアと考古学／コラーゲンと美容／脳とカナリアの歌
　1.3　生体調節学 ……………………………………………［永島　計］…34
　　体温とは／体温調節機構／温度効果器の調節／行動性体温調節／行動性体温調節の動機／行動性体温調節の問題点および体温研究の展望

2. 健康福祉を支える基礎医科学（2）—身体と栄養— ……………………40
　2.1　飲酒と健康との関連　—エタノールの代謝と吸収の栄養生理学—
　　　　………………………………………[今泉和彦・立屋敷かおる]…40
　　エタノール代謝の特徴／肝臓におけるエタノールの代謝／飲酒と酒酔い
　　との関連／食物・生体成分による酒酔いの軽減作用／飲酒と健康との関
　　連／適量の飲酒と今後の研究課題
　2.2　長　寿　科　学 ……………………………………[町田和彦]…58
　　長寿社会／老化はどのようにして起こるのか／活性酸素・スカベン
　　ジャーと寿命／生活習慣と寿命／よりよい長寿社会をめざして

3. 健康福祉を支える臨床医科学（1）—身体と精神— ……………………66
　3.1　心　身　医　学 ………………………………………[野村　忍]…66
　　心身医学の概念／心身症とは何か／心身症と神経症／Alexithymia（ア
　　レキシサイミヤ）とは／心身医学の基礎／コンサルテーション・リエゾ
　　ン心身医学／心身医学的診断法／心理テスト／心身医学的な治療／スト
　　レスの評価と対処
　3.2　生活習慣病のジオポリティクス ……………………[辻内琢也]…74
　　「生活習慣病」とは何か—公衆衛生学の視点—／医療者による健康指導
　　—臨床医学の視点—／心身医学的・行動医学的アプローチ／医療社会
　　学・批判的医療人類学の視点／健康日本21・健康増進法／日本の健康
　　政策の危険性／課題と展望—新しい医療の潮流 NBM—／生活習慣病の
　　ジオポリティクス

4. 健康福祉を支える臨床医科学（2）—予防医学と臨床医学— ……………88
　4.1　生活習慣病の予防・治療における運動の役割 ……[鈴木克彦]…88
　　高齢社会における生活習慣病の増加と運動の役割／生活習慣病に対する
　　運動の効果／至適運動条件と運動療法の禁忌／将来的展望
　4.2　臨床医学とリハビリテーション ……………………[河手典彦]…95
　　リハビリテーション医学概論／臨床医学とリハビリテーション／肺がん
　　周術期の呼吸リハビリテーションと呼吸管理

5. 健康福祉を支える応用医科学　—身体の運動— ……………………103
　5.1　健康福祉バイオメカニクス……………………………[鈴木秀次]…103
　　この飽食の時代にあって／どのような運動がよいか／ストレッチの種類

／高度な手法を用いるストレッチ／肩こりの原因／肩のストレッチ／初動負荷トレーニング／初動負荷トレーニングの動作特性

 5.2 身体活動・運動の健康科学……………………………………[竹中晃二]…113
  身体活動・運動が心身に及ぼす効果／推奨されている身体活動・運動の量／対象者の特性を見極めた対応／アドヒアランスの意味

6. 健康福祉を支える臨床行動学 —現代社会と人間— ………[菅野 純]…123
 6.1 現代社会の青少年にみられる不適応問題……………………………………123
  児童期の臨床行動学的課題／思春期の臨床行動学的課題／青年期の臨床行動学的課題／青少年期の不適応問題

7. 健康福祉を支える臨床認知・行動学 —認知・行動論的接近— …………133
 7.1 論理情動行動療法の理論的基礎………………………………[根建金男]…133
  認知行動療法の発展と論理情動行動療法の位置づけ／論理情動行動療法の要点／論理情動行動療法の背景（1）—後期ストア派の哲学—／論理情動行動療法の背景（2）——一般意味論—／論理情動行動療法における後期ストア派の哲学／一般意味論の影響／後期ストア派の哲学／一般意味論を取り入れた論理情動行動療法の意義

 7.2 ストレスコーピング行動に対する認知行動的介入………[嶋田洋徳]…143
  ストレスの心理学的理解／ストレスコーピングに対する認知行動的アプローチ／有効なストレスマネジメントプログラムの構築に向けて

8. 健康福祉を支える工学 ……………………………………………………152
 8.1 健康福祉医用工学………………………………………………[野呂影勇]…152
  健康福祉医用工学とは／福祉機器のエルゴノミクス—マン・マシンシステムと操作性—／福祉機器への関心／期待される近未来の福祉機器—音声認識—／まとめ—そして，近未来はどうなる—

 8.2 健康福祉産業工学………………………………………………[可部明克]…158
  ロボット技術の役割／ロボットによる応用機能の実現／ロボットと統合する各種センサ，IT機器，デバイス

9. 健康福祉を支える福祉（1）……………………………………[植村尚史]…167
 9.1 健康福祉における「福祉」の位置づけ…………………………………167
  人間科学としての健康科学／なぜ「健康福祉」なのか／健康福祉科学と

しての福祉／福祉を学ぶということ
9.2 健康福祉を支える社会保障 ……………………………………175
社会保障とは何か／人間科学としての社会保障／社会保障を学ぶということ

10. 健康福祉を支える福祉（2） …………………………………184
10.1 児童福祉論 ……………………………………［前橋　明］…184
子どもたちの健全育成に向けて／子どもたちの身体に起きている異変とその対策／現代っ子の「心身ともにすこやかで，生き生きとした暮らし」づくり／児童虐待の起こる背景と対応

10.2 介護保険改革とケアマネジメント　―国際比較からの展望―
………………………………………………………［加瀬裕子］…196
在宅ケアとケアマネジメントの登場／先進諸国におけるケアマネジメント／各国におけるケアマネジメントの共通機能／日本におけるケアマネジメントの特性／介護保険改革の鍵としてのケアマネジメント／介護保険におけるケアマネジメントの課題

10.3 障害者福祉論　―障害をもつ人々との共生― ………［川名はつ子］…207
はじめに―共感と理解を―／本人活動の支援―障害者福祉の視点―／社会参加と自立生活―地域で暮らす障害者たち―／出生前診断―命の選別と自己決定―／障害者福祉の近未来

索　引 ………………………………………………………………217

0 「総合学」としての「人間科学」と「『健康福祉』人間科学」

0.1 「人間科学」とは何か

a.「人間科学」を構想する活動は4期に分けられる？

「人間科学」という用語は，すでに，17〜18世紀に，例えばベーコンやヒュームといった哲学者たちによって用いられてはいた．しかしながら，これらのケースにおいては，その使用はひとつの「学問領域」もしくは「ディシプリン」を意味するような域には至っていなかった．

19世紀になって，はじめて，「人間科学」という一種の「総合学」を志向する実質的な学問的活動が登場することになる．今日までのこれらの活動をラフスケッチするならば，大きく4期に分けて考えられまいか．

第1期は，19世紀初頭にこの種の科学的領域を模索し，体系的な形でその構想を世に示そうとした最初の学者であるサン・シモン（H. Saint-Simon；森訳, 1987）に代表される活動である．彼の「人間科学（science de l'homme）」の構想は，生理学と心理学とをその核に据えたものであった．彼の「科学」観からすれば，一般科学すなわち哲学というものは特殊諸科学を構成要素として成り立っており，これらの特殊諸科学の一部はすでに「実証的」になっているが，他の部分はまだ「推測的」であり，いずれみな「実証的」になる時代がやってくると予測・期待している．そして，そのような時代の到来には「生理学」と「心理学」とが「実証的」になっていることが前提であると考えている．それゆえに，彼の「人間科学」は，実際のありさまはとにかくも，その理念としては，実証主義的科学観に立ったものといえよう．彼は，「人間科学」を"science de l'homme"と表現している．"sciences"ではなく"science"ということは，サン・シモンの頭の中には，肉体的な存在としての人間についてはいうまでもなく，精神的存在としての人間についても観察とか実験といった実証的方法が適用されるような，その意味で「統一的」な科学としての「人間科学」が描かれていたに違いない．

第2期は，20世紀中葉のシュトラッサー（S. Strasser；徳永・加藤訳, 1978）に代表される活動である．彼は，人間科学と自然科学とは本質的に別の性格のものと考えている．そして，自然科学と区別される人間科学は，「『ペルゾーン

(Person)』（人間を人間たらしめている独自性をさしているように思われる）としての人間を研究する」科学として構想されている．すなわち，そこでは，主体としての人間が取り扱われることになる．もちろん，シュトラッサーも，この種の人間科学といえども，その中に経験科学的方法論を適用できる部分が包含されていることは考えている．しかしながら，彼らしいのは，たとえそのような部分であっても，自然科学とは本質的に区別されるべきものだとしている点である．なぜなら，彼によれば，"体系的に組織化された経験に基づく人間科学は，自然科学と経験的方法論を共有している" としても，"この事情にまどわされて，2つの科学グループの間にある本質的相違を見逃してはならない" からである．そのうえで，シュトラッサーは次のように考えているように，筆者には，思われる．上でいう「経験に基づく客観主義的人間科学の部分」と，それ以外の「実存主義に代表されるような主観主義的人間科学の部分」とが，「弁証法的に止揚される」ことによって，はじめて，人間の固有性をとらえる「本来の人間科学」が誕生するのだと．

　第3期は，わが国における「人間科学」を構想する動きに対し大きな影響を及ぼしたと考えられる，20世紀後半におけるピアジェ（J. Piaget；波多野訳, 2000）に代表される活動である．彼は，「人間科学（sciences de l'homme）」というものを，自然科学と切り離されたものとしては考えずに，「人文・社会科学と相おおい，自然科学には開かれた態度をとる」ものとして構想している．彼は，「人間科学」を "sciences de l'homme" と表現している．統一的な科学としての「タイトな」人間科学を象徴するかのように単数形を用いたサン・シモンと異なり，ピアジェが "sciences" と複数形を用いていることは，彼の構想した人間科学が人文科学や社会科学や自然科学といった既存の多くの諸科学に「変身」を強いることなく門戸を開いている，いわばこれらの諸科学を「ゆるく」おおう傘のようなものであることを象徴しているように思われる．

　第4期は，現代のわが国において現在進行中の，人間科学の理念を現代の学問的・社会的状況に見合う形に構想し直したり，人間科学に関する整備された高等教育機関や研究組織を構築しようとするような活動である．ここでは，人間科学というものを，第3期でとられた考え方にさらに ecological（生態学的）な視点を大きく加味して構想する立場が盛んなように思われる．

b.「人間科学」というラベルは二面性を有する

　「人間科学」というラベルが「組織のシンボル」として用いられているときと「認識のシンボル」として用いられているときとでは，その意味するところの明

快さや広がりに差が存在している（徳永, 1989）ことは確かである．徳永はこのミスマッチにつき皮肉を込めて（？）「認識のレベルでのあいまいさのゆえに，かえって幅広い組織力をもつという側面もある」ことを指摘している．

近年，わが国においては「人間科学」という名前を大学の学部・学科などの高等教育機関の組織名として使用しているところが増えている．すなわち「人間科学」という一種の「社会的実体」がすでに存在しているのである．これらの諸組織をながめてみるに，「認識のシンボル」との関連性でいえば，かなりの寛容さが存在するように思われる．すなわち，①これまで伝統的に用いられていた個別の組織ラベルを若干でもまたいでいること，②人間の問題に関連していることという2つの条件が満たされている場合には，「組織のシンボル」としての「人間科学」というラベルの使用が許容されてきているように思われる．

c. 現代は学問に「現実社会」と向きあうことを求める

ある学問を構築するということは，一種の「世界」を構築することと同じである．近代科学における諸学問分野は，かつてなかったほど「現実社会」というものと向きあうことが求められている．このようなことがどうして生じたのかを緻密に思索することは，筆者の力量を超える．しかしながら，直観的には，これには少なくともいくつかの要因がかかわっているように思われる．例えば，①科学中心主義的思想から，人間中心主義的思想への傾斜が起こり，「学問」の存在価値についても，単なる「真理の追究」のみでなく「人間の幸せの追求」が求められるようになった．② ①とも関連するが，民主主義，平等主義，個人主義などの考え方が広まり，「学問」といえども，一部の人々の専有物であることを避ける風潮が広まった．③近代科学の活動には，費用，時間，人材といった研究資源の供給が不可欠であるが，これらは，個人レベルというより現に今存在する社会によって手当てされるものであることから，研究成果の社会的還元への圧力が大きくなった．

d. 「人間科学」は脱専門的「直観」によって定義される

「人間科学」という学問分野の内容をどう考えるのかということ，すなわち人間科学の全体像に関するイメージは，「人間」というものに関連した研究テーマを扱っている実に広範囲な一群の研究者たちによって受容されうるものでなければならない．このとき，この多くの研究者たちはその是非をどのようにして判断するのであろうか．彼らの「専門的」な知に照らすのであれば，専門というものが垣根による囲い込みを前提としていることから，学際的，総合的な視点に立つことを難しくしよう．それゆえ，これら研究者たちが是非のよりどころとするの

は，この垣根をあらゆる方向に向けて取り払うべく自ら最大限の意識的努力を実行した後にその姿を現してくる「直観的」とでもいえるような知であろう．こう考えてみると，「人間科学」の定義や理念の構想というものは，実際のところは，この「直観的」な知に照らしてなされているということになるまいか．その際に，ひとつ常にわれわれが留意しておくべきことがある．それは，「直観的」な内容というものは，時代や社会あるいは文化や価値観といったものの影響を強く受けるものであるということである．学問の構想が社会的なものの影響を強く受けることは，ここで改めて論じるまでもなく，これまでの歴史が証明してきている．特に「総合学」といったものに「リアリティ」を付与しようとすればこの傾向はなおさら顕著なものとなろう．

　そうしたことをふまえるのであれば，現代はサン・シモンの時代とも，またシュトラッサーの時代とも，またピアジェの時代とも，その時代背景を大きく異ならせている．さらにいえば，わが国において「人間科学」というラベルを用いた教育研究組織がチラホラ出現しはじめた20〜30年前に比べても，現在の社会的環境は相当に異なってきているのである．

e.「人間科学」は「プロブレマティック」な科学である

　今から30年ほど前にわが国においては，高度成長期をふまえて，あちこちで出現してきた人間をめぐる諸問題の解決が求められた．これらの諸問題には，それまでの個別学問分野からの対応のみでは，十分にカバーしきれなかったので，「人間科学」という総合学的取り組みへの動機づけが高まった．

　他方，これまでの海外においては，「行動科学」なる総合学的志向が強かった．この「行動科学」はアメリカにおいて，その文化的特徴をなす合理主義を背景に特に盛んであった．行動科学は心理学でいえば「行動主義」に象徴されるように，「科学」的といわれる「論理実証主義」に基づく体系をめざすものであった．それゆえ，いわゆる「哲学」的色彩の薄い「総合学」であった．

　しかしながら，1970年代のわが国において生じた「人間科学」を構想する立場は，哲学・心理学などの人文科学や社会科学を中心として自然科学に対しては開かれた立場をとるような，どちらかといえば，ピアジェ流の「人間科学」であった．すなわち，そこでは，哲学・人文科学・社会科学・自然科学をカバーする，行動科学よりはもう一回り広い視座に立った人間をめぐる「総合学」が構想されたのである．加えて，冒頭でふれたようにわが国においては，当時の社会・経済的状況を受けて生み出されつつあったさまざまな人間をめぐる実際的諸問題に対処するための諸知見の必要性にせまられていた．

考えてみれば,「総合学」というものは, そもそも, 確立科学的な固定的なものではなく, 時代や社会の問題を意識においた, それゆえにとりあげる多様な問題に対応できるような「しなやかさ」や「弾力性」を本来的に具備しているのである. その意味で, 本質的には, 非確立的な「プロブレマティック (problematic)」な科学の性質を帯びることになる. この性質は「総合学」としての規模が大きくなるほど色濃くなると思われる.「人間科学」とはまさにこの種の典型的な科学といえまいか.

f.「人間科学」を考える2つの視座

20世紀後半に, ピアジェは, 人間科学を人文・社会科学に限定されたそれゆえに自然科学から切り離されたものとしてではなく, 互いに接合しあいながら,「科学」という全体システムをつくりあげているものとして構想した.

また, ピアジェが人間科学をこのように見ようとした試みのひとつの背景には, 人間科学というものも, 自然科学と同じように社会のためになり, その傾向はますます増加していくであろうと考えていたことがある. したがって, 当然, 彼は「基礎研究と応用研究との関係」というテーゼにも強い関心を抱いている. 彼は, このテーゼを考察するに際して, 実験のできる科学と実験のできない学問とに分けている.

後者の場合には, 事後的な現象の統計的ないしは確率論的分析に依存せざるをえないので, 応用が実験の代用の役を果たすことになる. すなわち, このような場合には, 応用は基礎研究と一体化していることになる. ここで, 若干独断的ではあるが解釈上の拡大を試みるならば, ピアジェは「応用」という表現を用いているが, この表現により彼が意味しようとした内容の同意異表現として,「生活世界」とか「現実場面」とか「現場」とか「フィールド」とか「実践場面」とかいったものが考えられまいか.

他方, 実験的方法を使って基礎的研究をすることが可能な学問もある. しかしながら, この場合にも, 応用だけに閉じこもってしまった研究では, そこから生まれる成果が豊穣なものになるとは思えないし, そのような状態からでは基礎も育たず, 結局両者とも衰えていくと彼は考えている.

それゆえ, ピアジェによれば, 例えば, 心理学でいえば,「『応用心理学』などという独立した学問は存在しない」のであり,「すべてよい心理学はみな役に立つ応用へ進みうる」ことになる. それゆえ, 基礎研究を役に立つ立たないといった名目ではじめから狭く限定し, 多くの可能性の芽を摘みとってしまわない限り,「人間科学は, 人間のあらゆる分野において, ますます重要な応用を提供しうる

ようになる」と予見している．

上のようなピアジェの考え方には，人間科学を「一般的に」俯瞰するうえで特に重要と思われる2つの視座が含まれていると筆者は考える．1つ目は「人文・社会科学と自然科学との連続性（相互浸透性）」の視座であり，2つ目は「基礎と応用との連続性（相互浸透性）」の視座である．この点については以下において若干考えておくことにする．

g.「人間科学」における「人文・社会科学と自然科学との相互浸透性」

まず1つ目の視座であるが，これは，人文・社会科学という領域と自然科学という領域との間に垣根や壁を築かずに，そのイメージをたとえてみるならば，「連合国家」（もしくは，欧州共同体のような「独立国家共同体」）としてそれぞれの「文化・習俗」を背負った民族の「自由な往来」が保証されていることに相当しよう．このような立場の「人間科学」においては，方法論的多元論が許容されることになる．ピアジェの「人間科学」はまさにそれであった．

それでは，ピアジェ以前の人間科学ではどうであろうか．

実証主義を提唱したコントの先人でもあったサン・シモンの「人間科学」は，すべてが「実証科学的」色彩一色に色づけられた，たとえてみればタイトな単一体としての「統一国家」のようなものであり，方法論的一元論に基づいていた．その意味では，サン・シモンの「人間科学」は，理念的にはそのすべてが「自然科学」に収斂していたと表現できよう．

他方，シュトラッサーの「人間科学」は，たとえその中に経験科学的方法論を適用できる部分が包含されているとしても，自然科学とは完全に切り離されたものとして構想されていた．その意味では，シュトラッサーの「人間科学」は，サン・シモンの「人間科学」とは逆に，理念的にはそのすべてが「人文・社会科学」に収斂していたと表現できまいか．

そう整理してみると，ピアジェの考え方は，サン・シモンの考え方とシュトラッサーの考え方とを抱き合わせたようなものとして理解することができる．

筆者は，「人間科学」という学問分野は，上の3種類のタイプの中でいえば，サン・シモン型とシュトラッサー型とを「弁証法的」に「止揚」したともいえるピアジェ型が最も適切であると考えている．正確には，さらに「ゆるやかな」ものとして理解しているというべきかもしれない．すなわち，領域的には哲学・人文科学・社会科学・自然科学のいずれに対しても十分に門戸が開かれている．そして，これら領域間の相互浸透性を支える最も大きな要因である方法論についていえば，人文・社会科学領域のある学問部分（例えば，「心理学」の一部分野や「社

会学」の一部分野）と自然科学とは「実験」という共通のパラダイムに象徴されるような連続性を有するであろうし，人文・社会科学領域の別の学問部分（例えば「哲学」とか「精神分析学」）では「解釈」というような自然科学の方法論とはまったく異なるパラダイムを用いるであろう．それゆえ，後者の場合には自然科学との関係で考えれば二元論的特性を有することになろう．このように考えてくると，人間科学の中の人文・社会科学領域と自然科学領域との間の方法論的関係は，実際のところは一元か二元かといった単純な二分法的構造ではなく，もう少し複雑な部分構造を有していることになろう．さらには哲学・人文科学・社会科学といったいわゆる「文系科学」内の方法論についても，これを「一元」とするよりも「多元」とする方がよいという考えも存在しよう．

h.「人間科学」における「基礎と応用の相互浸透性」

次に，2つ目の「基礎と応用との連続性（相互浸透性）」の視座に話を移そう．筆者は，この視座は，特に「現代の人間科学」を考えるうえで重要なポイントになる特色であると考えている．ピアジェのいう「応用」という表現は前にも言及したように，その主旨からして，「生活世界」（あるいは，「現実場面」，「現場」，「フィールド」，「実践場面」など）を意識して用いられていると筆者は「勝手に」？解釈している．すなわち，どちらかだけに閉じこもる姿勢は研究課題の全貌の把握を妨げ，結果として，研究成果の範囲を不当に狭めよう．それゆえ両者が相互に浸透しあい，融けあう事態が志向されることになる．考えてみるに，「基礎」では，「理論-センタード」もしくは「理論-オリエンテッド」の学問的ベクトルが生み出されよう．他方，「応用」では，「生身の生活する人間」もしくは「生身の人間の生活世界」を念頭に置いた学問的ベクトルが生み出されよう．いってみれば，前者のタイプの研究により構築されることがめざされた（もしくは，前者のタイプの研究が行われることがめざされた）人間科学が，歴史的には，サン・シモンやシュトラッサーの考え方といえまいか．他方，後者のタイプの研究を人間科学の必要不可欠な条件としてその構築を考える行き方の芽ばえが，ピアジェ（その芽については前述した）や，心理学でいえば「文脈」や「日常性」といったことにウエイトを置く「認知心理学」が台頭した後の人々（彼らは，人間という全体的・主体的存在とその存在をとりまく文化的・社会的・生態学的環境との間のダイナミックな交互作用に大きな関心を寄せた）によってとられた立場と考えられまいか．

ここで，情報処理に「概念駆動（conceptually-driven）型」と「データ駆動（data-driven）型」との2タイプがあることを指摘したノーマンの考え方（Norman, 1976）を援用するならば，上で分けた2つの学問的ベクトルそれぞれにより構築される人間科学を区別することができる．すなわち，ひとつは「概念的駆動の人間科学（conceptually-driven human sciences）」とでも呼べるようなものであり，もうひとつは「生態学的駆動の人間科学（ecologically-driven human sciences）」とでも呼べるようなものである．

0.2 「現代」における「人間科学」とは何か

　それでは，現代の「人間科学」はどのようなスタンスをとっているのであろうか．もしくは，とるべきなのであろうか．この問題についても，前節での考察を参考にして，2つの視座を切り口にして若干考えてみることにしたい．ひとつは，方法論的一元論をとるのか二元論（もしくは多元論）をとるのかという問題である．もうひとつは，基礎と応用（もしくは「生活世界/現実場面/現場/フィールド/実践場面」）との関係の問題である．

a.「現代の人間科学」における方法論的一元論と二（多）元論

　前者に関連していうならば，現代の人間科学を考えるときに，方法論的に極端な一元論，また極端な二（多）元論をとる研究者は少ないのではなかろうか．対象とする課題の性質によって，また，研究の目的によって，特定分野に限定的な方法論が用いられることもあろうし，また，広く人文科学や社会科学や自然科学を横断して使用される方法論が用いられることもあろう．こう述べると，何やら，方法論的に「あいまい」で「純粋でない」ような印象を与えるかもしれない．しかし，決して，そのようなことはないのである．一元論的方法論にしても，二(多)元論的方法論にしても，それぞれにおいて用いられる具体的方法自体は十分にしっかりとしたものであり，これらのうちから課題に最も適した方法が選択できるということは，それだけ，そこで得られるデータの妥当性や信頼性を高めることにもなるのである．料理の比喩でいえば，料理（「学問」）には，日本料理，西洋料理，中華料理など（「学問領域」）が存在し，それぞれは独自の料理法（「方法論」）を工夫しており，またその領域の料理人（「研究者」）というものも存在する．しかし料理とは何かということを考えたときに，家庭料理(「人間科学」？)というものは，人間の存在にとって，非常に大事な意味をもつ．なぜなら，家庭料理の立場は，家族が人々が人間が日々の生活の中で健康的に生きていくために栄養的にバランスがとれており，これをおいしく食べることにより，心身がともに充足されること（「人間科学」は「人間の幸せ」/「ヒューマニズム」を追求する）がめざされることにあるからである．そのためには，特定の料理法に限定・制約

されることなく，そのときの料理の目的や食材が何かということ（「研究の目的や課題の性質」）によって，家庭料理の料理人は日本料理の料理法ひとつでいくこともあれば（「一元的方法論」），日本料理と西洋料理の両者の料理法を用いること（「二元的方法論」）もあれば，さらに多くの料理法を用いること（「多元的方法論」）もあろう．そこでめざされるのは，その料理を食べる人の心身の充足にとって，食材が十分に活かされた料理をすることであろうから，その目的に最も適う料理法をみつけだすことが一番の問題であり，料理法の「数」は本質的な問題とはならないのである．

したがって，この方法論的「しなやかさ」は何ら「あいまいさ」や「純粋さの欠如」を意味するわけではなく，むしろ，上述のような料理（「学問」）をすることの意味に照らして考えるならば，欠点というよりむしろ利点とも考えられるのである．

b.「現代の人間科学」の構築に作用する「概念的駆動ベクトル」と「生態学的駆動ベクトル」

次に，先述した，現代の「人間科学」を考えるうえでの2つ目の視座についての話に移ろう．この問題に関連して，前項で，人間科学構築の学問的オリエンテーションに，「概念的駆動ベクトル」と「生態学的駆動ベクトル」との両者が存在することを指摘した．歴史的にみれば，他方のベクトルがまったく存在しないというような極端な事態ではないにせよ，いずれか一方のベクトルに大きくウエイトを傾かせたスタンスがとられてきたように思われる．この傾斜の度合いが若干ゆるいケースが，両者のベクトルを視野に入れていたと思われる（筆者にはそう思われる）ピアジェの場合であろう．彼の人間科学に対する論考の一般的姿勢は，「発生的認識論」にシンボライズされるように，「概念的駆動ベクトル」の方の色彩を帯びてはいる．しかし，他方で，例えば，当時のユネスコが試みた科学の平和利用の可能性についての調査研究へ参加したり，人間科学について基礎と応用との相互浸透を主張したりしている．ということは，彼の場合には，他の研究者の場合に比べれば，その背後に，ある程度の「生態学的駆動ベクトル」の存在を，筆者は感じとるのである．しかしながら，そうはいっても，彼の場合は，依然として，「概念的駆動ベクトル」のほうにウエイトがかかった人間科学というべきであろう．

さて，「現代の人間科学」は，両ベクトルにより構築されているもしくはされるべきであるという意味で，上のピアジェの行き方にその「芽ばえ」をみるにしても，両ベクトル間のウエイトの置き方はむしろ逆になり，「生態学的駆動ベク

トル」により大きなウエイトがかかっているように思われる．なぜウエイトの置き方の傾斜が逆方向に変化したのかの原因については，学問的流れを含めさまざまに思索できようが，少なくとも，世界観，価値観といったものの時代的・社会的変化というものが大きくかかわっていることは間違いあるまい．この点に関連した若干の言及は，すでに前節において行った．

c.「人間科学」の特性を示す2次元平面

歴史的にこれまで考えられていた人間科学や，現代の人間科学を，最も簡潔な図0.1のような，2次元平面上に位置づけてみよう．この2次元平面の横軸は，学問的領域が人文・社会科学的領域から自然科学的領域に至る「メタセティック連続体（metathetic continuum）」（質的連続体を意味するスティーヴンスの用語）をなすと考え，この軸を用いて人間科学がカバーする学問的領域を示したものである．また，縦軸は，学問構築の駆動ベクトルが概念的ベースに基づいているのか生態学的ベースに基づいているのかという特質もまた「メタセティック連続体」をなすと考え，これを人間科学の構築について適用してみたものである．

図0.1に表したように，シュトラッサーの人間科学（「自然科学とは明確に区分されるものとした」＋「概念的駆動ベクトルによる学問構築」）は第Ⅰ象限に位置しよう．他方，サン・シモンの人間科学（「実証主義的科学観に立っていた」＋「概念的駆動ベクトルによる学問構築」）は第Ⅱ象限に位置しよう．ピアジェの人間科学（「人文・社会科学と相おおい，自然科学に開かれて連なる」＋「概念的

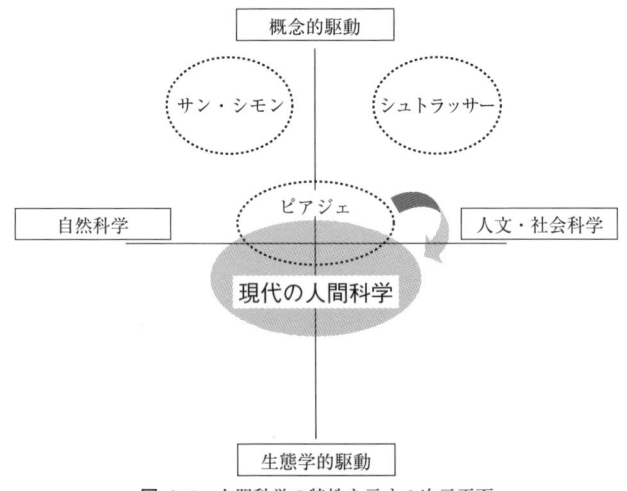

図 0.1　人間科学の特性を示す2次元平面

駆動ベクトルと若干の生態学的駆動ベクトル両者による学問構築」）は，第Ⅰ象限と第Ⅱ象限にまたがり，その下方部分が若干第Ⅲ象限と第Ⅳ象限にかかっていると考えられる．

それでは，現代の人間科学はどうであろうか．原点を含み，第Ⅰ〜第Ⅳ象限すべてにまたがっている点ではピアジェの場合と同じである．しかしながら，第Ⅲ象限と第Ⅳ象限にかかる部分が，第Ⅰ象限と第Ⅱ象限にかかる部分より大になっているところが異なっている．すなわち，ピアジェの場合を示す楕円を下方にずらした位置関係になろう．

今後の人間科学については，筆者はこう考える．4つの象限にまたがるという特徴は今後も変わらずに維持されつづけよう．他方，縦軸方向に関しては，学問的世界や時代の社会的背景などの影響を受け，上下に変動しつづけよう．しかしながら，少なくとも，当分の間は，この変動はこれまで（図0.1に矢印で示されている）と同様に下方に向かうものとなろう．

d.『現代人間科学講座』の構想

この『現代人間科学講座』は，上にみてきたような，「人間科学」という「総合学」が有する学問的トレンドを十分にふまえたうえで構想され，「現代の」人間科学にふさわしい目次構成となるよう工夫された．すなわち，人文・社会科学から自然科学にまたがる多様な視点から，現代人が置かれている生態学的状況（生活世界/現実場面/現場/フィールド/実践場面）から生じてくる諸問題につき，①情報，②環境，③健康福祉，というきわめて「現代的な」3つの切り口から，さまざまな考察・解説を試みたものである．ボリュームの都合上，3つの切り口のそれぞれを単独の本として独立させ，3冊構成の「講座」形態をとってはいるが，本来の目的からすれば，すべての内容が1冊の本に収められるべきものである．それゆえ，読者は，ぜひ，本書以外の2冊についても一読されたい．

0.3　「『健康福祉』人間科学」とは何か

a.「人間」をめぐる「科学」は「健康」と「幸せ」を抜きにしては考えられない

現代の生活世界に生存する「人間」が，身近なものとして最も強く望むことのひとつは，自分や家族や友人が「健康」で「幸せ」な日々を送れるということであろう．

考えてみれば，「人間」という存在は，単純なものではなく，その本質に「多面性」を有している存在である．例えば，「人間」という存在が示すひとつの「アスペクト」は，生命というものを有する「『生物的』存在」としての側面であり，

このときは，筋肉や臓器や細胞といったような物質的・化学的な記述が可能な存在として位置づけられる．他方で，人間は別の「アスペクト」として，「こころ」というものを有する「『心理的』存在」としての側面も示す．加えて，人間という存在は，「個」としての存在というより，家族・仲間（現代はインターネットによるネットワーク仲間の機能が増大しつつある）・地域・国といったような集団を構成して生存する存在でもあることから，「『社会的』存在」としての「アスペクト」も有している．さらには，人間は，単に「『生物的・心理的・社会的』存在」にとどまらず，人間らしさを象徴するような道徳というものを有する「『倫理的』存在」としての「アスペクト」もまた有していることになる．

人間の「健康」や「幸せ」というものはこれらの多面性が「よき均衡」を保つことにより支えられている．問題は，この均衡が崩れ，これらの「アスペクト」のいずれかに過剰に傾斜した存在としての人間が生み出されたり，人間という存在をこの崩れた均衡状態にある枠組みの中に位置づけて理解しようとする風潮が生み出されたときである．

現代の社会は，ITの浸透による高度情報化，環境の複雑化，国際化，少子高齢化などにより，人類がかつて経験したことのない速さと規模と深刻さとをもって，変化しつづけている．このような状況にある生活世界に，適切に適応し生存していくことを図る「人間」にとって，「健康」で「幸せ」な生活が保証されるためには，これまでのような単独分野としての医学/保健学/看護学/社会福祉学などのいずれか（もしくはこれらのうちのいくつか）からのみのアプローチでは十分ではない．いま，強く望まれるのは，これらすべてを包括するような，「人間」の「健康」と「幸せ」を追求する「総合学」としての未来志向型「科学」の出現である．

本書は，このような問題意識と真正面に向きあうことにより誕生した．そして，単に，「人間」+「健康」+「幸せ」+「科学」という姿勢ではなく，「総合学」としてそれなりの歴史をすでに刻みつつある「人間科学」というものに「健康福祉」（「健康・福祉」ではない）という視点からアプローチするパラダイムを採用した．「『健康福祉』人間科学」という領域名には，そのような執筆者たちの共通認識が投影されている．

b.「『健康福祉』人間科学」のタクソノミー

「『健康福祉』人間科学」のタクソノミーを考えるといっても，話はそう簡単ではない．ここでのタクソノミーという表現は，扱われる研究テーマに関する「分類学」をさしている．この種のタクソノミーを想定する場合，分類軸が3つ，4

つと増加することは，いたずらに，分類カテゴリーを増加させ，直観的把握を困難にさせる．そのようなことは，筆者の本意とするところではないので，ここでは，最もシンプルな2軸によるタクソノミーを構想してみた．

しかしながら，いかなる分類軸を想定するのかということはなかなかに難しい課題である．そこで，ひとつの候補として，本章の0.1節と0.2節で言及した，①「人間科学」の構築には2種類の学問的駆動ベクトルが存在するという考え方と，②学問領域には人文・社会科学と自然科学という2つの研究分野が存在するという伝統的考え方に基づいてこの分類軸を設定してみることにした．すなわち，この場合の分類軸は，すでに図0.1の2次元平面において用いられていた2軸と同じものになる．したがって，図0.1における「現代の人間科学」を示す楕円を，直交する2軸が区切ってできる4つの領域が，そのまま，「『健康福祉』人間科学」のタクソノミーとしての4つの分類カテゴリーになる．

本書の各章および各節が，この2次元平面上のどのあたりに位置づけられるのか，すなわち4つのカテゴリーのいずれに属するのかは，一読された後の，読者の課題として残したい．なぜなら，このような作業を行うことは，「人間科学」に対する読者の理解をさらに深めるよき「きっかけ」になるに違いないからである．

〔中島義明〕

<文　献>

Norman, D. A.(1976)：*Memory And Attention：An Introduction to Human Information Processing.* 2nd ed., Wiley, New York.
ピアジェ，J.；波多野完治訳（2000）：人間科学序説，岩波書店，東京．
サン・シモン，H.；森　博編訳（1987）：サン・シモン著作集　第2巻，恒星社厚生閣，東京．
シュトラッサー，S.；徳永　恂・加藤精司訳（1978）：人間科学の理念―現象学と経験科学との対話―，新曜社，東京．
徳永　恂（1989）：人間科学とは何だろうか―ゆらぎの中での自己反省と自己組織化―．大阪大学人間科学部紀要，**27**, 1-19.

1 健康福祉を支える基礎医科学（1）
―生体と細胞―

1.1 生物個体の発生・発達における細胞の分化と体細胞クローン生物

a. 細胞の分化

　われわれヒトのような多細胞生物の発生・発達（個体発生）は，森羅万象さまざまな自然現象の中でも格別に摩訶不思議な，興味の尽きないものである．ヒトの個体発生は，他の多くの動物のそれと同様に，卵と精子の合体によって生じた受精卵にはじまる．そして受精卵というたったひとつの細胞から，およそ60兆といわれる多数の細胞の集合体へと変貌し，成人個体を完成させる．

　この個体発生の過程は，大まかにいって，①細胞の分裂による数的増大（細胞増殖），②細胞の特異化（細胞分化），③細胞の集合による形づくり（形態形成）という3つの素過程から成立している．このうち細胞分化とは，受精卵に由来する子孫細胞の間に質的差異が生じること，すなわち構造的・機能的に多様性が発現される過程であり，ヒトの分化した細胞は一般的には200種あるいはそれ以上に分類される．受精卵（および発生初期の胚細胞）は，これらすべての種類の分化細胞になりうる性質をもっており（「全能性」をもつという），個体の発生・発達の過程は，全能性をもつ細胞が分化しうる可能性を徐々に減じていく過程ということもできる．全能性をもっていた細胞（受精卵）はやがて「多能性」をもつもの（例えば，中胚葉細胞），そしてさらに分化能が限定されたもの（例えば，造血細胞）となり，最終的には終末分化を遂げたもの（例えば，赤血球細胞）となる．そして，この過程はその細胞がもつ遺伝情報（ゲノム）の支配下に，それらが置かれている環境に大きく左右されて展開される．この場合の環境とは物質的な環境であり，その細胞にどのような化学物質が作用するかによって細胞の運命が決定される．例えば，複数の分化可能性をもつ細胞がある特定のホルモンの作用を受けて，その運命が決定され，特定の細胞種に分化する．

　多細胞生物において，それら各種の分化した細胞は特定の構造と機能をもち，特定の物質を合成，分泌し，また特定の物質に反応してある特定の応答を示す「専業細胞」として，生体内でそれぞれが「かけがえのない」役割を果たしている．例えば，運動神経細胞（運動ニューロン）は他の細胞種にはみられない特異な構

造をもち（ヒトの脊髄に存在するものでは，長さが1mに達するものがある），アセチルコリンを合成，分泌して骨格筋細胞を刺激し，収縮を引き起こす．このような構造，機能をもつ細胞は他には存在しないし，運動神経細胞を欠けば，その動物は存在しえない．各種の分化細胞はそれぞれに特異的な機能を発揮しながら，互いに協力しあって多細胞生物体総体の生命維持活動や次世代の生産などを実現する．多細胞生物体内で分化した細胞が互いに協力しあって生きていることは，ある分化細胞を体外に取り出して，単独で育てるという操作（細胞培養）を行うとよく理解できる．

　そのような操作は容易ではない．その理由は，その細胞が生体内に存在し，機能していたときは，他の分化した細胞によってその生命活動に必須な物質を供給され，またそれ自身が生産した有害代謝産物を他の分化した細胞に処理してもらっていたからである．例えば，運動神経細胞は膵臓のβ細胞と呼ばれる細胞によって分泌されるインスリンというホルモンによって，エネルギー源であるグルコースの細胞内への取り込みが助けられ，その生理活動の結果として細胞内に生じる有害なアンモニアは肝臓の細胞によって無毒化される．体外の培養系ではそれらの細胞によるサポートがないため，培養を行う者がそれらを実現してやらねばならないのである．

　このような細胞分化の過程と分化した細胞が多細胞生物体内で果たす役割を考えるとき，それらがわれわれ人間の一生や社会と様相がきわめてよく似ているのに驚かされる．われわれもその人生のスタートの時点においては，将来どのような専門職に従事するかは未定であり，「全能性」，すなわち何にでもなりうる可能性をもっているといえる．しかし，成長するにしたがってその可能性を減じ，職業選択の幅を狭めていく．この過程が遺伝的要因と同時に，広い意味でのその人間をとりまく環境的要因によって左右されることは明らかである．例えば，1冊の書物，1人の人間，ひとつのできごとによってその人生の進路が大きく変更されることはよくあることである．これは細胞の分化の過程がそうであるように，必然と偶然の所産である．また，われわれ1人1人は人間社会の中で，それぞれ独自の，他の人間が代替できない役割を果たすことが期待され，そして互いに助けあっている．食物を生産・収穫する人，それを消費者へと流通させる人，そして有害な生活廃棄物を処理する人たちがいて，はじめてわれわれの社会は健全なものとして成り立ちうるのである．そのような人たちがいなくては，またそのような人たちばかりでは，われわれは生きていけないのである．

b. 細胞分化におけるゲノムの一定性・可逆性

ところで，われわれの身体を構成する細胞には，生殖のために特別に用意される卵や精子などの生殖細胞とそれ以外の体細胞（ある意味では，生物に与えられた至上命令ともいえる，次世代の確保を実現するために存在している生殖細胞を，無事に育てるために存在している細胞群ともいえる）がある．体細胞が分裂によってその数を増やす過程（体細胞分裂）では，親細胞の核のゲノム（遺伝子セット）は原則として誤りなく複製され，それぞれは2つの子細胞（娘細胞）に均等に分配される．その結果，われわれの身体を構成するすべての体細胞は必然的に同一の核ゲノムをもつことになる．その構造と機能に大きな違いが生じてくる体細胞の分化を考えるとき，果たしてその過程で核のゲノムが変化するのかしないのか，という問題は生物学における古くて新しい，そして重大な問題として長い間議論されてきた．遺伝子突然変異や遺伝子が存在している染色体の変化（欠失あるいは放棄・削減など）によってゲノムが変化することによって，個体や細胞の性質が変化することは古くからよく知られてきたことであり，細胞の分化についてもゲノムの変化によって細胞の間に性質の違いが生じる可能性が考えられたのである．もし，細胞分化の過程でゲノムが変化せず，その一定性が維持されるのであれば，終末分化を遂げ，いわば「単能性」（このような言葉は生物学には存在しないが）のものとなった細胞の核ゲノムにも，受精卵と同様に正常個体を形成するための遺伝的情報が保持され，「全能性」が保存されており，それから正常な個体を誕生させることができるのではないか，という議論が長く続いてきたのである．そして，終末分化を遂げて専業細胞となった状態の細胞のゲノムの状態についての議論において，決定的に重要な意味をもつものとして実現されたのが，「体細胞クローン生物」（除核した未受精卵（厳密には卵母細胞）に終末分化した体細胞の核を移植したものから誕生させた新個体）なのである（注1）．

注1 クローンとは，単一の細胞や生物個体から，それぞれ有糸分裂（体細胞分裂）や無性生殖によって生じる同一のゲノムをもつ遺伝的に同質な細胞や個体集団をいう．また人為的な操作（クローニング）によって作出されるクローン個体群に，本文にある植物で単一の体細胞を培養したり，動物で分離した胚細胞を用いたり体細胞の核を移植することによるものがある．また，DNA組換え技術によってつくられる，同じ塩基配列をもつコピー分子群もクローンと呼ばれる．

細胞分化におけるゲノムの一定性・可逆性の問題については，植物を材料とした実験がそれを示唆するものとしてよく知られていた．園芸などでは，例えば1枚の葉から，根，茎，花，果実，種子などをもつ完全な植物体を作り出すことが

古くから行われてきた．このことは「葉」という部分に分化した体細胞が他の分化した体細胞群を生み出す能力をもっていることを明白に示しており，葉の細胞への分化過程ではゲノムの一定性・可逆性が保存されているであろうことが示唆されてきた．さらにその後，ニンジンの根のある部分に終末分化した体細胞のひとつから，立派な「五体満足な」，「花も実もある」ニンジン個体が生じうることが示された．それでは，動物，特にわれわれのような哺乳類ではどうなのか．孫悟空が自らの体毛から多数のコピー孫悟空を作り出したようなことが果たして可能かという問題が，生物学者たちの熱い関心を集めてきたのである．

c. クローン動物の作出とヒツジの体細胞クローン・ドリーの誕生までの道程

　1996年7月5日午後5時，スコットランドのロスリン研究所の畜舎で1頭の雌のヒツジが誕生した．灰色の毛と白い顔をもつこの子ヒツジは，アメリカの豊満な胸をもつ女性歌手の名に因んで，ドリーと名づけられた．「神の手以外のもので最初につくられた哺乳類」と表現されるドリーの誕生は，細胞分化におけるゲノムの一定性・可逆性に関する疑問の解決に決定的な意味をもつ成果であった．と同時に，一挙にクローン人間という恐怖を人々に与え，生命倫理などの諸問題を急浮上させた．細胞分化におけるゲノムの一定性・可逆性とドリーの作出に至るクローン動物についての研究の歴史を概観しておこう．

　19世紀末，傑出した生物学者であったワイズマン（A. Weismann）は，いわゆる獲得形質の遺伝を否定した人として有名であるが，同時に「なぜ赤ん坊は大人になるが，大人は赤ん坊にならないのか」と考え，そして受精卵が分裂してその数を増やしていく過程で細胞は次第に「遺伝物質」（彼の「生殖質説」においては生物の遺伝・発生を支配する細胞内基本因子は「決定子」と呼ばれている）を減少させて特殊化していき，もとへは戻れなくなるのではないか，と考えた．20世紀に入ると，ドリーシュ（H. Driesch）らは4細胞期のウニ胚の細胞をバラバラにしたものから同一の4つ子を誕生させることに成功し，ワイズマンの考え方は少なくとも部分的には間違っていること，同様の現象はより進化した脊椎動物でも観察されるであろうことを示唆した．しかし，これらの割球細胞（受精卵が分裂して生じる発生の初期過程でのひとつひとつの細胞）はそれぞれまだ未分化なものである．その後，カエルやサンショウウオなどの両生類の割球細胞をバラバラにして発生させる研究がさかんに行われた．そして1928年，シュペーマン（H. Spemann）らはサンショウウオの16細胞期の胚のひとつひとつの割球から完全な成体が形成されることを示した．そして，彼らは「成熟した成体の（分化した）細胞から核を取り出し，あらかじめ核を抜いておいた卵の中に入れたら，

正常な胚・成体が発育するのではないか」と考えたが（1938年），当時は手法がまだ十分確立されていなかったため，このような実験は実現できなかった．

　1952年，シュペーマンらの疑問に答える実験が，キング（T. King）とブリッグス（R. Briggs）らによって行われた．このような実験を可能にするための技術，すなわち，①卵を破壊することなく除核する方法，②移植される核を無傷の状態で分離する方法，そして，③核や卵細胞を傷つけることなく，卵細胞へ核を移植する方法を開発することに成功した彼らは，これらの技術と単為発生の誘導を可能にする技術（卵細胞をガラス針で突き刺すと，卵は受精に付随した一連の変化を起こし，発生が開始される）を組み合わせたのである．特殊化した組織や器官が完全に形成されるまでには達していないが，およそ1万個程度に分裂したカエル（ヒョウガエル）の胚の細胞の核を取り出して，核を除いた未受精卵に入れてみたところ，完全な胚やオタマジャクシが誕生したのである．同時に，核を提供する細胞の発生・分化が進んでいるほど，移植された未受精卵が成体のカエルにまで成長する確率が低くなること，すなわち核の発生誘導能力（全能性）が失われていくことが示唆された．オタマジャクシの時期の細胞からの移植核では正常な発生を示すものは実現できなかった．

　1960年代になって，ガードン（J. Gurdon）らはキングやブリッグスらと少し異なる核移植の方法を異なるカエル種（アフリカツメガエル）に用いて，オタマジャクシの完全に特殊化した（終末分化した）と考えられる腸の細胞の核を未受精卵に移植して，オタマジャクシに発生させることに成功したと報告した．しかし他の研究者らによって，ガードンらが成功したのは，腸の細胞の中に存在しているまだ特殊化していない，未分化な細胞を用いたためではないか，という批判が示された．そしてその後の研究によっても，終末分化していることが明瞭に証明された細胞や成体の細胞の核が発生全能性をもつことを明白には示すことはできなかった．その後も終末分化した細胞の核によるクローン動物の作出の実験は続けられたが，誰も成功しなかった．

　核移植法を用いた哺乳類のクローンについては，1981年にある著名な発生生物学研究グループがクローンマウスをつくることに成功したと報告した．彼らは将来胚（やがては成体）そのものになる初期胚の細胞群（内部細胞塊と呼ばれ，そのそれぞれの細胞は全能性をもっている）の核をひとつずつ受精卵に移植し，同時に卵の受精核を抜き取り，しばらく試験管の中で培養して育てた胚を代理母の子宮に戻したところ，クローンマウスが誕生したというのであった．しかし，哺乳類であるマウスで核移植によるクローニング（完全に分化した体細胞を用い

たクローンではなく，胚細胞によるものではあったが）に成功したというこの画期的な結果は，誰も追試によって確認できなかった（ついには捏造実験であるとされるに至った）．

その後，マウスなどの実験動物でクローニングをしようという研究は下火となったが，遺伝子工学，発生工学などの生物工学の進展に伴って，われわれにとって有用ではあるがこれまで高価であった生体物質を，容易に，安価に，そして大量に入手する技術を開発するという機運の中で，クローン動物の作出の試みの主流は畜産動物へと移っていった．例えば，乳腺の細胞の中にヒトの成長ホルモンや血液凝固因子など（ある種の小人症や血友病の治療に有効である）をつくる遺伝子を挿入すれば，乳汁の中にそれらの生体物質が効率よく，長期にわたって，安定に，大量に分泌され，容易に入手できるのではないか，そしてその製薬工場ともいうべき動物を体細胞クローニング技術で多数作出できたら……，というわけである（ドリーの作出に乳腺細胞が用いられた理由もそこにあった）．当時，有用物質はその遺伝子を導入された細胞をタンクの中で培養して，十分な収量を確保できない形で調製されていた．

1995年ロスリン研究所で2頭の子ヒツジ，メーガンとモラッグが誕生した．メーガンとモラッグは卵と精子の融合によって誕生したものではなく，彼女らのもつ遺伝情報は受精後9日齢の胚に由来する培養細胞によるものであった．それまで初期胚から分離した割球細胞から哺乳類の個体を作出する方法は確立されていたが，初期胚の培養細胞由来のものとはいえ，核を移植する方法によるクローン動物が初めて誕生したのである．この結果は，用いる細胞が分化していても（この場合完全に終末分化の状態に達しているとはいえないものではあったが），その核ゲノムは完全な個体を作り出す遺伝的プログラムを保持しており，それが初期化されて受精時の状態にリセットされ，機能することを強く示唆するものであった．このメーガンとモラッグの誕生はその後のドリーの誕生以上に生物学的に大きな意味をもつものであり，彼女らこそ「体細胞クローン」の真の先駆者である．その成果をもとに成体からの（終末分化を遂げていると考えられる）培養細胞を用いたクローンヒツジの作出が試みられ，そして誕生したのがドリーだったのである．さらに彼らはヒトの血液凝固因子の遺伝子を導入されたヒツジの培養細胞の核を，除核した未受精卵に移植してクローンヒツジ（ポリー）をつくることにも成功した．ドリーの作出は医学などの応用生物学においてきわめて重要な意味をもつものであるが，それにも増して，終末分化を遂げた体細胞が受精卵と同じ全能性を示しうるゲノムを保存していること，すなわち分化細胞の核ゲノ

ムは可逆的に初期化（リセット）されて，完全な個体を誕生させることができる，ということをはじめて示したものであり，基礎生物学において画期的な意味をもつものであった．

d．クローンの同質性と異質性

ところで，ドリーのようなクローン動物は真に完全なコピーといえるのであろうか．一卵性双生児はたまたま胚が子宮の中で二分され，それぞれから新しい個体が生じたものである．それら個体の細胞の核ゲノムは互いにコピーであり，また細胞質についても質的には同一といっていいものである．一卵性双生児間の外見や行動パターンなどでみられる類似性は驚くべきものであり，古くからそのことを強調した研究が数多く報告されてきた．例えば，生後別々の環境で育てられた一卵性双生児を成長後に比較したとき，同じ趣味をもち，配偶者もよく似ていた，といったようなことである．しかし，同時にそれら個体間における個性などの相違も明白な事実としてよく知られてきたことである．結論的にいえば，クローン動物は似て非なるものなのである．

一卵性双生児のように，同じ核ゲノムと細胞質をもつものから生じた複数の個体が異なる性質を示すのはなぜだろうか．まず，個体発生の過程で遺伝子は不変ではない，ということを忘れてはならない．ひとつの受精卵細胞が多くの細胞分裂を繰り返して成体になる過程において，かなりの数の細胞が突然変異（体細胞突然変異）をランダムに起こすと考えられている．その結果，一卵性双生児間でも発生が進むほどゲノムレベルでの違いが大きくなるのである．個体発生の過程で体細胞の遺伝子が変化することは，例えば，突然変異の蓄積によって生じるがんが，年齢とともにその発症率が増加することからも容易に想像できることである．個体は徐々に，"クローン細胞"のみの集合体ではなくなり，キメラ状態・モザイク状態になっていくのである（われわれヒトのような動物では，ある特殊な細胞群（免疫に関係するある細胞群）においては，発生・発達の過程でゲノムレベルの変化が起こることが例外的に知られている）．

一卵性双生児においてさえ個体間で違いがみられるのであれば，体細胞クローンの個体間でさまざまな違いがみられるのは当然であろう．これまで知られている哺乳類の体細胞クローン動物について，行動や身体的な形質にも違いがいろいろと観察されている．例えば，それぞれは同一の核ゲノムをもつが，別々の代理母から生まれた2群のクローンブタについての観察がある．これらの2群の"クローン兄弟（または姉妹）"を比較したところ，それらの行動や身体的な特徴にかなりの違いが観察され，その差異は別々の母親から普通に（クローンとしてで

なく）生まれた子同士でみられるものとほとんど変わりがなかったという．食べ物に対する好みや気質が違うだけでなく，毛の性状や歯の数など身体的な特徴についてもいろいろであり，一卵性双生児とはほど遠いものであったという．このように，体細胞クローン動物は完全な「複製」ではないのである．このようなクローンブタの間で認められた違いが，代理母の異なるものの間ではより顕著だったことから，これらの差異は誕生前の子宮内の環境の違いの影響によるものではないかと考えられている．また，世界初の体細胞クローンネコである「Cc（カーボンコピー）」は，その核ゲノム提供者である「親」と比較したとき，好奇心がずっと旺盛で，よくじゃれるものであり，また毛の模様もかなり異なっていた（哺乳類の毛のパターンは色素を発現する細胞が発生過程で体内を移動することによって形成されるので，遺伝以外の偶然的要因にも大きく影響される）．韓国で成功が報告されたイヌの体細胞クローン「スナッピー」（成功率は驚くほど低く，1095個の核移植卵を123匹の代理母に移植し，たった2個体が誕生，しかしそのうち1個体は生後すぐに死亡したという）は毛のパターンにおいて「親」との間に違いがみられる．すなわち，それらは"年齢の違う一卵性双生児"と考えるべきものではないこと，ましてや完全なコピーではないのは明らかである．さらに，クローンウシについての観察結果によると，同一成牛個体の体細胞に由来するクローンであるにもかかわらず，それらの行動は似ているとはとてもいえなかったという．気が弱いものもいれば図太いものもおり，また普通の個体集団で観察されるのと同様の社会的順位も形成されたという．ネコなどのペット動物（コンパニオンアニマル）の体細胞クローンがさかんに喧伝され，事実アメリカではバイオ産業のひとつとして展開されつつあるが，以上の多くの事実は「瓜二つ」の「完全コピー」の動物を入手することは原理的に困難であること，愛するペットと同じものをクローニングによって甦らせたいと願望しても，しょせんは果たせぬ夢であることを示しているのである．ペットのクローニングを商売にしたい者は，「私のあのかわいかったワンちゃんと違うじゃないの」などという依頼者からのクレームや訴訟を覚悟せねばならないであろう．

　ところで，例えばドリーのような核移植によって作出されるクローンと通常の一卵性双生児が生まれる様式を真似た胚分割でつくられるクローンとは，根本的に大きな違いがあることも忘れてはならない．すでに述べたように，受精卵の細胞質はその後の細胞分裂で2つの娘細胞に分配されるので，一卵性双生児のそれぞれのもととなる細胞は同じ核ゲノムをもつだけでなく，同一の細胞質をももっていると考えられる．しかし，ドリーやその仲間たちのような体細胞クローンは，

ある個体の細胞から採取した核を別の個体からの卵細胞の細胞質中に移植して作出される．ドリーに核を提供した「母」ヒツジの体細胞とドリーの体細胞とは，確かに同じ核ゲノムをもっていると考えていいが，同じ細胞質をもっているわけではない．つまり，ドリーは「母」ヒツジの「核ゲノムクローン」ではあるが，真の「体細胞クローン」とはいいがたいものなのである．

ヒトのような真核生物の細胞の細胞質に存在するミトコンドリアという細胞器官は，独自の遺伝子DNA（ミトコンドリアゲノム）をもっており，細胞の活動においてさまざまな形で重要なはたらきをしていることが知られている（注2）．

注2 ミトコンドリアについては，①その進化的起源が細胞内共生にある，②個体の細胞がもつミトコンドリアはすべて母親由来である，③その遺伝子の異常によって疾病（ミトコンドリア病）が生じることがあるといった生物学的にたいへん興味ある問題が数多くあるが，ここでは説明を割愛する．

細胞質は核をとりまく環境として核遺伝子の発現だけでなく，そこに存在するミトコンドリアがもつ遺伝子の発現にも影響を与え，細胞活動，ひいては発生・発達の過程に大きく左右する可能性があるのである．ある品種の個体の体細胞の核を別の品種の卵細胞に移植してクローンを作出するとき，「母」個体と生じてくる「子」クローンに違いが生じることは十分ありうるのである．ドリーの体細胞のミトコンドリアのDNAが核を供与したヒツジの細胞のそれと異なっていたことは，作出者たち自身によっても確認されている．もっとも，核移植法を利用して，真のクローンといってもいいであろうものを作り出すことは原理的に可能ではある．それは例えば，ある雌ヒツジの体細胞からの核を同じ雌ヒツジの卵細胞に移植するのである．このようにして誕生した「子」ヒツジの細胞は，核ゲノムだけでなくミトコンドリアを含む細胞質もクローン母のものと同じものを含んでいる．これは一種の「単為生殖」ともいえるものであり，ヒトの場合に当てはめれば，「女性だけによる生殖」ということになり，将来新たな問題を提起することになるかもしれない．しかしこの場合も，厳密には完全なコピーとはいいがたい．なぜならば，核移植を受けて「子」クローン動物を誕生させた未受精卵の細胞質と，核ゲノムを提供した「母」ヒツジを誕生させた受精卵の細胞質はまったく同一のものであったとはいいきれないからである．

e. 生物現象を支配する遺伝的要因と環境的要因——必然と偶然——

さてここで，分子レベルから個体レベル（あるいはそれ以上のレベル）において，さまざまな生物現象がそれをとりまく環境と応答しながら展開されることに再度触れておきたい．核の遺伝子はそれをとりまく核内環境に置かれている．さ

らに，核は細胞質環境に，細胞は細胞外環境に，そして個体はその外部環境（まずは子宮内環境，次いで誕生後は生活環境）にさらされており，それぞれは環境の影響下に機能している．どのレベルであれ，異なる環境下には同一の状態は決して存在しない．一卵性双生児といえども，子宮内では異なる位置を占めて成長し，また生後も完全に同一の環境下で生活することはありえない．

すでに述べたように，われわれの個体を構成する体細胞が（例外的なものを除き）それぞれが同じゲノムをもちながら，異なる細胞種に分化していく過程も同様である．分化した細胞それぞれでみられる異なる遺伝子発現パターン（遺伝子セットの中で，どの遺伝子がスイッチオンされ，どの遺伝子がスイッチオフされるかのパターン）は，その遺伝子群をとりまく細胞内環境に応答することによって決められ，その細胞内環境は細胞外環境の影響下にあり，個体の発生・発達や細胞の分化は必然的要因と偶然的要因に支配されながら展開されるものである．それらの過程はある遺伝子セット（ゲノム）をもっていれば，どんな環境下に置かれてもまったく同じであるということは決してない．ゲノムは一般に可能性に対して大まかな限界を設定するにすぎない．ヒトのゲノムは決してチンパンジーを誕生させることはないが，どのようなヒトになるかについては環境が決定的に重要である．このことはわれわれも経験的に実感しているところであろう．

f. 体細胞クローン生物作出技術に対する期待とその問題点

世界初の体細胞クローン哺乳類であったドリーは2003年2月に安楽死させられた．その一生は普通のヒツジの平均寿命に比べるとその約半分の6歳という短いものであった（ドリーは剥製としてスコットランド国立博物館に展示されている）．一般に哺乳類の体細胞クローン動物は出生後肺の感染症にかかりやすいといわれ，ドリーもこの病気を患っていたほか，クローン動物でよくみられる慢性の関節炎も起こしていたという．ドリーの健康状態が不良であったことは，クローニングの安全性に対して多くの深刻な倫理的問題を投げかけている．なぜ体細胞クローン動物に多くの異常が観察されるのか．終末分化を遂げた細胞の核ゲノムは，ほぼリセットされるものの，それは完全に受精卵のそれと同じものに初期化されるのではないと考えられつつある．その理由についての議論は，テロメアやゲノムインプリンティングなどの問題との関連で，現在さまざまな形で行われている．それらはそれぞれに生物学的に重要かつ興味ある問題を多く含んでいるものであり，今後の研究の進展が期待される．クローン動物が示す「異常」の解析から，「正常」な発生・発達の過程の実態が明らかにされることも期待される．

体細胞クローンの作出技術の利用は，クローンヒトの作出は論外としても，さ

まざまな方向で模索・挑戦されつつある．特に再生医療などへの利用に大きな期待が寄せられ，その法的・倫理的な問題とともにホットな議論が展開されている．また不妊治療への応用も議論されており，在来の方法では治療できない不妊のカップルに体細胞クローン技術を適用して子どもを誕生させるということも議論されている（私見によれば，これは厳密な意味では「治療」とはいいがたいものである）．体細胞クローン技術は，狂牛病などに感染していない安全なウシ，絶滅したあるいは絶滅に瀕した動物などの作出を可能にするものでもある．3万年前に絶滅したマンモスの凍結された個体の細胞の核をゾウの卵に移植し，ゾウに生ませることによってマンモスを復活させようというおとぎ話のようなことも現実に挑戦されつつある．絶滅に瀕した動物をクローン技術によって誕生させることも成功を収めつつある．

　ヒトの体細胞クローンについては，カルト教団や異端の医師などによる作出宣言やその成功発表などがマスコミを騒がせてきた．それらの試みが倫理的に大きな問題を孕むものであることはいうまでもないが，これまでの研究によると，ヒトだけでなく霊長類のクローンは不可能であろうことが強く示唆されており，多くの「まともな」科学者たちは今日のクローン技術では健常な個体の作出は無理であろうと考えている．アカゲザルの体細胞クローン作出実験においては，クローン胚は代理母に移植された段階ですべて死んでしまった．それらの胚の細胞では染色体数に異常がみられたが，これは細胞分裂時の染色体の均等配分に重要な役割を果たす紡錘体の形成に異常が生じることによるらしい．

　ところで，アメリカの野球のメジャーリーグの往年の強打者で，最後の4割打者として知られ，2002年に死んだボストン・レッドソックスのテッド・ウィリアムズの遺体は，いつの日か父親のゲノムを取り出してクローンをつくれるようにと，長男によって凍結保存されているという．ひょっとして，クローンヒトの作出が解禁となり，ウィリアムズに匹敵する彼のクローンがレフトを守り，シュアなバッティングをわれわれに見せてくれる日が来るかもしれない．さらに，レーザービームの強肩と苦もなく塁を盗む俊足を実現するイチローの遺伝子が彼のゲノムに組み込まれて，超人的な野球選手が誕生するかもしれない．

　いずれにせよ，体細胞クローンの問題は今後ますます議論が高まることは間違いない．われわれがそれに対して的確な認識と判断をもつためには，情緒的なものに流されることなく，正しい科学的知識をもつことが必須である．

〔木村一郎〕

<文　献>

ウィルマット，I. 他；牧野俊一訳（2002）：第二の創造・クローン羊ドリーと生命操作の時代，岩波書店．

日経サイエンス（2004）：崩れるゲノムの常識・生命科学の新展開．別冊日経サイエンス，No.146．

1.2　生体構造学

"百聞は一見にしかず"という諺は，事物を理解するうえでの視覚情報の重要さを強調した表現であるが，生き物の示すかたち，色，大きさなどが，われわれを楽しませ，驚かせることは，日常経験するところである．そして，鳥や魚の形は，それぞれの行動様式や生活空間までも推定させるもので，"形は機能を反映し，機能は形となって現れる"ことを示すひとつのよい例であろう．つまり，対象の形を見ることは，その背後に含まれる意味を，しばしば同時にとらえることを示唆している．また，機能的側面のすぐには推測もつかないようなモノについては，そのモノについて考えるよりどころを与えるというかたちで視覚情報は働く．

ヒトや動物の形や構造を学問として取り扱う分野は，一般には形態学（morphology），解剖学（anatomy）と呼ばれ，肉眼で見える範囲から電子顕微鏡などで観察する極小の世界までを含むが，ここでは限られた紙数の中で，専門的内容の細部にわたって記述することは傍において，通常の生活の中で垣間見られる構造のもつ意味について，いくつか記してみたい．

とはいうものの，まったくの予備知識なしでは不案内かと思うので，生体の成り立ちについて簡単に触れておこう．

われわれのからだ，個体で，まとまりのある構造と一定の機能を兼ね備えた構成単位は器官と呼ばれ，心臓や胃などがこれにあたる．そして器官は，どの器官も上皮組織，結合組織（広義），筋組織，神経組織の4種類の組織の組み合わせからできている．上皮組織はからだの内外の一番表面を覆っている細胞の層で，皮膚の表皮や眼の角膜，口から肛門までの粘膜上皮などがこれに相当する．結合組織は，線維や基質と呼ばれる細胞以外の成分を多量に含むのを特徴としており，いろいろな構造を結びつけたり，からだの支持構造としての役割を果たしている．骨や軟骨も同じ仲間に入る．筋，神経については説明を必要としないだろう．さらに，この4大組織をつくる細胞は，それぞれが独特の形と働きを示す一方，細胞内に，ある程度共通の構造を備えており，それらは細胞内小器官（cell organella）と呼ばれる．ミトコンドリア，ゴルジ装置，小胞体などである．

この節を通して，医学や生物学を志向する人だけのかけ離れた分野と思われていた世界が，人間生活の日常ともつながりのあることを再認識し，人間の多面的理解をめざして，新しい世界に一歩踏み出してもらえれば幸いである．

a．ヒトのかたち

人間の人間らしさは，他の動物と比べて，"二本足で立って歩く頭脳の発達した生物"として，一般に認められているように思うが，それは，万物の霊長として得意になるほどよいことばかりではない．生物としては致命的に不利な点を抱え込んでしまったことを，文字どおり，からだの骨組みからみてみよう．

二本足で歩く人間では，上半身の重みは骨盤部を経由してすべて下肢にかかることになり，四本肢で体重を分散している動物と大きく異なる（図1.1）．ヒトの骨盤は，跳んだり走ったりする下肢からの反作用にも耐えるため，否が応にも発達し，ガッチリとしたものになる．骨盤はいくつかの骨の組み合わせからできているが，構造としての強靱さを備えるため，結合部の可動性も極端に小さい．

これは，二足歩行をするための必要不可欠な適応であったが，脳が発達することによって頭が大きくなったこととも相まって，ヒトの出産を非常に難しいものにしてしまった．古い慣習ではイヌの日に腹帯をして安産を祈願するなど，経験的によく知られているイヌやネコの楽な出産にあやかるよう儀式を行うほどである．骨盤のかたちは，ヒトの新しい生命の誕生という重要な問題にかかわっており，それゆえ，男性と女性で大きく異なる．

直立歩行によって変化を強いられた骨格の変化はこれだけではない．骨盤の上に上半身をまっすぐ立て，その上に頭を載せてバランスよく歩くには，それなりの仕組みが背骨（脊柱）にいる．産まれた赤ちゃんの首がすわり，ハイハイからアンヨに至る過程は背骨のかたちが人間らしくなる過程でもある．われわれ人間の背骨は，まっすぐな棒ではない．首や腰の部分で前後に彎曲し，一種のバネを構成している（図1.1）．このことによって頭は首の上に落ち着

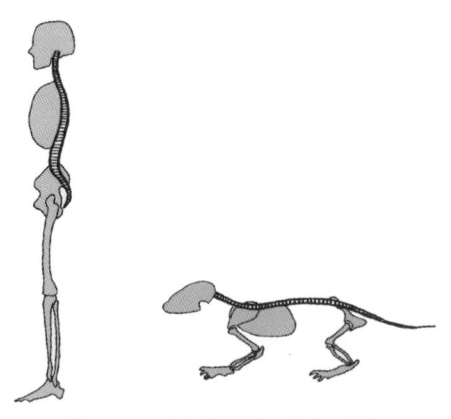

図 1.1 ヒトと四肢動物の脊柱の比較
ヒトでは頸部と腰部に前彎がある．

いて載り，上半身は腰の上に載ることができ，歩いたり走ったりした振動も直接頭にはひびかず，ある程度は吸収されるようになっている．しかし，しょせん，二本足と1本の柱で支えるヒズミは肩こりや腰痛をしばしば引き起こし，年とともに四十肩や五十腰となって現れ，四本肢の動物とは異なった負の所産を味わう遠因となっている．

b．線毛の微細構造と不妊症

さて，急に細かな話になるが，線毛（cilia）とは，細胞の表面に生えている運動性の小さな毛で，長さ$10\mu m$，直径$0.2\mu m$ほどのものが普通である（1 mm＝$1000\mu m$）．生きた細胞での運動している状態は光学顕微鏡でもよくわかり，アサリの鰓の細胞などで簡単に見ることができる．われわれのからだで代表的な部位といえば，鼻から気管，肺に至る空気の通り道，気道の内面にみられ，空気に混じって入ってくる微粒子，ゴミを体外に排出するのに役立っている．走査型電子顕微鏡によって表面からみたその様子は，岩場の海底についたイソギンチャクを連想させるが（図1.2），1本1本の線毛の内部には運動のための精細な仕組みが潜んでいる．$0.2\mu m$というすでに十分に細い線毛の内部には，縦に微小（細）管と呼ばれる芯が走っており，その内2本は中央に，2本ずつ対をなした9組は周辺に配列する構造を示す（図1.2挿入図）．この周辺の対をなした微小管の片

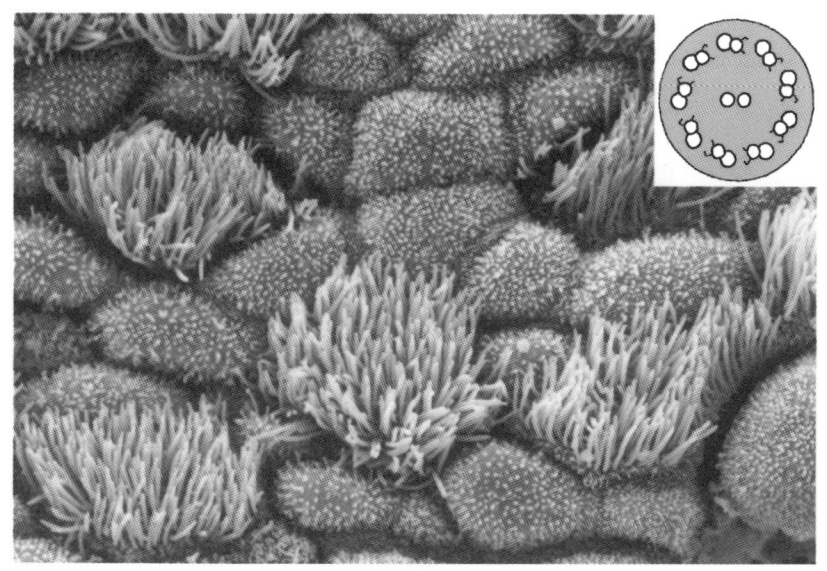

図 1.2　気管支内面の線毛をもつ細胞（×3500）
挿入図は線毛の断面の模式図．

側には腕突起（arm＝Dynein）と呼ばれるヒゲのような構造がついており，断面は全体としてアリを上から見たようなかたちをしている．このアリのヒゲにあたる腕突起は，細胞内の化学エネルギー ATP を分解してエネルギーを引き出す酵素（ATPase）の働きをしており，これが欠けていると線毛は動かない．

線毛の基本構造は，からだの部位，動物種を通じて共通であり，さらには1本だけで運動する精子の鞭毛などとも共通している．

生物体が細部にわたって遺伝子の設計図に沿ってつくられていることは，すでに承知のことと思うが，この小さなヒゲのありなしもその例に漏れない．そして，また，時によって設計図における間違い，突然変異がこのヒゲに起こることも推測のつくことと思う．電子顕微鏡で見て，このヒゲのない線毛や鞭毛は運動性のないことがわかっているが，1人の人間のすべての細胞は同じ遺伝子をもっているわけであるから，その人が男性であれば，つくられる精子は運動性がなく受精することができないことになる．気道の線毛が動かないことは，慢性副鼻腔炎や気管支拡張症の原因ともなり，いくつかの症状を併発する可能性があり，カルタヘナー症候群として知られている．

c. 細胞接着装置

われわれのからだを構成する細胞には，血球の仲間のように浮遊，あるいはバラバラに散在して存在するものもあるが，大半は同種の細胞同士，接着装置と総称される構造によって互いに結合している．体の内外の表面を覆う上皮組織の細胞には特によく発達していて，結合することによって2次元的広がりをもつ層をなし，細胞の上下の空間を境界する．この接着装置にはいくつかのタイプがあり，細胞の結合に特化したもの（接着斑：desmosome），細胞相互の情報連絡通路として機能するもの（ギャップ結合：gap junction），細胞間の物質の透過を阻止する役割をもつもの（密着帯：tight junction）などがある（図1.3）．

密着帯は，層形成する上皮細胞の性質とあわせて，2つの組織空間の関門として働き，それぞれの器官が正常に機能する助けとなっている．

例えば，肝臓などでは容易に血管から実質細胞に浸透する物質や薬剤が脳では神経細胞に到達しないことが知られているが，これは，脳内の血管内皮細胞の密着帯によるところが大きく，血液脳関門と呼ばれている．

また，男性の精巣でつくられる精子（n）は，もとになる精原（祖）細胞（2n）と，染色体の数が異なるため，異種の細胞と認識され免疫学的な攻撃の対象となるところであるが，周辺に存在する支持細胞（セルトリ細胞）の密着帯によって仕切られ（血液精巣関門），体側（2n）の環境とは別の環境を提供される．

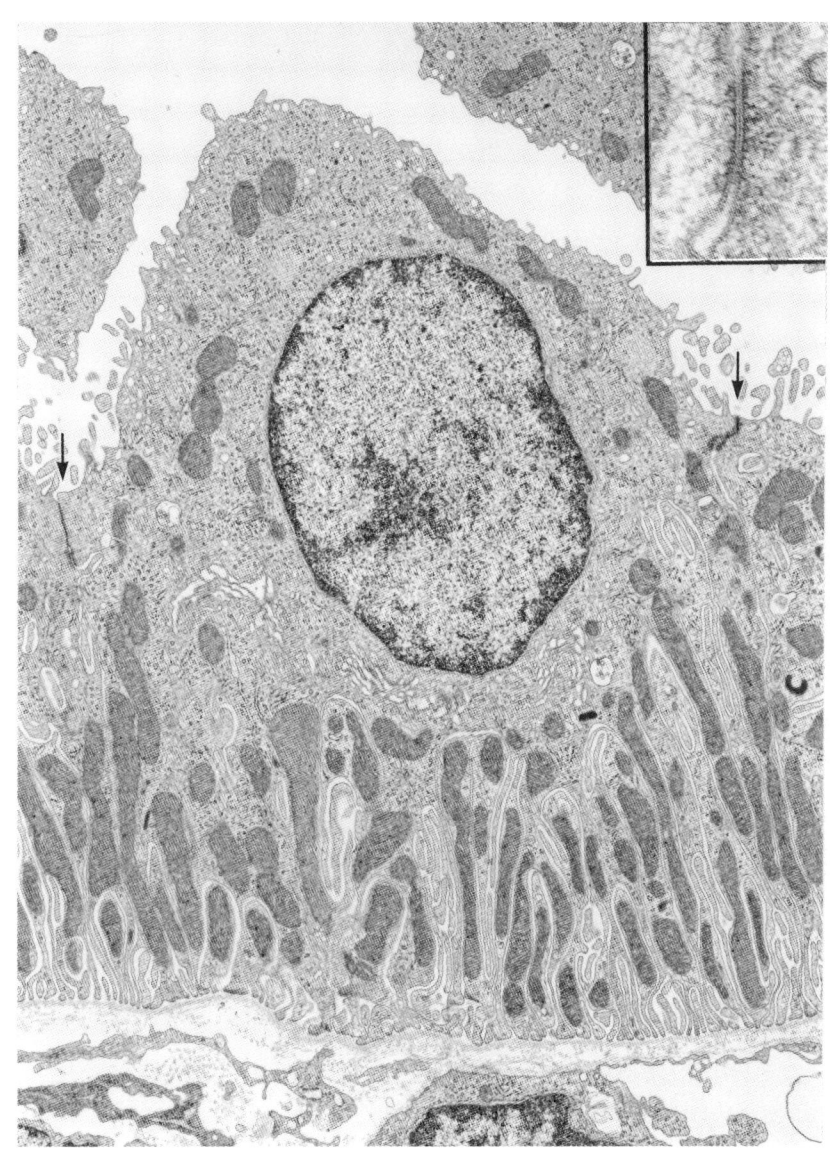

図 1.3 腎臓の尿細管の細胞（×3800）
矢印は細胞接着装置．細胞基底部には電解質輸送のための細胞膜の増幅が見られる．細長いものはミトコンドリア．挿入図は密着帯の拡大（×36000）．（宮本幸子氏の厚意による）

一方，細胞間の情報連絡に重要な働きをするギャップ結合は，上皮細胞以外にも種々の細胞型でみられ，心臓の筋細胞では，左右の心房と心室の4つの部屋が順序よく運動するうえでの信号連絡に役立っており，ギャップ結合の異常は致命的な不整脈を起こすことがある（Kanno and Saffitz, 2001）．また，ギャップ結合は，平滑筋細胞間の結合にもみられ，身近な問題としては出産間近の子宮では，壁をつくる平滑筋間のギャップ結合が急速に増大し，分娩時の子宮の収縮を効果的に遂行するのに一役かっていることが動物実験からよく知られている．

　また，目のレンズは特別な細胞がレンズのかたちに結合したものであるが，連絡するギャップ結合は，個々の細胞の栄養，代謝上重要と考えられており，その欠損や異常はある種の白内障につながる（Saez et al., 2003）．

d. ミトコンドリアと考古学

　ヒトや動物の細胞の中にはミトコンドリア（糸粒体）と呼ばれる顆粒ないしヒモ状の小さな細胞内小器官がある（図1.3）．中学や高校の生物の時間に習うときには，生物が使う化学エネルギー，ATPの細胞内生産工場として働くことを第一番としてあげるので，そのことは記憶している人も多いことと思う．このミトコンドリアは，太古の昔，生物が発生，進化する過程で，細胞内に取り込まれ，その後共生を続けているバクテリアのようなものと考えられており，内部に独自の核酸（DNAおよびRNA）を含んでいる．

　この事実を利用して，人類学的課題の追跡にミトコンドリアを道具として使った機知に富んだ人が現れた．現代では，社会面のニュースに関しても，テレビドラマの推理番組でも，親子鑑定の手法として，遺伝子のDNAが使われることは承知のことと思うが，この応用編である．

　DNAを含む核の染色体は，親から子へ伝えられるとき，父方，母方それぞれから半分ずつが寄せられ，受精卵として発生するため，どちらかの親の系のDNAに着目すれば，子の代では半分，孫の代では1/4，その次の代では1/8となり，長い年月のうちには非常に希釈され，もとのDNAとの比較をすることはほとんど意味をもたなくなる．

　ところが，ミトコンドリアのDNAは卵細胞の細胞質にあるもののみが次世代に伝えられるため（父方の遺伝子を運ぶ精子は，運動性を備える必要性から，細胞質をほとんどもたないよう特化しており，わずかにもちこまれるミトコンドリアのDNAも継代されない），母，娘，そのまた孫娘といった系譜で考えれば，DNAの分子の比較が，長い世代を経ても可能なのである．長い時間の間に自然に生じる化学分子の変化のみを考慮すればよいのである．そういった考えをもとに，現

代の世界中のたくさんの人種から選んだミトコンドリア DNA の解析の結果は，人類の起源は約 20 万年前で，その人（Mitochondrial Eve）はアフリカに住んでいたことを示唆している（Cann et al., 1987 ; Vigilant et al., 1991）．

化石や遺跡の世界と細胞の微小な世界とのつながりは，また多くの独創性豊かな出会いを暗示するものであろう．

e. コラーゲンと美容

最近のテレビなどの話題のひとつにコラーゲンの美容効果がある．シットリとした潤いのある，張りのある肌の維持は，女性にとって切なる願いのようである．コラーゲン（collagen）は生体の結合組織の最も重要な成分，膠原線維をつくっている巨大分子，蛋白質である．

日常使われている皮革製のカバン，ハンドバック，ベルトなどは，動物の真皮を用いたもので，主成分は膠原線維である．膠原線維は引っ張りの力に対して強く，ヒモ状の束としてみたとき，断面積 1 cm^2 あたり数百 kg の力に耐える（図 1.4）．その一方，熱には弱く，分解して低分子のアミノ酸となって味覚受容されるため，フカヒレスープやシチュー料理の大事な旨味要素となっている．このコラーゲンは，生体内では結合組織中にある線維芽細胞などによって産生されるが，その過程は，材料であるアミノ酸を細胞外から取り込み，コラーゲンのもとになる分子に合成して，再び細胞外に分泌して，細胞の外で膠原線維として形成される．

さて，それでコラーゲンをコラーゲン分子として何らかの方法でからだの中に取り込み，表面からみえる皮膚などの要素として補充することができるかどうかであるが，答えはなかなか難しそうである．まず，飲み物にコラーゲンを混入して経口的に取り入れる場合はどうか．答えは不可である．腸の壁の一番内腔側に層をつくっている吸収上皮細胞はまったく隙間なく並んでおり，前述の密着帯によって結合する細胞の間はどのような物質も通り抜けることはできない．吸収される栄養は必ず細胞の中を通り抜けなければならないが，そのことは細胞膜を通過しなければならないことを意味しており，蛋白質のような巨大分子は通ることができない．肉や魚を食べたときと同じように，アミノ酸（プロリン，グリシンなど）にまで分解され吸収上皮細胞に取り込まれることになる．それでは皮膚の表面に塗布した場合はどうであろうか．コラーゲンの補給を意図する真皮は皮膚の深い所，表皮の下層にあり，表皮をつくる何層にも重なった上皮組織の層を大きな分子が通過することは，きわめて困難なことと推定される．

もともと皮膚はわれわれのからだの内部環境を守るうえでも大事な働きをして

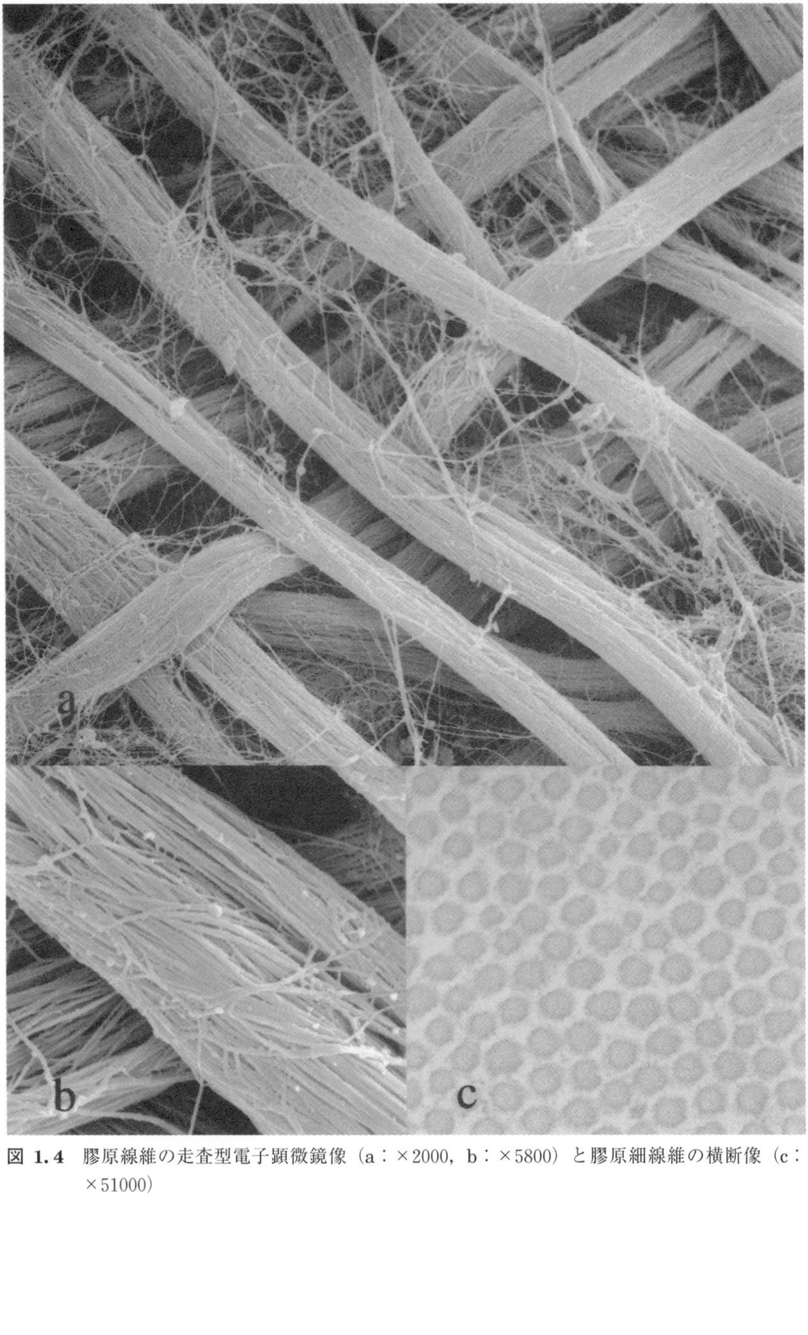

図 1.4 膠原線維の走査型電子顕微鏡像（a：×2000，b：×5800）と膠原細線維の横断像（c：×51000）

おり，お風呂に入っても，海水に浸かってもやたらと水を吸ったり，縮んだりしないのである．

f. 脳とカナリアの歌

構造と機能との関係を論ずるのであれば，一見とっつきにくい神経系の働きなどもかえってよい材料かもしれない．一般的にいえば，脳がどこにあるかはわかっていても，感情，記憶，思考など，実際に発現される機能が物体としての脳とどのようにかかわっているかを思い浮かべるのは難しい．

しかし，短絡的にいえば，長い神経科学の歴史は，それなりの成果を収めており，脳の特定の部位が，からだの特定部位の運動や知覚にかかわっていることを明らかにしており，一種の地図をつくりあげている．これは脳における機能局在といわれる事実で，未だわからないことの多い脳について考える際には，助けになる特性である．

ところで，一昔前だと誰もが知っている童謡に"歌を忘れたカナリアは……"という歌があった．実際にカナリアを飼ってみると，冬から春にかけては，美事なサエズリを楽しませてくれるのだが，夏に向かうと歌うのをやめて，地味な鳴き声になってしまう．小鳥が繁殖期にキレイな声で鳴くのは，特にカナリアに限ったわけでもなく，少し郊外に住む人であれば，毎年，ウグイスやシジュウカラの声を楽しんでいることだろう．しかし，童謡の詩をつくった人と同じくカナリアの歌に注目し，今日にもつながる重要な研究を行った人がいる．

このカナリアに目をつけた研究グループはサエズリを担当する脳の部位がどこかをまずつきとめ，その部位の神経細胞が季節に応じて増減することを明らかにしたのである（Paton and Nottebohm, 1984）．

"脳を構成する神経細胞は，産まれたときに一定の数に達しており，その後は成長，加齢に伴って減少することはあっても増加することはない"というのは，それまでの医学生物学上の常識であった．生物界全体からいえば，非常に高等な部類に属する鳥の成体の脳で神経細胞の増減が繰り返し起こっているという発見は，当時，世界を驚かせた快挙であった．カナリアの脳で神経細胞の新生があるのならば，他の動物でも，サルでは，ヒトでは……というのは自然の流れであり，今日的な問題である．老人性認知症やその他の神経疾患の治療に取り組む研究の大きな潮流を生んでいる． 〔小室輝昌〕

<文　献>

Cann, R. L., Stoneking, M. and Wilson, A. C. (1987)：Mitochondrial DNA and human evolution. *Nature,* **325**, 31-36.

Kanno, S. and Saffitz, J. E. (2001) : The role of myocardial gap junctions in electrical conduction and arrhymogenesis. *Cardiovasc. Patho.,* **10**, 169-177.

Paton, J. A. and Nottebohm, F. N. (1984) : Neurons generated in the adult brain are recruited into functional circuits. *Science,* **225**, 1046-1048.

Saez, J. C., Berthoud, V. M., Branes, M. C. and Martinez, A. D. (2003) : Plasma membrane channels formed by connexins : Their regulation and functions. *Pysiol. Rev.,* **83**, 1359-1400.

Vigilant, L., Stoneking, M., Harpending, H., Hawkes, K. and Wilson, A. C. (1991) : African populations and the evolution of human mitochondrial DNA. *Science,* **253**, 1503-1507.

1.3 生体調節学

地球上には多種多彩な生物が存在する．生物の厳密な定義は難しいが，われわれが一般的にイメージする生物の基本構造は細胞であり，人間も同様である．細胞を維持するにはエネルギーの摂取，代謝，その代謝産物の排泄が必要である．これらの生命活動には多くの生化学反応が関与している．単細胞生物，あるいはごく原始的な多細胞生物は基本的に液体の中に存在した状態で生命活動を高めている．同時にエネルギーの摂取，排泄はこの液体（外部環境）と細胞間の物質の移動によって行われる．このため，これらの生物の活動，生存は大きく外部環境の物理化学的性状に依存することになる．

しかし，生物が進化し，多細胞化・大型化してくるとその生命活動を外部環境との物質交換のみで維持できなくなってくる．すなわち，外部環境に接した細胞はこのような物質交換を維持できるであろうが，深部に存在する大多数の細胞では不可能になってくる．すなわち栄養の摂取は困難となり，自らがつくった代謝産物の蓄積により死に至ることになる．このため生物は生存のため，その中にも従来住んでいた外部環境に類似した状態を維持することが必要になってくる．この環境を内部環境と呼ぶ．また内部環境を整えるために機能分化した細胞を体内にもつようになる．内部環境が適切に維持されれば，少々の外部環境の変化にも影響されない強い生命体（＝生物）となりうる．人間をはじめとする進化した生命体は，この内部環境を適切に維持する多くの機能を進化の過程で獲得してきたと考えられる．特に内部環境が一定である状態をホメオスタシス（恒常性）とわれわれ生理学者は呼んでいる．多くの臓器，器官の最終的な目標はホメオスタシスの維持にあり，われわれ人間が行っている思考，行動などの高次機能の大部分はこのためにあるといえるであろう．生理学の大きな目的のひとつは，ホメオスタシスのメカニズムを解明することである．細胞内の物理化学反応（生命活動）

には多くの酵素がかかわり，この酵素の活動（活性）には温度が重要な因子である．内部環境の温度は特に体温と呼ばれる．本節では，主に人間をテーマに，その体温調節機構について述べていく．

a. 体温とは

われわれ人間の体でみると，全身がみな同じ温度ではない．手足の先と体幹の温度は大きく違うし，個人差もある．また同じ人でも夏と冬，あるいは運動したときと安静時では体の温度は大きく変化する．しかし，これらわれわれが感じる体の温度は一般に体表温（外殻温）と呼ばれ体温とは区別される．体温は特に体の深部の温度（核心温）のことをいい，哺乳類，鳥類を含む恒温動物では基本的に一定に調節され，人間では37℃前後である．また環境温の変化に対してもほぼ一定に保たれる．一方，体表温は環境温に大きく左右される．体表の組織に比べ深部臓器，特に脳の機能は体温の変化に影響されやすく，脆弱である．体温の調節の最大目標は脳を守ることにあるといっても過言ではない．

b. 体温調節機構

体温は，体で生まれる熱（熱産生）と体から逃げる熱（熱放散）のバランスによって決まる．もしバランスが乱れて熱産生が熱放散に比較し増えれば体温が上昇する．生物，特に恒温動物ではこのバランスを調節する優れたメカニズム—体温調節機構—をもち，この体温調節にかかわる臓器，組織を温度効果器と呼ぶ．体のエネルギー効率は約20％程度である．すなわち仕事を行うとエネルギーの80％は熱になって体に蓄積してしまう．しかし温熱的中性域と呼ばれる環境（人間が裸でいる状態で30℃程度の環境温度）では，安静時には皮膚から環境への熱伝導，赤外線の放射，空気の対流などによって特に積極的な体温調節なしに放散され，体温はほぼ一定に保たれる．

一方，これより環境温度が低下すると体と外部環境の温度勾配により熱放散が熱産生より大きくなり，体温の低下が生じる．このため恒温動物では次第にエネルギー消費（代謝，熱産生）を増加させ体温の低下を防ぐ．この代謝を増加させる手段（熱産生機構）としてふるえ熱産生と非ふるえ熱産生がある．人間ではふるえ熱産生が主で，非ふるえ熱産生は新生児期にのみ認められる．ふるえは骨格筋が不随意かつ短周期に起こす収縮で，その拮抗筋も同時に収縮する．このため通常の筋収縮とは違い外的な仕事はほとんどなく，エネルギーのほぼすべてが熱となる．非ふるえ熱産生は褐色脂肪と呼ばれる特殊な脂肪組織で行われるが，成人では消失している．一方，高環境温，高体温になるとまず皮膚血管の拡張が起こり，深部で暖められた血液の体表への分布が増加する．このため熱放散の促進

が起こる．さらに体温が上昇すると汗腺より発汗が生じ，汗が皮膚表面から気化することにより体の熱が奪われる（気化熱）．前者を非蒸散性熱放散，後者を蒸散性熱放散と呼ぶ．非蒸散性熱放散は環境温が体温より高いと無効であり，蒸散性熱放散が唯一の熱放散方法となる．しかし外気の湿度が飽和状態に近いと，体表に出された汗は気化されず，無効発汗と呼ばれる体内の水分のみが奪われ熱放散が起こらない状態に陥る．興味深いことに体温調節に特化した温度効果器は人間では汗腺のみである．他の哺乳類においても，温度効果器はさまざまであるが，体温調節のためだけにある器官を2つ以上もつものはあまりいない．これは，哺乳類が進化の古い過程で体温調節能を獲得し特化させてきたのではなく，比較的新しい過程で自らが生きる環境にあわせ，従来からある器官を本来の目的とは違う方法で利用できるように，機能的に発達させてきたのではないかと想像できる．

c. 温度効果器の調節

(1) 温度受容 　温度効果器のスイッチをONにするには，体温に対するセンサーが必要である．この温度センサーは，多くの生命の基本機能（ホメオスタシスの維持）を制御する，脳の視床下部と呼ばれる部位に多く存在することが知られている．視床下部は摂食，体液の調節などの生物の基本的な機能を維持するために重要な部位でもある．特に温ニューロンと呼ばれる，高温刺激に反応する神経細胞が多いことが知られている（Nakayama, 1961）．視床下部の温ニューロンの活動の増加，あるいは低下は前に示した温度効果器の機能発現に強くかかわることが証明されている．特に視床下部の中で視索前野/前視床下部（PO/AH）と呼ばれる領域が重要と考えられ（Benzinger, 1963），この部分の破壊あるいは末梢側との間の神経連絡の切断により体温調節がうまくできなくなることから，体温中枢と呼ばれている．しかしPO/AHの破壊あるいは神経連絡の切断により完全に体温調節ができなくなるわけではなく，ここのみが唯一の体温調節中枢というわけではない．また温度に反応する神経，組織は体の多くの部分にみられる．皮膚も多くの温度受容器があることは日常生活でも実感することであるが，特別な構造をもたない神経の自由終末がそれにあたる．この皮膚からの温度入力は接触する物体の温度を知るのみならず，環境温度をモニターし，温度効果器の活動を修飾する．例えば，発汗は運動による体温の上昇によっても起こるが，暑い部屋に突然入っても比較的速やかにはじまる（このとき体温はまだ上昇していない）．すなわち体温調節反応は脳自体への温度入力（体温）と皮膚で感じる環境温度により決定されていると考えられる．後者は実際体温の変化が起こっていなくても生じることから，あらかじめ体温の上昇や下降を予測して体温調節をはじ

める先読み的な制御であり，合目的な生体防御機構であると考えられる．

(2) 自律神経　前にも述べたように，温度効果器は主に脳の視床下部を頂点として調節されていると考えられている．これらの調節の多くは最終的に交感神経，副交感神経などの自律神経により行われるため，自律性体温調節と呼ばれている．PO/AHから各末梢の温度効果器に至る神経回路網が最近の研究により明らかになりつつある（Nagashima et al., 2000）．古典的には体温中枢には体温の調節目標温度（セットポイント温度）があり，実際の体温のずれからそれぞれの温度効果器を協調的に制御，活動させていると考えられてきた．しかし，これら一連の神経回路網の解析は，それぞれの効果器はまったく独立した神経回路網によりなるモジュールからなり，PO/AHは単に温度情報を各モジュールに出力している場所にすぎないことが明らかになってきた．また体温は各モジュールの出力の総和にすぎず，結果的に37℃前後に収まっているだけだと考えることもできる．

d. 行動性体温調節

自律性体温調節は古くから生理学者の研究対象であった．しかしながら，動物，特に現代人は体温調節のためにこの自律性体温調節をフル稼働させることはめったにない．例えば読者の中に，この2，3週間のうちに滝のような汗を流したり，寒さで歯が噛みあわないぐらいふるえた人が何人いるだろうか？　動物は自律性体温調節を100％近く使わないといけないような環境に漫然と身をおくことはなく，まずその場所から逃避する行動をおこす．暑熱下では直射日光をさけて岩陰や水辺に集まり，寒冷下では，逆に日なたに出たり，群れて集まったり，体を丸めて熱放散にかかわる有効体表面積を少なくする．これら一連の体温調節は行動性体温調節と呼ばれ，実は動物にとって最も有効かつエネルギー消費の少ない重要な体温調節である．さらに動物によっては営巣などをし，適した環境を自ら作り出す．人間では衣服の着脱，エアコンをつける行為，住居の建設もこれに含まれる．特に現代人では体温調節全体に対する行動性体温調節の占める割合は高まっていると考えられる．しかし，行動性体温調節の機序はほとんどわかっていない．体温調節機構の全体像を理解するには，この研究の推進が必須である．

e. 行動性体温調節の動機

自律性体温調節は，体温あるいは皮膚からの環境温の入力に基づき，無意識に行われる．これに対し行動性体温調節は，暑い，寒い，などの感覚が動機になっていると考えられ，体温と環境温の相対的入力がこの感覚を形成すると考えられる．さらにこの温熱的感覚には暖かい，涼しいなどの言葉も含まれる．ただし暖

かいは"暑い"の，あるいは涼しいは"寒い"の程度の弱いものではなく，その中には温熱的な快・不快感が含まれていると考えられる．すなわち行動性体温調節の動機としては体温・環境温の相対入力と，その入力に対する快・不快感が関与していると予想される．わたし自身の経験で語るならば，激しい運動のあと体温が上昇した状態ではクーラーがガンガンに効いた部屋が涼しく気持ちよいし，しばらくその部屋にとどまるであろう．逆にこの部屋の温度は机に向かって本を読んでいるときには寒く感じ，即座にエアコンをきるか，他の部屋にうつるであろう．このため行動性体温調節の解析には従来の体温のみを物理的に測定する生理学手法とともに心理学的手法を取り入れた方法論が必要である．図 1.5 は被験者を全身水浴させて，その体温を変化させたうえで，片方の腕のみをいろいろな温度の水槽につけさせた．この際水槽につけた腕の局所の温度感覚と，それにたいする温熱的快不快感を申告させた．体温に関係なく被験者はまったく同様に局所の温度感覚を申告したが，快不快感はそのときの体温によって大きく変化した（Mower, 1976）．また最近のわれわれの機能的核磁気共鳴画像法を用いた実験（脳内の血流分布を画像化して神経活動が活性化している部位を類推する方法）で温

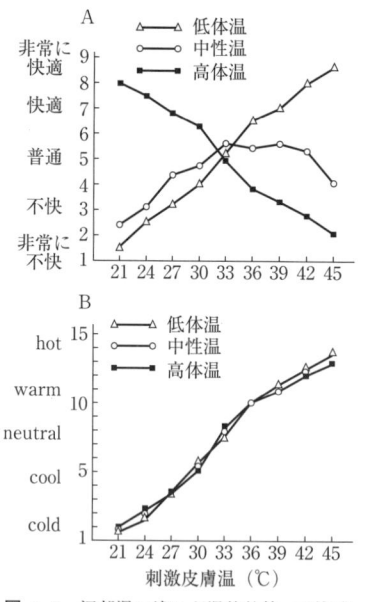

図 1.5 深部温の違いが温熱的快・不快感と温度感覚に及ぼす影響（Mower, 1976）

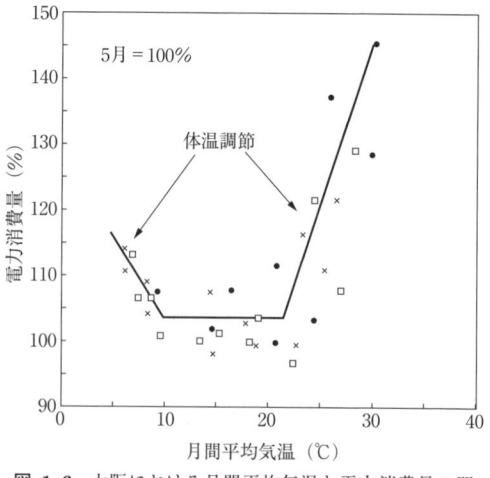

図 1.6 大阪における月間平均気温と電力消費量の関係（1992～1994 年）

熱的快不快感に対応して活動する脳部位がいくつかみつかった（Kanosue et al., 2002）．これは未だ実験途中で明確な答えがえられたわけではないが，行動性体温調節の機序を理解するうえで非常に重要なアプローチである．

f. 行動性体温調節の問題点および体温研究の展望

前に述べたように現代人は行動性体温調節を多用している．特に温熱的に快適な環境の設置，すなわちエアコンを多用している．図1.6は大阪における月間平均気温と消費電力の関係を示すが（彼末・中島，2000）これは人間が体温調節のために電気的エネルギー（自らのエネルギーでなく）を使っていることを端的に示している．当然エネルギーの過度の使用は環境汚染，温暖化，ヒートアイランド現象と呼ばれる都市部の局所的な熱帯化，砂漠化を生み出し，さらにまたエネルギーを消費するという悪循環を生み出している．また子どもたちの自律性体温調節能の低下という悪影響も予想される．

医療現場での臓器保護手段として人為的な低体温の誘導が着目されてきている．生体のリズム異常，今まで顧みられなかった心理的愁訴，女性特有の愁訴にも，体温が関与している可能性が示唆されている．このため，体温は，人類の生存にかかわる非常に重要な研究対象として再び注目されている． 〔永島　計〕

<文　献>

Benizinger, T. H.(1963)：Peripheral cold- and central warm-reception, main origins of human thermal discomfort. *Proc. Natl. Acad. Sci. USA.,* **49**, 832-839.

彼末一之・中島敏博(2000)：脳と体温—暑熱・寒冷環境との戦い—，ブレインサイエンスシリーズ23，共立出版．

Kanosue, K., Sadato, N., Okada, T., Yoda, T., Nakai, S., Yoshida, K., Hosono, T., Nagashima, K., Yagishita, T., Inoue, O., Kobayashi, K. and Yonekura, Y.(2002)：Brain activation during whole body cooling in humans studied with functional magnetic resonance imaging. *Neurosci. Lett.,* **329**, 157-160.

Mower, G. D.(1976)：Perceived intensity of peripheral thermal stimuli is independent of internal body temperature. *J. Comp. Psychol.,* **90**, 1152-1155.

Nagashima, K., Nakai, S., Tanaka, M. and Kanosue, K.(2000)：Neuronal organizations for thermoregulation. *Autonomic Neurosci.,* **85**, 18-25.

Nakayama, T., Eisenman, J. S., Hardy, J. D.(1961)：Single unit activity of anterior hypothalamus during local heating. *Science,* **134**, 560-561.

2 健康福祉を支える基礎医科学（2）
—身体と栄養—

2.1 飲酒と健康との関連 —エタノールの代謝と吸収の栄養生理学—

　酒は疾病に効く万能の薬物，「生命の水」（water of life），「百薬の長」と呼ばれ，古来より「神への捧げもの」として特に祭祝事には不可欠なものであった（栗山・大熊，1992）．禁酒文化圏を除き，酒は食事をたのしませ，食欲を増進させるとともに，人に感動を与えてきた．

　酒は人間が作り出した食べ物の中で最も美味で快適な飲み物のひとつとされ，酒そのものに「情緒的栄養価（心の栄養）」があるとする考えもある（栗山，1992）．また，酒は人と人とのコミュニュケーションの潤滑油として重要な役割を果たしており，現在では「酒をたのしむ」時代へと変貌しはじめている．その反面，悪い酒癖や酔っ払いによる迷惑が後を絶たない社会的な問題もある．

　一方，飲酒（エタノール摂取）による生体機能や健康への影響についても特に注意を払う必要がある．最近の疫学的研究によれば，全死亡率を飲酒量に対してプロットすると典型的なJ字型曲線を示す（今泉・立屋敷，2005；Wannamethee and Shaper, 1998）．この曲線は適量に飲酒する人の死亡率がまったく飲まない人または多量に飲む人より明らかに低いことを示唆している．これは人種，性別，地域特性などに関係なく広く認められている．その主な要因は，飲酒によるストレス発散効果および心筋梗塞や狭心症などの虚血性心疾患に対する予防効果による（今泉・立屋敷，2005；Gronbaek, 2002）．しかし，長期間にわたって多量に飲酒を行うと脂肪肝，肝炎，肝硬変などのアルコール性肝障害やアルコール依存症などが発症する（今泉・立屋敷，2005）．多くの先進諸国では，動物性の脂肪摂取量が多いため，脂質異常症（高脂血症）から動脈硬化へと進行する．また，動脈硬化の進行とともに脳梗塞や心筋梗塞などの血管が詰まりやすい疾患が増える（Rackley, 2004）．これらの疾患はがんとともに主要な死因となっている．しかし，動物性の脂肪摂取量が高く赤ワインの消費量が世界一のフランスでは，虚血性心疾患による死亡率が相対的に低いことが知られており，これはフレンチパラドックス（French paradox）と呼ばれている（Rackley, 2004；Constant, 1997；Wollin and Jone, 2001）．

このように，飲酒と生体機能や健康とのかかわりを明らかにすることは，生体機能学，栄養生理学，人間科学，食の科学，予防医学などの立場からみて重要である（栗山・大熊, 1992；今泉・立屋敷, 2005；Diaz et al., 2002）．本節では，エタノールの代謝と吸収についてその概略を述べ，肝臓内のエタノール代謝に関与する酵素活性レベルの調節やエタノールの吸収機能に対する食物や生体成分の影響について紹介し，あわせて飲酒と健康との関連について述べる（今泉・立屋敷, 2005）．

a. エタノール代謝の特徴

体内に摂取されたエタノール（CH_3CH_2OH）は胃で約 20%，小腸で約 80% が吸収され，門脈を介して肝臓に輸送される（Batt, 1989：Crow and Hardman, 1989）．エタノールは主に肝臓で代謝されるが，その特徴を以下に示す．

① エタノールは飲酒量に依存した酒酔いなどの生理作用があり，エネルギー源でもある
② 体内に摂取されたエタノールの大部分は肝臓で代謝され，肺や腎臓などからはわずかに排泄されるにすぎない
③ エタノールとその代謝産物は体内でそのまま貯蔵できない
④ 肝臓においてエタノールの代謝速度を調節するフィードバック機構が存在しない

b. 肝臓におけるエタノールの代謝

肝臓内のエタノールは，(2.1) 式に示すように，細胞質（cyosol）に存在するアルコール脱水素酵素（alcohol dehydrogenase：ADH），ミクロソームに存在するシトクロム P 4502 E 1 をはじめとするミクロソームエタノール酸化系（microsomal ethanol oxidizing system：MEOS），ペルオキシゾーム（peroxisome）内のカタラーゼ（catalase）によって酸化され，アセトアルデヒド（CH_3CHO）が生成される（第 1 段階）．この揮発性の強いアセトアルデヒド分子は主にミトコンドリア内のアルデヒド脱水素酵素（aldehyde dehydrogenase：ALDH）によって酸化されて酢酸（CH_3COOH）を生成する（第 2 段階）．この酢酸分子は主に筋組織でアセチル CoA に変換され，TCA 回路に入ってエネルギーを産生しながら最終的に CO_2 と H_2O に分解される（第 3 段階）（Crow and Hardman, 1989）．

$$\underset{\text{ADH, MEOS, カタラーゼ}}{CH_3CH_2OH \xrightarrow{\text{第1段階}}} \underset{\text{ALDH}}{CH_3CHO \xrightarrow{\text{第2段階}}} CH_3COOH \xrightarrow{\text{第3段階}} \longrightarrow CO_2 + H_2O \quad (2.1)$$

第 1 段階のうち，ADH（(2.2)式）と第 2 段階の ALDH（(2.6)式）は，いず

れも NAD^+ を補酵素（coenzyme）としており，各反応系の平衡定数 K はそれぞれ約 10^{-4}, 10^8 である．このことから，健常人の場合には過剰摂取しない限り，アセトアルデヒドの蓄積は起こらないものと考えられている（田川他, 1996）．

(1) エタノールの酸化(第 1 段階)　肝臓内でエタノール酸化に寄与する酵素は，ADH，MEOS，カタラーゼである（(2.1)～(2.5)式）．これら酵素のエタノール酸化への寄与率は，ADH 約 75～80％，MEOS 約 15～20％，カタラーゼ約 1～2％ と推定されている（今泉・立屋敷, 2005；田川他, 1996）．

ADH　ADH は，(2.2)式に示すように，NAD^+ を補酵素としてエタノールを酸化し，アセトアルデヒドを生成する．

$$CH_3CH_2OH + NAD^+ \xrightarrow{ADH} CH_3CHO + NADH + H^+ \qquad (2.2)$$

ADH は 2 種類のサブユニットからなる 2 量体酵素である．ADH の各サブユニットは 374 個のアミノ酸から構成され，計 748 個のアミノ酸と補欠分子族として亜鉛（Zn）原子を有し，Zn の配位部位が ADH 活性の発現と ADH 分子の構造維持に不可欠である．

肝臓において ADH による反応が進むと，(2.2)式に示すように，NADH の生成量が増加する．このため，細胞質内の NAD^+/NADH 比が小さくなり，飲酒量が増すと NAD^+ を補酵素とするこの酵素の活性は低下する．NAD^+ が存在しない場合，(2.2)式はエタノールが存在しても反応は右に進まず，エタノールが酸化されない．このように NAD^+ レベルが不足しないように調節するため，低下した NAD^+/NADH 比を補正する回路が存在する．その主な回路は，オキザロ酢酸-リンゴ酸回路（oxaloacetic acid-maleic acid shuttle）および α-グリセロリン酸-ジヒドロキシアセトンリン酸回路（α-glycero-phosphate-dihydroxyacetone phosphate shuttle）である（図 2.1：栗山・大熊, 1992；今泉・立屋敷, 2005；Batt, 1989；Crow and Hardman, 1989；田川他, 1996）．

①オキザロ酢酸-リンゴ酸回路：　過剰に生成された NADH は細胞質内でオキザロ酢酸（oxaloacetate）を還元してリンゴ酸（malate）に変換し，それとともに，NADH が NAD^+ に戻る．引き続きリンゴ酸はミトコンドリア膜を通過し，オキザロ酢酸に変換される．このオキザロ酢酸はミトコンドリア膜を通過できない．このときミトコンドリア内の NAD^+ が還元されて NADH に変換され，さらに NADH はミトコンドリア内の電子伝達系によって完全に酸化され，NAD^+ が再生成される．ミトコンドリア内で生成したオキザロ酢酸はトランスアミナーゼによりアスパラギン酸（aspartic acid）となって細胞質へ移行し，再びオキザロ

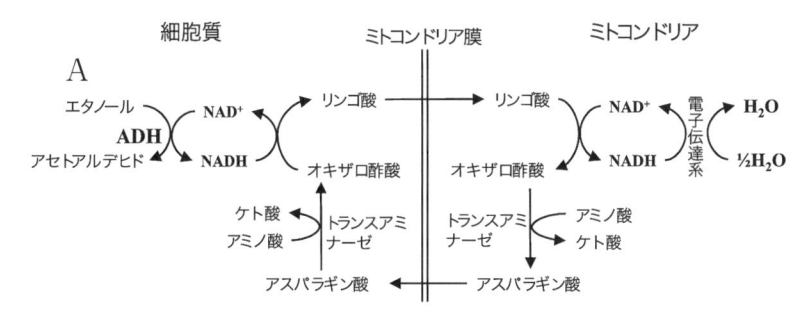

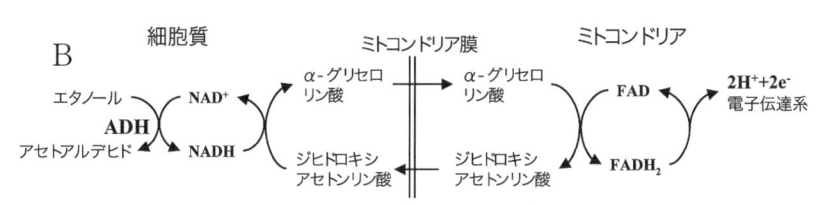

図 2.1 オキザロ酢酸-リンゴ酸回路（A）および α-グリセロリン酸-ジヒドロキシアセトンリン酸回路（B）による NADH から NAD^+ の再酸化過程

酢酸に変換されてそのサイクルが完了する（図2.1A）．

② α-グリセロリン酸-ジヒドロキシアセトンリン酸回路： その他の NAD^+/NADH 比の補正機構としては，α-グリセロリン酸-ジヒドロキシアセトンリン酸回路がある（図2.1B）．ADH によるエタノール酸化の律速段階（＝全体の反応速度を制限する因子）は NAD^+ の供給量（＝NADH の酸化量）であることから，この回路はエタノール酸化におけるオキザロ酢酸-リンゴ酸回路と同様にその役割としては大きい（栗山・大熊，1992）．

③ADH 活性の変動因子： 最近のラットを用いた研究では，肝臓 ADH 活性は生後約30日齢まで日齢とともにほぼ直線的に高くなるが，雌雄差はみられない（Harada et al., 2000）．しかし，30日齢以降では，雄性の ADH 活性が雌性のそれより有意に低く，明瞭な性差が認められる（図2.2：Harada et al., 2000）．この現象は，この時期に雄性から著明に分泌亢進が起こ

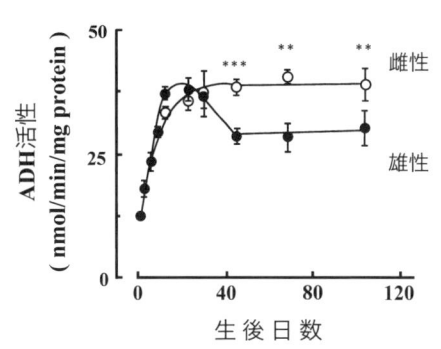

図 2.2 ラット肝臓内 ADH 活性の生後変化（Harada et al., 2000 のデータを一部改変）
平均値±標準誤差，$**: p<0.01$, $***: p<0.001$（vs. 雄性）

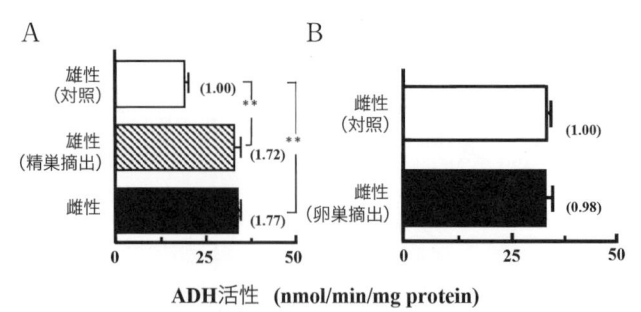

図 2.3 精巣（A）および卵巣（B）の各摘出による ADH 活性の変化（Harada et al., 1998 のデータを一部改変）
平均値±標準誤差, ** : $p < 0.01$

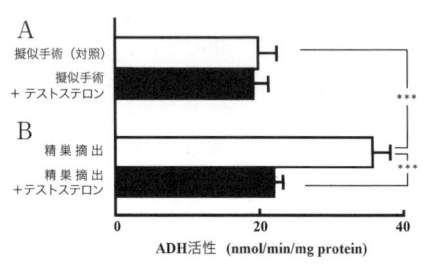

図 2.4 テストステロン投与による対照群（A）と精巣摘出群（B）の雄性ラット肝臓内 ADH 活性の変化（Harada et al., 1998 のデータを一部改変）
平均値±標準誤差, *** : $p < 0.001$

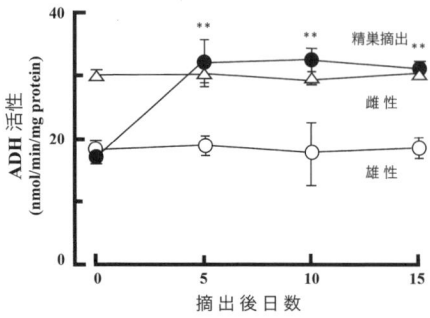

図 2.5 精巣摘出後のラット肝臓内 ADH 活性の変化（Harada et al., 1998 のデータを一部改変）
平均値±標準誤差, ** : $p < 0.01$ (vs. 0 day)

るアンドロゲン（androgen）の作用によって，ADH の活性が低くなるものと推定されている（Harada et al., 2000）．この実体を明らかにするため成熟ラットの精巣を摘出してアンドロゲンを少なくすると，ADH 活性は明らかに上昇し，その値は雌性の値とほぼ同じレベルに達する（図 2.3 A）（Harada et al., 1998）．また，雌性ラットから卵巣を摘出しても ADH 活性には変化がみられない（図 2.3 B）．それに対し，雄性ラットの精巣を摘出してアンドロゲンを低下させたラットにテストステロン（testosterone）を投与すると ADH 活性は有意に低下する（図 2.4 B）が，精巣を摘出しないラットに同量のテストステロンを投与しても変化しない（図 2.4 A）．

一方，雄性ラットの精巣摘出後の ADH 活性の経日変化は手術後 5 日目で雌性とほぼ同じレベルまで高く

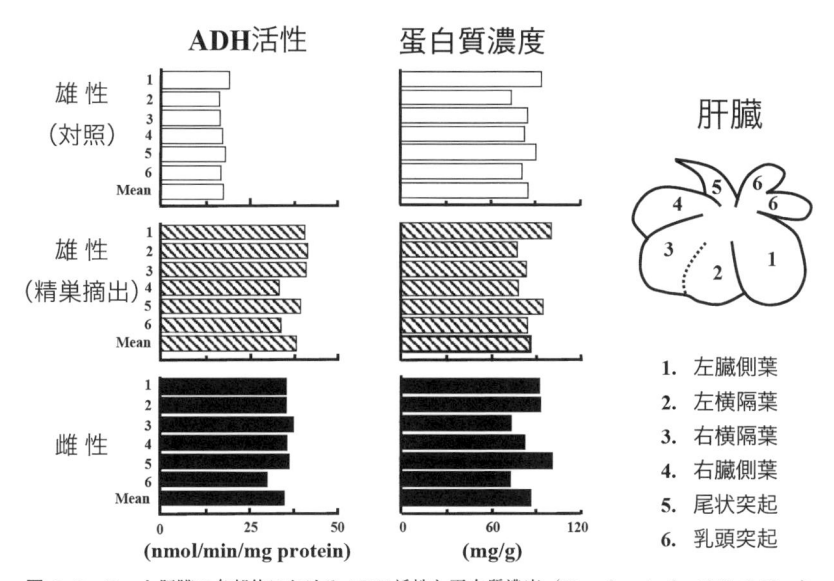

2.1 飲酒と健康との関連 —エタノールの代謝と吸収の栄養生理学—

図 2.6 ラット肝臓の各部位における ADH 活性と蛋白質濃度（Harada et al., 1998 のデータを一部改変）

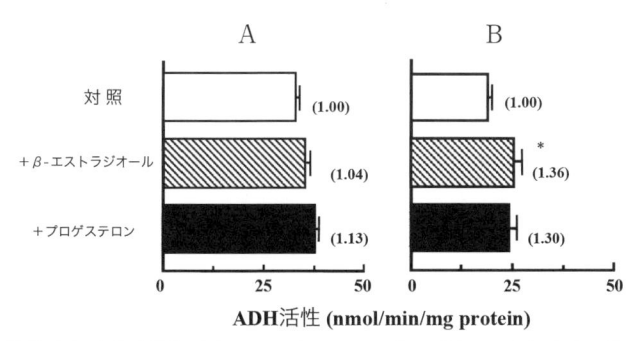

1. 左臓側葉
2. 左横隔葉
3. 右横隔葉
4. 右臓側葉
5. 尾状突起
6. 乳頭突起

図 2.7 雌性（A）または雄性（B）のラットに β-エストラジオールまたはプロゲステロンを投与したときの肝臓内 ADH 活性の変化（Harada et al., 1998）
平均値±標準誤差，＊：$p<0.05$（vs. 対照）

なり，それ以降もそのレベルが維持されている（図 2.5）．また，精巣摘出による ADH 活性の上昇は肝臓のすべての部位で認められるが，サイトソル中の蛋白質濃度には精巣摘出の影響や性差はみられない（図 2.6）（Harada et al., 1998）．

先述したように，ADH 活性は卵巣摘出によって変動しないが，卵巣を摘出した雌性ラットに β-エストラジオール（β-estradiol）やプロゲステロン（progesterone）を投与しても ADH 活性は有意に変化しない（図 2.7 A）（Harada et al.,

1998).それに対し,雄性ラットのADH活性はβ-エストラジオールやプロゲステロンを投与することによって1.30～1.36倍高くなる(図2.7B).これらの結果より,発育に伴うラット肝臓内ADH活性の性差はアンドロゲンの抑制作用とβ-エストラジオールやプロゲステロンの若干の促進作用が作動しているものと推定される(Harada et al., 1998).

他方,幼齢期,成熟期,高齢期の各ラットの肝臓内ADH活性は絶食によって大きく変動し,特に肝臓内での代謝回転の高い幼齢期では絶食によってADH活性の低下速度が著しく高くなる(Suzuki et al., 2005).また,マウスの肝臓内ADH活性はアルコール嗜好性の高いマウスが低いマウスに比べて有意に高いことから,アルコール嗜好性とADH活性との間に対応関係があるものと考えられている(Kayanuma et al., 2004).最近,著者らは亜鉛欠乏飼料(Zn含有量=0.19 mg/100 g)で飼育したラットと対照群の飼料(Zn含有量=5.35 mg/100 g)で飼育したラットの肝臓内ADH活性がどのように応答するかを比較・検討した.その結果,26日間の亜鉛欠乏によってADHの比活性と総活性は著明に低下し,亜鉛欠乏から解除して対照群の飼料で19日間飼育すると,ADHの比活性と総活性はもとのレベルまで戻り,明瞭な可逆性があることを明らかにした(Kawashima et al., 2006).これらの結果はラット肝臓内ADHの活性が亜鉛の摂取量に強く依存していることを強く示唆している.さらに,ラットの下垂体を摘出すると,肝臓内ADH活性は有意に高くなり(Tachiyashiki et al., 1999),下垂体摘出ラットに合成グルココルチコイドのひとつであるデキサメタゾン(dexamethasone)を投与すると明らかに低くなる.このラットにエタノールを投与すると血漿エタノール濃度の減少速度定数は有意に小さくなる(Tachiyashiki and Imaizumi, 2001).下垂体摘出ラットでは深部体温が約10℃低下し(Tachiyashiki and Imaizumi, 2001),エタノール投与による血漿エタノールレベル濃度の減少速度定数の減少は深部体温の減少が肝臓内エタノール代謝の低下と密接に関係しているものと推定されている(Imaizumi et al., 1988).

MEOS MEOSはミクロゾームに存在するエタノール酸化を触媒する反応系であり,(2.3)式に示すように,補酵素としてNADPHが不可欠である(栗山・大熊,1992;今泉・立屋敷,2005;Batt, 1989;Crow and Hardman, 1989;田川他,1996).

$$CH_3CH_2OH + NADPH + H^+ + O_2 \xrightarrow{\text{MEOS}} CH_3CHO + NADP^+ + 2H_2O \quad (2.3)$$

MEOSはエタノールに対するミカエリス定数(K_m)が約10 mMであり,ADH

の K_m 値より高く，血中エタノール濃度が高くなった際に作動する可能性が高い．したがって，少量のエタノールを摂取したときの MEOS の寄与率は相対的に低いものと推定される（今泉・立屋敷，2005）．

MEOS のうちシトクロム P 4502 E 1 はエタノールで誘導され，長期間大量の飲酒後で活性が高まる（Imaizumi et al., 1998）．また，その活性は飲酒期間が長くなると有意に高くなる（栗山・大熊，1992）．

カタラーゼ カタラーゼによるエタノールの酸化反応系は，肝臓のミクロゾーム内 NADPH 酸化酵素によって H_2O_2 が産生され（(2.4)式），この H_2O_2 の存在下にエタノールがカタラーゼによって酸化され，アセトアルデヒドに変換される（(2.5)式）．

$$NADPH + H^+ + O_2 \xrightarrow{\text{NADPH 酸化酵素}} NADP^+ + H_2O_2 \qquad (2.4)$$

$$CH_3CH_2OH + H_2O_2 \xrightarrow{\text{カタラーゼ}} CH_3CHO + 2H_2O \qquad (2.5)$$

(2) アセトアルデヒドの酸化(第2段階) エタノール酸化の第1段階で生成されたアセトアルデヒドは，(2.6) 式に示すように，NAD^+ を補酵素として ALDH によって酸化され，酢酸を産生する．この ALDH は主にミトコンドリアに局在するが，細胞質にも存在する（表 2.1）．

$$CH_3CHO + NAD^+ + H_2O \xrightarrow{\text{ALDH}} CH_3COOH + NADH + H^+ \qquad (2.6)$$

ALDH の活性は，ADH と同様，$NAD^+/NADH$ 比が代謝速度を決定する（図 2.1）．ヒト ALDH には4種類のアイソザイム（ALDH 1, ALDH 2, ALDH 3, ALDH 4）が存在し（表 2.1），これらのうちエタノール代謝で重要なものは ALDH 1 と ALDH 2 であり，それぞれ細胞質とミトコンドリアに局在している．アセト

表 2.1 ALDH アイソザイムの酵素学的性質および細胞内局在と組織内分布

	ALDH 1	ALDH 2	ALDH 3	ALDH 4
アセトアルデヒドに対する K_m 値	30 μM	3 μM	1.0 mM	1.5 mM
ALDH 阻害剤 (disulfiram) 効果	ほとんどなし	強い	なし	なし
熱安定性	安定	低い	非常に低い	非常に低い
細胞内局在性	細胞質	ミトコンドリア	細胞質	細胞質
組織内分布	全組織	全組織	胃と肺に多い	肝臓と腎臓

アルデヒドに対する K_m 値は ALDH 1 で $30\mu M$, ALDH 2 で $3\mu M$ である. ALDH 2 は ALDH 1 に比べてアセトアルデヒドに対する親和性が高く, 代謝の効率も良好である. これらのことから, アセトアルデヒドを実質的に酸化触媒するアイソザイムは ALDH 2 と推定されている.

ALDH 3 と ALDH 4 の K_m 値はそれぞれ 1.0 mM, 1.5 mM であり, ALDH 1 と ALDH 2 の K_m 値と比べて著しく高い. ALDH 3 と ALDH 4 の各 K_m 値は ALDH 2 の K_m 値に比べてそれぞれ約 330 倍, 約 500 倍も高く, アセトアルデヒドに対する親和性が著しく低いことから, 通常の飲酒ではこれら 2 種類のアイソザイムはアセトアルデヒドの酸化に寄与しないものと推定できる. ALDH 3 は胃や肺の細胞質に, また ALDH 4 は肝臓や腎臓の細胞質に主に局在するが, 両アイソザイムの生理的役割は不明である.

一方, 生理学的に重要と考えられる ALDH 2 には多型 (polymorphism) が存在する. ALDH 2 の活性はアジア系人種 (Mongoloid) で弱い (=不活性型) またはない (=失活型) の割合が高く, ヨーロッパ系人種 (Caucasoid) およびアフリカ系人種 (Negloid) では安定で正常な「活性型」である. ALDH 2 の活性が弱いかまたはない場合, (2.1)式の第 2 段階が遅滞し, そのためにアセトアルデヒドを速やかに分解することができない ((2.6)式). また, アセトアルデヒドの毒性はエタノールに比べてきわめて強いことが知られている (栗山・大熊, 1992；今泉・立屋敷, 2005；Batt, 1989；Crow and Hardman, 1989).

日本人では, 約 50% が ALDH 2 の不活性型 (失活型) であることから, 酒に弱いかあるいはまったく飲めないことが知られている. そのため, 日本人の約半数にみられる, 飲酒後に顔面が赤くなる (フラッシング：flushing), 心臓がドキドキする, 頭痛, 悪心, 眠くなるなどの症状は主にアセトアルデヒドによるものと推定される (今泉・立屋敷, 2005). このような身体症状が発現する頻度は, 先に示したように, 個人差や人種差がある. アジア系人種では約 50～80% でこの現象が起こることから, 飲酒時のフラッシングは「oriental flushing」とも呼ばれている (堀江他, 2005). このフラッシングは血中アセトアルデヒド濃度が関与し, ALDH 遺伝子の型が関係する. 特に重要なものは ALDH 2 の遺伝子多型であり, ALDH 2 の遺伝子が酒の強さを主に規定している.

ALDH 2 の多型については, ALDH 2*1 (=活性型) と ALDH 2*2 (=非活性型) の組み合わせによって次の 3 種類, ①ALDH 2*1/2*1 (=活性型), ②ALDH 2*1/2*2 (=部分欠損型), ③ALDH 2*2/2*2 (=完全欠損型) が存在する (堀江他, 2005).

ALDH 2*1/2*1（＝活性型）を有する人はアセトアルデヒドが酸化・分解されやすく，飲酒によってフラッシングが起こりにくい．このような場合，通常は「酒に強い」と呼ばれ悪酔いはしにくいが，酒が心身に無害であるということではないことに注意が必要である．ALDH 2*1/2*2（＝部分欠損型）を有する人は大瓶ビール1本をゆっくりとしたペースであれば飲めるが，ALDH 2*2/2*2（＝完全欠損型）を有する人はごく少量の飲酒でもすぐにフラッシングなどを起こし，ほとんど飲めない．日本人のALDH 2の遺伝子発現の頻度は，ALDH 2*1/2*1（＝活性型）は約58％，ALDH 2*1/2*2（＝部分欠損型）は約35％，ALDH 2*2/2*2（＝完全欠損型）は約7％とされている．

一方，日本人のアルコール依存症のALDH 2の遺伝子発現頻度をみると，ALDH 2*1/2*1が約88％，ALDH 2*1/2*2が約12％，ALDH 2*2/2*2が0％であり，明らかにALDH 2*1/2*1（＝活性型）の発現頻度が高い．さらに，飲酒によって肝臓障害を起こすのはALDH 2*1/2*1がきわめて多く，ALDH 2*2/2*2ではほとんど認められていない．これらのことから，ALDH 2欠損型はフラッシングなどの身体機能への影響により大量の飲酒が抑制される結果，アルコール依存症や肝臓をはじめとする各種臓器障害が起こりにくいと考えられている（堀江他，2005）．

(3) 酢酸の酸化（第3段階）　この反応は，(2.7)式に示すように，酢酸がH_2OとCO_2に分解されるエタノール代謝の最終段階である．体内でアセトアルデヒドからALDHによって生成された酢酸の大部分は，ミトコンドリアのTCA回路に入って代謝されると従来考えられてきた．酢酸の分解で生じたCO_2は血液中に入りHCO_3^-となるが，肺で再びCO_2となり，呼気中に排出される．しかし，最近ではエタノール酸化によって生成したアセトアルデヒドを介して生成された酢酸は，肝臓以外にも骨格筋組織で代謝されることが知られており，酢酸の代謝については今後明らかにする必要がある（田川他，1996）．

$$CH_3COOH + 2\,O_2 \longrightarrow 2\,CO_2 + 2\,H_2O \qquad (2.7)$$

c. 飲酒と酒酔いとの関連

一般に，酒酔いの指標として血液中のエタノール濃度が用いられており，血中エタノール濃度は飲酒量にほぼ比例する（表2.2）（今泉・立屋敷，2005）．飲酒量と酒酔いの程度との間には一定の対応関係がみられ，通常，体重60 kgの成人でビール大瓶を1本飲むと血中エタノール濃度は0.02〜0.04％となり，気分が爽やかとなって陽気となる（＝爽快期）．1〜2本飲むと血中エタノール濃度は0.05〜0.10％となり，ほろ酔い気分となって緊張が解かれ（＝ほろ酔い初期），3

表 2.2 飲酒量と酒酔いの程度との関係

ビール大瓶（本）	血中エタノール濃度（%）	酒酔いの程度
1	0.02〜0.04	爽快期
2	0.05〜0.10	ほろ酔い初期
3	0.11〜0.15	ほろ酔い極期
5	0.16〜0.30	酩酊期
7〜10	0.31〜0.40	泥酔期
11〜	0.41〜0.50	昏睡期

本飲むと血中エタノール濃度は0.11〜0.15%となって気が大きくなる場合が多くなり（＝ほろ酔い極期），5本飲んだ際には血中エタノール濃度が0.16〜0.30%となる．その場合には千鳥足となって呼吸が促進し，酩酊状態となる（＝酩酊期）．7〜10本飲んだときには血中エタノール濃度が0.31〜0.40%となって意識が不明瞭（＝泥酔期）となり，10本以上飲んで血中エタノール濃度が0.40〜0.50%程度となると延髄にある呼吸中枢の著しい機能低下が起こって呼吸困難となり（＝昏睡期），最悪のケースは死に至る．このように飲酒量が増えると生体機能が大きく変動し，生命の危険を伴う（今泉・立屋敷，2005）．

ただし，上記に示した飲酒量と酒酔いとの関係はおおよその目安であり，条件によって異なることに注意する必要がある．

一方，多量に飲酒を行った後8〜14時間経過するとしばしば二日酔い（hangover）が起こる．この現象は頭痛，悪心，嘔吐，過呼吸，心悸亢進，発汗や頻脈，血圧降下などが認められる「不愉快な自覚症状をもつ状態」（subjectively unpleasant state）である（栗山・大熊，1992）．この現象の機構は現在明確にされていないが，二日酔いの現象で観察される心悸亢進や頻脈などがα-ブロッカーないしβ-ブロッカーの投与によって消失することから，カテコールアミン量の増加が寄与している可能性や中枢神経系のドーパミンニューロンの作用によって惹起されている可能性も指摘されている．しかし，二日酔いの原因については推測の域を出ず，今後の研究にまたなければならない（栗山・大熊，1992；今泉・立屋敷，2005）．

d．食物・生体成分による酒酔いの軽減作用

酒を飲む前あるいは飲みながら油脂成分を多く含む料理そしてバターやチーズなどのような脂肪含有量の高い食品を摂取すると，酒酔いが軽減されることは昔から経験的に知られている（今泉・立屋敷，2005）．これらの現象にはび粥中の脂肪がエンテロガストロンなどの内分泌性因子を介して胃の運動を抑制し，食物の滞留時間を延長させることが主な要因と推定されている．しかし，この現象に

対する実験的根拠はきわめて乏しかった．これまでに，食物や生体の成分(胆汁，胆汁酸，植物油（大豆油＝不飽和脂肪酸が多く，オレイン酸（C 18：1），リノール酸（C 18：2），リノレン酸（C 18：3）を約83％含む典型的な植物油；ココナッツ油＝飽和脂肪酸が多く，カプリン酸（C 10：0），ラウリン酸（C 12：0），ミリスチン酸（C 14：0），パルミチン酸（C 16：0）を約79％含む典型的な植物油），脂肪酸，クエン酸，酢酸，アミノ酸）などによって血漿エタノール濃度がいかに変動するかが検討されている（Tachiyashiki and Imaizumi, 1992, 1993）．

ラットに一定量のエタノールを経口投与する前または同時に大豆油，ココナッツ油，およびオレイン酸，リノール酸，リノレン酸などの不飽和脂肪酸をそれぞれ投与すると，血漿エタノール濃度の上昇が有意に抑制され（図2.8），胃内エタノールが緩徐に排出される．これらの条件では，血漿エタノール濃度と胃内エタノール濃度との間には高い負の相関が明らかに認められる（図2.9）．同様の現象はタウリンやグリシンの各抱合型コール酸あるいはデオキシコール酸のような胆汁酸，さらに酢酸やクエン酸でも明らかに認められている（立屋敷他，1993；立屋敷他，1988；今泉他，1991；今泉・立屋敷，1992）．また，投与されたエタノールの胃内残存率は胃内容物量の程度によって大きく影響を受ける．無制限給餌下で飼育したラットの血漿内エタノール濃度は胃内エタノール残存率との間に高い負の相関が成立し，両者は逆比例の関係が成立する．このような現象が認められ

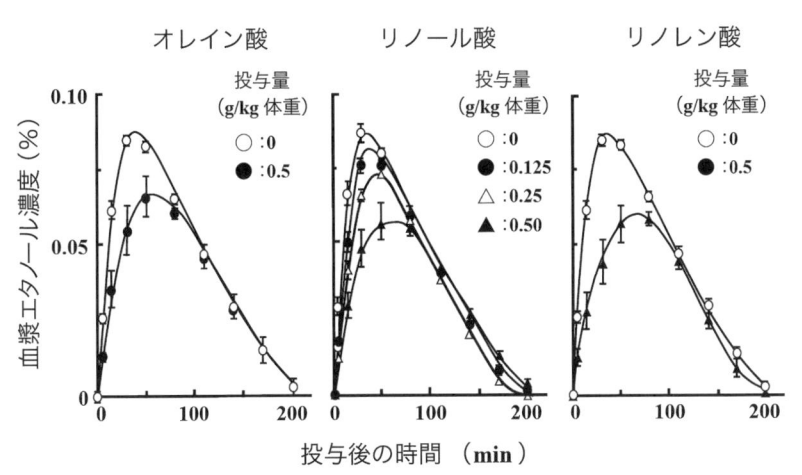

図 2.8 ラット血漿エタノール濃度の経時変化に及ぼすオレイン酸，リノール酸およびリノレン酸の影響（Tachiyashiki and Imaizumi, 1993 のデータを一部改変）
平均値±標準誤差

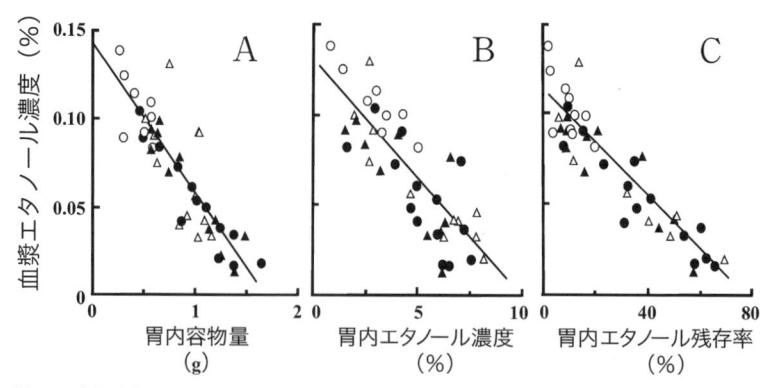

図 2.9 大豆油，ココナッツ油およびリノール酸投与による血漿エタノール濃度と胃内容物量（A），胃内エタノール濃度（B）および胃内エタノール残存率（C）との関係（Tachiyashiki and Imaizumi, 1993 および立屋敷ら，1993 のデータを一部改変）
○：対照，●：大豆油（1 g/kg 体重），△：ココナッツ油（1 g/kg 体重），▲：リノール酸（1 g/kg 体重）

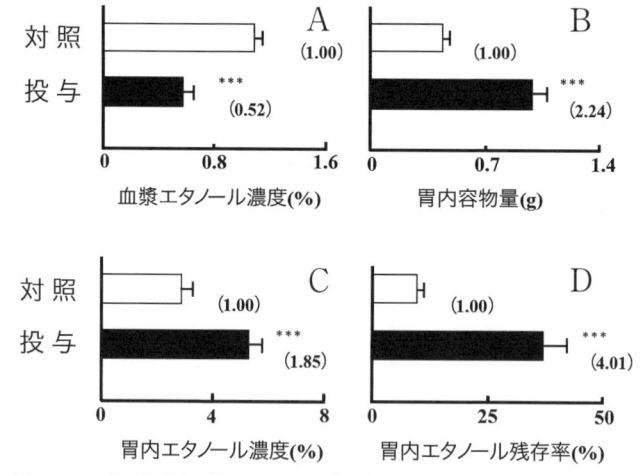

図 2.10 大豆油投与（dose＝1 g/kg 体重）によるラットの血漿エタノール濃度（A），胃内容物量（B），胃内エタノール濃度（C）および胃内エタノール残存率（D）への影響（Tachiyashiki and Imaizumi, 1993 のデータを一部改変）
平均値±標準誤差，＊＊＊：$p<0.001$（vs. 対照）

るのは，ラットの摂餌量が暗い期間（暗期）で高く，明るい期間（明期）で低い日内リズムと深くかかわっていることが主な理由と推定されている（立屋敷他，1987）．

次に，エタノールを投与する 30 分前に大豆油（soybean oil）を経口投与（dose = 1.0 g/kg 体重）したとき，血漿エタノール濃度，胃内容物量，胃内エタノール濃度，胃内エタノール残存率の変化について検討された（図 2.10）．その結果，エタノールを投与する前に大豆油をラットに投与した場合，エタノール投与後 20 分の血漿エタノール濃度は対照群の約 0.5 倍，胃内容物量は対照群の約 2.2 倍，胃内エタノール濃度は対照群の約 1.9 倍，胃内エタノール残存率は対照群の約 4.0 倍になる（図 2.10）．また，小腸内のエタノール吸収速度は胆汁や胆汁酸によって有意に低下し，肝臓内 ADH や ALDH の各活性には変動がみられないことが確認されている（Tachiyashiki and Imaizumi, 1992, 1993；立屋敷他, 1993；立屋敷他, 1988；今泉他, 1991；今泉・立屋敷, 1992）．さらに，血漿エタノール濃度の時間経過から得られるパラメータには植物油，脂肪酸，胆汁酸などでは明瞭な量-応答関係（dose-response）が成立する（図 2.11）．

以上より，これまでに示した食物・生体由来成分による血漿エタノール濃度上昇の抑制作用は，胃内排出速度の著しい遅延が主な要因であると推定できる．食

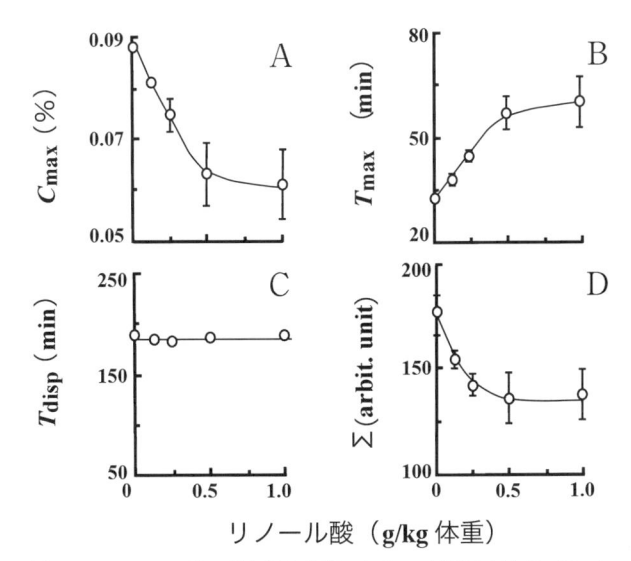

図 2.11 リノール酸の投与量と血漿エタノール濃度の最大値（C_{max}：A），C_{max} に達するまでの時間（T_{max}：B），血漿エタノールの消失時間（T_{disp}：C），血漿エタノールの経時過程の積分値（Σ：D）との関係（Tachiyashiki and Imaizumi, 1993 のデータを一部改変）

平均値 ± 標準誤差

物中の脂肪による胃内排出速度の遅延は，交感神経活動の促進作用以外に十二指腸内のカルシウム受容体と消化によって生成した脂肪酸のアニオンが結合する場合，各種消化管ホルモンが胃の運動を抑制する場合などでもみられる．さらに，各種油脂中の脂肪酸の立体化学的特性や分子サイズ，浸透圧作用などによって胃内排出速度が遅れる可能性もある（Tachiyashiki and Imaizumi, 1992, 1993）．これらのことから，飲酒に伴う食物中の脂肪や脂肪酸と胃内排出速度との関連についてはさらに検討が必要である（立屋敷他，1993；立屋敷他，1988；今泉他，1991；今泉・立屋敷，1992）．

e. 飲酒と健康との関連

適量の飲酒は，先に示したように，全死亡率を下げて（＝J字型効果），ストレスを緩和し，虚血性心疾患（＝心筋梗塞や狭心症など）を予防し，虚血性脳卒中や脳梗塞の発症を有意に減少させる（今泉・立屋敷，2005；Wannamethee and Shaper, 1998）．また，脳の血管が詰まる脳梗塞の発症率はときどき飲む人より習慣的に飲む人のほうが明らかに低いが，脳内・クモ膜下で血管が破裂する出血性脳卒中の発症率はときどき飲む人より習慣的に飲む人のほうが明らかに高いことが知られている（Gronbaek et al., 1995；Jorgensen et al., 1995；Gronbaek et al., 1998）．酒類に含まれるエタノールには血液を固まりにくくする性質（＝血小板凝集抑制作用）があり，脳梗塞発症の低下作用と関連があるものと推定されている（Gronbaek et al., 1995；Jorgensen et al., 1995；Gronbaek et al., 1998）．

適量の飲酒が死亡率を低下させる要因は，心臓病に対する予防効果があるためと考えられている．その主な理由として，エタノールが心臓疾患を予防する効果のある HDL（high-density lipoprotein：高密度，善玉）コレステロールレベルを上げ，LDL（low-density lipoprotein：低密度，悪玉）コレステロールレベルを下げること，またストレスに反応する冠状動脈発作を減少させる作用があるとの2点があげられている（Caimi et al., 2003；Dell'Agli et al., 2004）．

最後に，赤ワイン摂取と健康との関連について紹介する．赤ワインの常飲者に冠状動脈疾患が少ないのは，赤ワインの主に血小板凝集抑制作用によるものと考えられている（Jorgensen et al., 1995；Gronbaek et al., 1998；Ruf, 2003；Shimada et al., 1999；Agarwal, 2002）．血小板凝集が起こると血栓形成が促進して循環系に対する影響が大きく，特に血栓形成は動脈硬化で起こりやすいが，赤ワインの常飲は血小板凝集作用を抑制して血栓形成の低下を惹起するものと考えられている．また，赤ワインには抗酸化活性を示すプロシアニジン，ケルセチン，カテキン，エピカテキンのようなポリフェノール類，特にフラボノイド（polyphenolic flavonoid compounds) が含まれ，これらの物質はいずれもブドウの皮と種子に由来している（Whitehead, 1995）．2週間赤ワインを飲んだときの血中 LDL コレステロール中のポリフェノール量は約4倍高くなり，過酸化脂質量は約0.4倍となり著しく下がる（Fuhrman, 1995）．この結果は赤ワインを摂取すると，赤ワインのポリフェノールが吸収されて LDL コレステロールに結合し，このポリフェノールが LDL の酸化に対して抵抗性を示すことによって LDL コレステロールが動脈内膜の肥厚を抑制していることを強く示唆している．このような現象によって動脈血管の内膜の肥厚が低下し，抗酸化作用と血栓形成防止作用によって循環中に血液が流れやすくなるものと推定される（Fuhrman, 1995）．

f. 適量の飲酒と今後の研究課題

適量の飲酒は全死亡率を低下させる方向に働き，健康にプラスとして働く可能性があることを示した．それに対して過度の飲酒は死亡率を大きく上昇させる（Wannamethee and Shaper, 1998；Sacco et al., 1999）．この J 字型効果については，飲酒の許容量に個人差があること，「適量」の概念があてはまらないケースがあること（例えば，アルコール依存症者，薬物乱用者，飲酒運転，未成年者，妊婦，授乳婦など）に十分注意する必要がある．

本総説の一部は，2005年度早稲田大学特定課題研究助成費（研究組織：今泉和彦・立屋敷かおる，研究課題：アルコール嗜好性と肝臓内エタノール代謝および血漿エタノールクリアランスとの関連，課題番号：2005 B-283）の補助を受けた．ここに謝意を表する．　　　　　　　　　　　　　〔今泉和彦・立屋敷かおる〕

<文　献>

Agarwal, D. P.(2002)：Cardioprotective effects of light-moderate consumption of alcohol：Review of putative mechanisms. *Alcohol and Alcohol.*, **37**, 409–415.

Batt, R. D.(1989)：Absorption, distribution, and elimination of alcohol. In *Human Metabolism of Alcohol：Pharmacokinetics, Mediocolegal Aspects, and General Interest*, Vol I (K. E. Crow and R. D. Batt Eds.), CRC Press, Roca Raton, Florida, pp. 3–8.

Caimi, G., Garollo, C. and Lo Presti, R.(2003)：Wine and endothelial function. *Drug. Exp. Clin. Res.*, **29**, 235–242.

Constant, J.(1997)：Alcohol, ischemic heart disease, and the French paradox. *Clin. Cardiol.*, **20**, 420–424.

Crow, K. E. and Hardman, M. J.(1989)：Regulation of rates of ethanol metabolism. In *Human Metabolism of Alcohol：Pharmacokinetics, Mediocolegal Aspects, and General Interest*, Vol II (K. E. Crow and R. D. Batt Eds.), CRC Press, Roca Raton, Florida, pp. 3–16.

Dell'Agli, M., Busciala, A. and Bosisio, E.(2004)：Vascular effects of wine polyphenols. *Cardiovasc. Res.*, **63**, 593–602.

Diaz, L. E., Montero, A., Gonzalez-Gros, M., Vallejo, A., Romeo, J. and Marvos, A.(2002)：Influence of alcohol consumption on immunological status. *Eur. J. Clin. Nutr.,* **56**, S 50-S 53.

Fuhrman, B., Lavy, A. and Aviram, M.(1995)：Consumption of red wine with meals reduces the susceptibility of human plasma and low-density lipoprotein to jipid peroxidation. *Am. J. Clin. Nutr.,* **61**, 549-554.

Gronbaek, M.(2002)：Alcohol, type of alcohol, and all-cause and coronary heart disease mortality. *Ann. New York Acad. Sci.,* **957**, 16-20.

Gronbaek, M., Deis, A., Becker, U., Hein, H. O., Schohr, P., Jensen, G., Borch-Johnsen, K. and Sorensen, T. I.(1998)：Alcohol and mortality：Is there a U-shaped relation in elderly people? *Age and Aging,* **27**, 739-744.

Gronbaek, M., Deis, A., Sorensen, T. I., Becker, U., Schnohr, P. and Jensen, G.(1995)：Mortality associated with moderate intakes of wine, beer or spirits. *Br. Med. J.,* **311**, 1166-1167.

Harada, S., Tachiyashiki, K. and Imaizumi, K.(1998)：Effect of sex hormones on rat liver cytosolic alcohol dehydrogenase activity. *J. Nutr. Sci. Vitaminol.,* **44**, 625-639.

Harada, S., Tachiyashiki, K. and Imaizumi, K.(2000)：Sex-dependent changes of rat liver cytosolic alcohol dehydrogenase activity. *J. Nutr. Sci. Vitaminol.,* **46**, 49-52.

堀江義則・森　朱夏・加藤真三（2005）：アルコールの吸収と代謝．ハンドブック・アルコールと健康（平山宗宏・石井裕正・高石正弘監修），アルコール健康医学会，東京，pp. 36-43.

今泉和彦・立屋敷かおる（1991）：血漿エタノールレベルに及ぼすコール酸の抱合型・非抱合型およびアミノ酸の影響—*in vivo* レベルの定量的解析—．アルコール代謝と肝，**10**, 106-113.

今泉和彦・立屋敷かおる（1992）：Taurine 抱合型胆汁酸による血漿エタノール濃度の変動作用—*in vivo* レベルの解析—．アルコール代謝と肝，**11**, 6-10.

今泉和彦・立屋敷かおる（2005）：飲酒と健康．体力科学，**54**, 279-286.

Imaizumi, K., Tachiyashiki, K. and Iwai, M.(1998)：Ethanol and isoniazid-induced changes of cytochrome P 4502 E 1 in liver microsome of rats. *Jpn. J. Physiol.,* **48**（Suppl）, S 211.

Imaizumi, K., Tachiyashiki, K. and Ogita, Z. I.(1988)：Temperature dependence of swimming exercise-induced change in ethanol metabolism and thermoregulatory responses in the rat. In *High-Altitude Medical Science*（G. Ueda, S. Kusama and N. F. Voelkel Eds.）, Shinshu University Press, Matsumoto, pp. 436-453.

Jorgensen, H. S., Nakayama, H., Raaschou, H. O. and Olsen, T. S.(1995)：Leukoaraiosis in stroke patients：The Copenhagen stroke study. *Stroke,* **26**, 588-592.

Kawashima, Y., Wada, T., Suzuki, Y., Tachiyashiki, K. and Imaizumi, K.(2006)：Zinc deficiency induced change of rat liver cytosolic alcohol dehydrogenase activity and the recovery effect. *Jpn. J. Physiol.,* **56**（Suppl）, S 225.

Kayanuma, M., Tachiyashiki, K., Suzuki, Y., Higashino, Y., Shirato, K. and Imaizumi, K. (2004)：Species- and sex-differences on mouse liver cytosolic alcohol dehydrogenase activities. *Jpn. J. Physiol.,* **54**（Suppl）, S 232.

栗山一秀（1992）：世界の酒—その種類と醸造法，歴史と本質と効果—．アルコールと栄養—お酒とうまく付き合うために—（糸川嘉則・栗山欣也・安本教傳編），光生館，東京，pp. 1-36.

栗山欣也・大熊誠太郎（1992）：アルコールの代謝と薬理作用（生体影響）．アルコールと栄養—お酒とうまく付き合うために—（糸川嘉則・栗山欣也・安本教傳編），光生館，東京，pp. 58-

90.
Rackley, C. E.(2004) : Hormones and coronary atherosclerosis in women. *Endocrine,* **24**, 245-250.
Ruf, J. C.(2003) : Wine and polyphenols related to platelet aggregation and atherothromosis. *Drug Exp. Clin. Res.,* **25**, 235-242.
Sacco, R. L., Elkind, M., Boden-Albala, B., Lin, I. F., Kargman, D. E., Hauser, W. A., Shea, S. and Raik, M. C.(1999) : The protective effect ofmoderate alcohol consumption on ischemic stroke. *J. Am. Med. Assoc,* **281**, 53-60.
Shimada, M., Watanabe, H., Hosoda, K., Takeuchi, K. and Yoshikawa, J.(1999) : Effect of red wine on coronary flow-velocity reserve. *Lancet,* **354**, 1002.
Suzuki, Y., Tachiyashiki, K., Higashino, Y., Kawashima, Y. and Imaizumi, K.(2005) : Effects of fasting on the activities of liver alcohol dehydrogenase and aldehyde dehydrogenase in three life-stage rats. *Jpn. J. Physiol.,* **55** (Suppl), S 220.
Tachiyashiki, K., Harada, S., Nozaki, M. and Imaizumi, K.(1999) : Effects of hypophysectomy and dexamethasone on the liver alcohol dehydrogenase and aldehyde dehydrogenase activities in rats. *Jpn. J. Physiol.,* **49** (Suppl), S 221.
Tachiyashiki, K. and Imaizumi, K.(1992) : Lowering and delaying actions of bovine bile on plasma ethanol levels in rats. *J. Nutr. Sci. Vitaminol.,* **38**, 69-82.
Tachiyashiki, K. and Imaizumi, K.(1993) : Effects of vegetable oils and C_{18}-unsaturated fatty acids on plasma levels and gastric emptying in ethanol-administered rats. *J. Nutr. Sci. Vitaminol.,* **39**, 163-176.
Tachiyashiki, K. and Imaizumi, K.(2001) : Hypophysectomy-induced changes of plasma ethanol clearance in rats. *Jpn. J. Physiol.,* **48** (Suppl), S 258.
立屋敷かおる・今泉和彦・原田咲織・森 章子 (1993)：ココナッツ油によるエタノール投与ラットの血漿エタノールレベルの変動. 日本栄養・食糧学会誌, **46**, 233-239.
立屋敷かおる・今泉和彦・荻田善一 (1988)：有機酸による血中エタノール濃度の低下作用と胃排出機能の連関. アルコール代謝と肝, **7**, 75-84.
立屋敷かおる・今泉和彦・戸田典子・鷹股 亮・上杉公仁子・荻田善一 (1987)：血漿エタノールレベルの日内変動に対する胃内容物の役割—*in vivo* レベルの検討—. 日本栄養・食糧学会誌, **40**, 35-42.
田川邦夫・山下弘美・金行孝雄 (1996)：酸素代謝と医食同源. 活性酸素と医食同源—分子論的背景と医食の接点を求めて— (井上正康編), 共立出版, 東京, pp. 294-300.
Wannamethee, S. G. and Shaper, A. G.(1998) : Alcohol, coronary heart disease and sytoke : An examination of the J-shaped curve. *Neuroepidemiol.,* **17**, 288-295.
Whitehead, T. P., Robinson, D., Allaway, S., Syms, J. and Hale, A.(1995) : Effect of red wine ingestion on the antioxidant capacity of serum. *Clin. Chem.,* **41**, 32-35.
Wollin, S. D. and Jone, P. J.(2001) : Alcohol, red wine and cardiovascular disease. *J. Nutr.,* **131**, 1401-1404.

2.2 長寿科学

a. 長寿社会

人間誰しも長寿を願うものであるが，日本人の平均寿命は，戦前はわずか50歳にすぎなかった（実際は戦前の平均寿命で50歳を超えた年はない！）．肺炎および気管支炎，胃腸炎，結核という戦前の3大死因をはじめとする感染症は人生のどの時期でも容易に人の命を奪ってきた．戦後医療の発達と公衆衛生学的施策により多くの感染症は死因の大きな原因にならなくなり，代わって生活習慣に起因する疾病が死因の上位を占めるようになってきた．戦前のようなひどい感染症の横行時には個人の疾病対策の寄与はそれほど大きなものではなかったが，生活習慣病は文字どおり個人個人の生き方が問われる問題になってきたことを意味する．これから長寿社会をいかに生きていくかを考えていくわけであるが，この個人の生き方というキーワードは大切なことになる．

もうひとつ長寿社会の抱える側面として，今後大きな問題になっていくのは少子高齢化という現実にどのように向きあっていかなくてはならないかということである．現在の日本人の平均寿命は男79.00歳，女85.81歳（2006年）であり，なお毎年延長している．平均寿命の延長は人の一生を考えると非常に好ましいことであるが，それに伴う少子高齢化はわれわれの前途を暗いものにしつつある．

日本人の人口ピラミッドは戦後まもないころまでの富士山型から高度成長期の釣鐘型へ，さらに現代のつぼ型へ移行してきたが，その少子高齢化に歯止めがかからず，2050年には70〜80代に大きな山があり，青少年期が極端に少なくなるという，考えただけでも恐ろしくなるような形に移行していくことが予想されている（図2.12）（日本経済新聞，2005年1月20日付記事）．

迫りくるこのような長寿社会の中でわれわれが健康で，自立し，生きがいのある人生を送るためにどのような生き方をしなくてはならないかということはわれわれ1人1人が考えていかなくてはならないことだと思う．

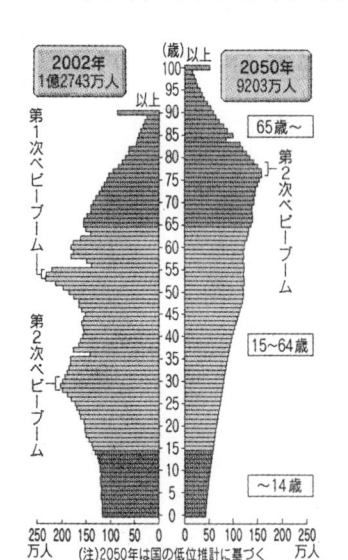

図2.12 人口ピラミッドの変化

b. 老化はどのようにして起こるのか

　古今東西，寿命の長かったといわれる人の中には 150 歳などといわれている人もいるが，実際に戸籍がはっきりしている人で，今までに最も長寿であった人はフランス人のジャンヌ・カルマンさんで，122 歳にすぎない．それでも人間は哺乳類の中では断然長寿なのである．

　それでは老化はどのようにして起こるのであろうか？　現在のところ完全にそれを説明できる定説はないが，近年，生化学の進歩によりこれらの説に対する裏づけとなるような説が明らかになってきた．そのひとつは老化も発生や，分化と同じように予めプログラムされた遺伝子に応じて起こるというプログラム説に根拠を与えるテロメア説であり，もうひとつはエラー説や代謝産物蓄積説の説明に大きな影響をもたらすと思われる活性酸素産生による生体影響である（後述）．

　真核細胞の各種細胞の多くは細胞分裂回数に限りがある．ヒトの正常細胞はどんなに栄養条件がよくても五十数回培養を繰り返すと細胞の死を迎えることになる．それは染色体の末端にテロメアというそれぞれの生物固有の塩基配列の繰り返しがあることによる．たとえばヒトでは TTAGGG，テトラヒメナでは TTGGGG という繰り返しになっているが，不思議なことに細胞分裂が 1 回起こるごとにこの末端のテロメアがひとつずつ切れていくことになる．生物細胞の死は通常アポトーシスという遺伝子的に制御された仕組みによって起こされている．この仕組みは体内で不要になった細胞を除去したり，がん細胞やウイルスに侵された細胞などの生体にとって有害な細胞を除去するために不可欠なことであるが，このアポトーシスを起こす遺伝子が染色体の最後に配置されている．テロメアはこの遺伝子のさらに後に連なっており，細胞分裂によりアポトーシスを進行する遺伝子が発現しないように防御していることになる．実際に遺伝的疾患として知られているハッチンソン-ギルフォード症候群(プロジェリア)，ウェルナー症候群，ダウン症などの早老症のヒトのテロメアの長さを測るとテロメアが通常のヒトに比べ極端に短縮していることがわかるし，高齢者と青年のテロメアの数を比較してもはっきりとした差が認められる．

　このテロメアが有限であるのは永遠にひとつの細胞が機能していると突然変異の蓄積により種族保存が難しいことにもなりかねないからだといわれている．しかし細胞の中にはテロメアが短くならないものもある（テトラヒメナ，酵母，がん細胞，生殖細胞など）．それはテロメアーゼという酵素をこれらの細胞がもっていて，切れてもすぐ修復してしまうからである．その証拠に，いろいろな研究に世界中で使われているヒーラ細胞（1952 年に子宮がんで亡くなったアメリカ

黒人女性のがん細胞)のようながん細胞は，今までに培養された彼女の細胞は膨大な数となって，本人が亡くなっても永遠に生きながらえている．今後さらに研究が進めば，テロメアーゼが遺伝子操作によりヒトの正常細胞でもつくられるようになり，テロメアによる寿命短縮は解決されるかもしれない．しかし，このテロメアは人間の限界寿命を規定しているかもしれないが，早老症のヒトはともかく，普通の人間の寿命はそれが死をもたらすよりはもっと前に死んでしまうのが実情である．テロメアが死ぬ時期を規制しているならば，高齢者と若者のテロメアの長さを考えると少なくとも150歳以上は生きられると思われる．

それでは現時点でのヒトの寿命を決めているのは何なのだろうか？ 最も古く，わかりやすい説は，どんな道具でも機械でもいずれ使用年限がくるように，生体のいろいろな臓器がすり減らされて，消耗していくという考え（消耗説）である．これを生命現象として考えると，生物の物質代謝は主要な臓器の核酸や蛋白質の新たな合成によって営まれているわけであるが，どうしてもエラーが蓄積されてくる（エイズウイルスなどはある人に感染し，そこから新たなウイルスができて他の人に感染するときにはもはや抗原的にはまったく別のものに変わってしまう！）ために障害が出てくるというエラー説，内因あるいは外因により遺伝子の変異が起こり寿命短縮を起こす突然変異説，あるいはいろいろな代謝産物が蓄積され，細胞機能が障害される結果老化が進行するという代謝産物蓄積説などで説明される生体の変化により引き起こされた反応ではないだろうか．実際に各種生物の最大寿命に対する生存曲線をみるとほぼ同一の曲線になることが知られている．最近，これらの現象の多くに関与すると思われる物質がクローズアップされてきている．それは活性酸素である．

c. 活性酸素・スカベンジャーと寿命

活性酸素が老化の重要な因子であることがいわれるようになったのは各種哺乳類の寿命とエネルギー代謝活性との間に大きな相関関係が認められていることによる．体が小さく，エネルギー代謝活性の大きなネズミや小型の原始的なサルは数年の寿命しかないが，大型で，代謝活性の小さいゾウやカバのような動物は50年以上の寿命をもっている．その他の多くの動物は体の大きさ（代謝速度はそれに反比例している）に応じてその中間に属している．代謝速度は酸素消費量に依存しているため，代謝速度が大きいほど酸素を多く取り込まなくてはならないことになる．大気中には約21%の酸素があるが，この量は生物の進化に重要な意味をもっている．高等生物が高度の活動を行えるようになったのも，好気的呼吸による効率的なエネルギー産生系を獲得したことによるもので，酸素なくしては

生存さえもできない．しかし，一方ではもともと嫌気的条件下で進化してきた生物にとって，酸素は毒性の大きなものであった．なぜなら酸素は生体に入るとその1〜2％は酸化力の強い活性酸素に変化し，蛋白質を変性し，酵素を失活させ，核酸にダメージを与えて突然変異を誘発させるなど生体にとって大きな障害を与えるからである．

　この活性酸素の害を最小限にくい止め，他の動物より有利に地球上で進化したのが霊長類であり，特にヒトは他の霊長類よりもさらにうまく適応してきた．それは活性酸素を打ち消すスカベンジャーを効率的に体内に取り込むことに成功したためである．先ほど寿命と代謝速度の関係をいい，代謝速度は呼吸による酸素摂取量に依存し，酸素摂取量の多い動物ほど活性酸素産生能も旺盛なためその障害も大きく，短命になることを述べたが，本来ゾウやカバほど体の大きくない人間がより長く生きられるようになったのは，このスカベンジャーを他の動物より桁違いに多く保持することができたことによるということがわかってきた．

　腔腸動物のような下等動物でも貪食細胞をもち，異物を処理する能力を身につけている（好中球やマクロファージの機能）．さらにミミズのような環形動物になると細菌のみならずウイルスやがん細胞などの異物を破壊し，排除するナチュラルキラー活性をもつようになってきた（NK細胞）．これらのどんな異物にでも対応する非特異免疫系に対して，広範囲の場所を移動し，今まで経験しなかったような新種の強力な毒性をもつ異物に遭遇するようになった脊椎動物は非特異免疫系よりより強力な生体防御系である，1対1に対応する特異免疫系（リンパ球のB細胞，T細胞）を新たに獲得するようになり，その中でもさらに未知の世界を経験するようになる哺乳類や鳥類はそれをすばやく大量に放出できるようにストックしておけるリンパ節をもつようになってきた．

　これらの生体防御系のうち非特異免疫系は周囲の外部環境と密接な関係をもっていたせいか，ライフスタイルと密接な関係をもつことが近年明らかになってきた．われわれの研究室ではこの15年間動物実験と高齢者の調査から好中球の貪食・活性酸素産生能と各種ライフスタイル（主に適度な運動習慣とストレス．高齢者調査では，それらに加え栄養や食生活，嗜好品，休養などの影響も）との関係を明らかにしてきたが，特にストレスとの関係が免疫能を落とし，健康に大きな影響を与えていることを明らかにしてきた．

d．生活習慣と寿命

　いろいろなライフスタイルの中でも非特異免疫能（主にナチュラルキラー活性機能や好中球の貪食能と活性酸素産生能との関係）と最も大きな関係が見られる

のはストレスとの関係で，動物実験でも，高齢者の調査でもストレスにより大きな機能低下が認められた．特に腫瘍接種実験ではストレス負荷により腫瘍が対照群の2倍にも増加したのに対し，あらかじめ腫瘍摂取時までストレス負荷をした後，ストレス負荷を停止した群は腫瘍の大きさが半分にすぎなかったという結果が示された．これは一種の多幸感が腫瘍の成長を抑制したのではないかと考えられる．この腫瘍の大きさはナチュラル活性機能や好中球の機能とパラレルな関係が認められた．

一方，寿命に対する食物摂取の影響はよい面，悪い面の両方に関与している．非特異免疫能との関係では植物のもつ各種抗酸化作用が注目されている．強烈な紫外線や放射線から逃れられない植物は活性酸素の害から逃れるために，各種スカベンジャーをはじめとする機能性物質を体内で合成する能力を獲得してきた．このような抗酸化物質を食品として摂取することによりわれわれもまた活性酸素の害や各種疾病から守られるようになってきた．これら抗酸化作用を行う食品はポリフェノールといわれ，お茶のカテキン，紅茶に入っているフラボノイド類，大豆製品に含まれるイソフラボン，ブドウ（ワイン）やブルーベリーに入っているアントシアニン，ココアやチョコレートに入っているカカオマスポリフェノール，玉ねぎやそばに含まれるルチンなどが有名であるが，ほとんどの植物性食品は量の多少はあれ，含んでおり，数千種類もあるともいわれている．しかし，ポリフェノールの効果は数時間しかもたないといわれるのでときどき補給するのが効果的である．そういう意味では昔の日本人のように1日のうちに何回もお茶を飲む習慣は大切であると思われる．植物性食品は抗酸化作用だけでなく血糖値を抑えたり，腸を整える作用（オリゴ糖や乳酸菌），LDLコレステロールを低下させる作用（植物性油脂類）の他抗菌作用，血圧上昇抑制作用などをもち，植物のもつ生理作用は人の生存に大きな影響を与えている．

一方では，がんの原因の35％は食品によるといわれている．特に動物性脂肪は多くのがんの引き金になると思われる．近年著しい増加傾向を示す乳がん，子宮体がん，前立腺がん，大腸がん，膵臓がんなどは脂肪摂取量とがん死亡率がパラレルであることがよく知られている．がんと並んで最も大きな死因の原因になるものは動脈硬化性疾患（虚血性心疾患，虚血性脳動脈性疾患）であるが，これは動物性脂肪の過剰摂取によるLDLコレステロールの蓄積による．特に，酸化型LDLコレステロールの蓄積が問題となる．その面では同じ油脂類であってもいわゆる肉類といわれる動物性脂肪の主体は飽和脂肪酸といわれ，コレステロールを蓄積する作用があるのに対して，多くの植物や青身の魚に含まれている不飽

和脂肪酸はコレステロールを除去する不飽和脂肪酸に富み，逆の働きをすることになる．さらに LDL コレステロールの酸化を防ぐという意味でも抗酸化物質の豊富な植物性食品の摂取が望まれる．

喫煙や飲酒習慣も寿命に大きな影響を与える．がんの原因のほぼ 30% は喫煙によるといわれ，肺がんのみならず多くのがんの増加因子になっている．さらに，喫煙は虚血性心疾患（心筋梗塞，狭心症）の 3 大危険要因のひとつ（他のふたつは高血圧，高コレステロール血症）にあげられているとともに，高齢者の死因の上位を占める慢性閉塞性肺疾患（慢性気管支炎，肺気腫など）の発症，進展にも関与している．筆者らの調査でも喫煙は好中球機能を低下させる傾向を示した．

激しい筋肉運動や過激な運動は活性酸素の蓄積が大きく，短命の原因ともいわれるが，速歩や軽い筋肉運動程度の運動は老化の予防には欠かせないものになっている．高血圧や高血糖患者に対する運動療法は広く知られているが，コレステロールの抑制も含め，多くの生活習慣病の抑制のためには運動は欠かせないものになっている．筆者らの研究室のラットを用いた実験結果では自由運動群では対照群に比較し，腫瘍の進展が半分程度に抑制されたり，ストレスに対する好中球

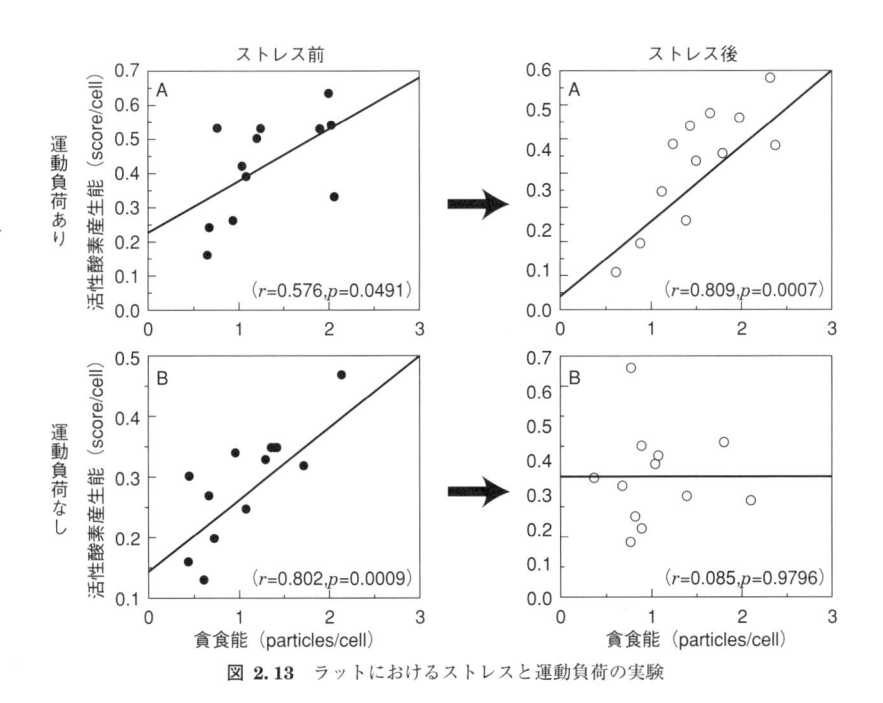

図 2.13 ラットにおけるストレスと運動負荷の実験

機能の減退が，習慣的な自由運動により抑制された結果（図2.13）（町田，2004）も得ている．こう考えるとわれわれが今まで気づかなかった面でも運動の効果があらわれている可能性があると思われる．

運動に関して，日本では自覚症状としてややきつい程度の運動が推奨されるが，アメリカでは積極的健康法として，高齢者の運動としてはかなり激しいとも思われる運動さえも推奨されている．これは単に健康維持のための運動でなく，何歳になってもアクティブで，生きがいのある生活を推奨するという考えが強い結果と思われる．日本人の平均寿命が世界一であることは誰でも認める事実であるが，逆に寝たきり老人の率が先進国の中では異常に多いのも事実である．このような寝たきり老人や虚弱老人の多発は医療制度や介護制度の欠陥によるところも大きいが，1人1人が自分の健康は自分で守るという予防医学の鉄則が守られていない現実がこの状況を助長している要因なのではないかと思われる．

e. よりよい長寿社会をめざして

遺伝的に恵まれていても，日ごろからよいライフスタイルを行っていても人間は必ずしも長寿をまっとうできるものでもない．いろいろな災害に巻き込まれたり，突発的な事故に巻き込まれたり，精神的負担から自らの命を絶つということもある．長寿科学がめざすものは単に生命を永らえるといことが重要なのではなく，その生き方が問われるものでなくてはならないと思う．先日，あるテレビ番組で，お正月にヒマラヤの凍結した湖で泳ぐことをこの数十年間行っている80歳のおじいさんが，そのトレーニングのために，毎日135 kgの荷物を200 m担ぎ，うさぎ跳びを200回行い，念入りなストレッチを行うことの是非のコメントを頼まれたが，このようなことができる人はごくまれな人であろうし，また，これをまっとうできる生きがいは他の人が体験できないほどのものであろう．また別の番組でもアメリカの90歳の現役の女性飛び込み選手（もちろん世界中を飛びまわり，自分で車を運転し，1人暮らしを満喫している）の紹介をしているのを見たことがあるが，その生き生きした姿は生に限りがあるものとして生まれてきたわれわれにとって理想の姿であろう．

長寿科学の進歩はこれからのわれわれの生に対して確かに大きな期待を抱かせてくれるが，一方ではこれ以上の科学の発達がわれわれに恩恵を与えてくれるものかどうか一抹の不安を感じざるをえない．永遠に生をもてばこの地球は人間であふれ，現在の価値観は崩壊し，まったく別世界の中に生きることになると思う．貧富の差が寿命の差になるような社会になれば，当然社会不和が増大し，それを解消するために独裁国家の出現さえも許しかねない．

しかし，それでも人の生に対する欲求が続き，現在のような急速な生化学の発展が続く限り，将来，科学の発達により生が売買されるような世界が出現するようになるかもしれない．貧富の差を容認し，もてるものがその力を誇示するのを容認しているアメリカが世界をリードする限り，長寿科学の研究と企業化に膨大な資金が投入され，生命の延長のための研究が続けられることは間違いない．現在のアメリカの医療が示すような万事お金で医療が買えるような社会がさらに発展し，どの程度のお金をもっていれば何歳まで生きられるというような社会がきてもおかしくないと思われる．その時，本当に人々は幸福なのだろうか．いずれにせよ人間は必ず死に直面しなくてはならない．本当の人間の生は，何歳まで生きられるかが幸福なのではなく，与えられた寿命を生きがいをもって生き抜く努力こそが人間の生に喜びをもたらしてくれるのではないだろうか．〔町田和彦〕

<文　献>

藤巻正生（1992）：食べ物の機能と機能性食品．学士会報Ⅲ，**796**，88-93．
井口昭久（2000）：これからの老年学，名古屋大学出版会，名古屋．
香川靖雄（1996）：老化のバイオサイエンス，羊土社，東京．
木村修一・小林修平（1993）：栄養とエイジング，建帛社，東京．
厚生省保健医療局健康増進栄養課（1990）：健康づくりのための食生活指針，第一出版，東京．
厚生統計協会（2004）：特集　国民衛生の動向，厚生の指標，**51**（9）．
Kuriyama, T., Machida, K. and Suzuki, K.(1998)：Importance of correlations between phagocytic activity and superoxide production of neutrophilis under conditions of voluntary exercise and stress. J. Clin. Lab. Anal., **10**, 458-464.
町田和彦（2001）：腫瘍細胞の進展に伴う非特異免疫の変化に及ぼす運動とストレスの影響．平成10年度～12年度科学研究費補助金　基盤研究 C-2, 研究成果報告書．
町田和彦（2002）：運動は免疫能を高めるか？　メカニズムをさぐるⅢ　好中球．臨床スポーツ医学，**19**（11），1303-1309．
町田和彦（2004）：健康な食生活とライフスタイル．新鐘，**70**，46-49．
名倉　潤・叶　林・三木哲郎・萩原俊男（1997）：早老症遺伝子とテロメア短縮．最新医学，**52**（3），343-347．
日本経済新聞社（2005）：連続シンポジューム　第1回　人口減少の世紀の日本経済，日本経済新聞社，1月20日，6-7．
澤田芳男（1985）：体質と寿命，朝倉書店，東京．
田沼靖一（1996）：老化とテロメア．感染炎症免疫，**26**（4），196-203．
辻　一郎（1998）：健康寿命，麦秋社，東京．
Tsukamoto, K., Suzuki, K., Machida, K., Saiki, C., Murayama, R. and Sugita, M.(2002)：Relationship between lifestyle and neutrophil functions in the elderly. J. Clin. Lab. Anal., **16**, 266-272.

3 健康福祉を支える臨床医科学 (1)
―身体と精神―

3.1 心身医学

a. 心身医学の概念

　心身医学とは，患者を身体面だけではなく，心理面，社会面をも含めて総合的，統合的にみていこうとする医学である(日本心身医学会教育編集委員会，1991)．アメリカの近代心身医学の代表的な人物であるエンゲル (G. L. Engel) は，従来の病気中心の生物医学モデル (biomedical model) から，病人中心で人間を身体的・心理的・社会的存在として理解する biopsychosocial medical model へと転換すべきであると主張した (Engel, 1977)．時期を同じくして九州大学の初代心療内科教授である池見は，さらに生態学や生命倫理学をも加えた biopsychosocioecological (ethical) medical model を提唱した (池見, 1983)．最近の先端・高度化する医療の中で，臓器移植に伴う脳死問題，インフォームドコンセント，患者の生命の質 (quality of life：QOL) やターミナルケアなどの生命倫理的問題がクローズアップされるようになり，患者を全体として診ていく全人的医療の考え方が広まってきたことは，何よりも患者の福祉にとって最大の貢献であろう．心の病気だけではなく身体の病気でも，多かれ少なかれ心理社会的な問題が関与しているので，心身医学は臨床医学の基幹であるといえる．

b. 心身症とは何か

　心身医学の新しい診療指針(日本心身医学会教育編集委員会，1991)では，「身体疾患の中で，その発症や経過に心理社会的因子が密接に関与し，器質的ないしは機能的障害が認められる病態．ただし，神経症やうつ病など，他の精神障害に伴う身体症状は除外する」と定義されている．
　身体疾患の中で心理社会的要因が密接に関与しているものを心身症として診療するので，例えば"胃潰瘍(心身症)"として表記する．表3.1に心身症がよくみられる疾患をあげる．

c. 心身症と神経症

　1970年の「心身症の治療指針」(日本精神身体医学会医療対策委員会，1970)では，「一般に神経症とされているものであっても，身体症状を主とする症例は，

表 3.1　心身症がよくみられる疾患

A. 内科系の疾患

循環器系	本態性高血圧症，虚血性心疾患，（心臓神経症/NCA*）
呼吸器系	気管支喘息，過換気症候群，神経性咳嗽
消化器系	胃十二指腸潰瘍，過敏性腸症候群，NUD**，潰瘍性大腸炎
内分泌・代謝系	摂食障害，バセドウ病，糖尿病，肥満症
神経・筋肉系	自律神経失調症，緊張型頭痛，書痙，痙性斜頸

B. 臨床各科の疾患で心身症がよくみられるもの

小児科	起立性調節障害，チック症，周期性嘔吐症，小児喘息
皮膚科	慢性じんま疹，アトピー性皮膚炎，円形脱毛症，多汗症
外科	腹部術後愁訴（いわゆる腸管癒着症），頻回手術症
整形外科	腰痛症，頸腕症候群，慢性疼痛
泌尿器科	神経性頻尿，心因性インポテンツ
産婦人科	更年期障害，月経異常
眼科	眼精疲労，本態性眼瞼痙攣
耳鼻科	耳鳴，めまい，咽喉頭部異常感症
歯科・口腔外科	顎関節症，特発性舌痛症，（義歯不適応症）

* NCA: neurocirculatory asthenia，神経循環無力症
** NUD: non-ulcer dyspepsia

表 3.2　心身症と神経症の差異

	心身症	神経症
（従来の考え方）		
症状の種類	身体症状の比重が大きい	精神症状の比重が大きい
症状の性質	特定の器官に固定して持続的に症状が現れる	症状が多発し，一過性で，移動しやすい
障害の程度	機能障害にとどまらず，しばしば器質的障害を伴う	機能的障害
原因，症状形成のメカニズム	体質的，身体的な基礎があってこれに，心理的因子，情動的因子が加わって発症する	心因性(psychogenic)に生じる
治療	心身両面から総合的な治療を必要とする	心理療法が中心，補助的に向精神薬を用いる
（新しい考え方）		
情動の認知	(±)〜(−)	(3+)〜(+)
情動の言語化	(±)〜(−)	(3+)〜(+)
社会適応	過剰適応が多い	不適応が多い

広義の心身症として取り扱ったほうがよい」とされていたので，心臓神経症や胃神経症などの器官神経症をめぐっての概念の混乱があった．1991年の「新しい診療指針」では，神経症と心身症は区別している．表3.2に心身症と神経症の特徴をあげる．このように典型的な例については区分が可能であるが，中間に位置

する症例では区分が難しい場合もある．

d. Alexithymia（アレキシサイミヤ）とは

アメリカの精神分析医シフニオス（P. E. Sifneos）によって提唱された概念で，a＝lack，lexie＝word，thymos＝mood or emotion というギリシャ語に由来する言葉である．日本では「失感情症」ないし「失感情言語（化）症」と訳されている．その特徴は，①想像力が貧弱で，心理的葛藤の言語化が困難，②情動の感受とその言語表現が制限される，③感情の表出に乏しい，④面接者とのコミュニケーションが困難などがあげられている．ようするに，自分の内的な感情への気づきとその言語表現が制約された状態をいう．シフニオスは，心身症の患者には alexithymia の傾向が強いことを指摘している（Sifneos, 1973）．池見は，身体感覚の乏しい失体感症（alexisomia）という概念を提唱し，心身症の患者に多くみられる特徴としている（池見，1980）．

e. 心身医学の基礎

心身医学の主たる研究領域は，心身相関のメカニズムを科学的に解明することである．これまでのさまざまな知見を基に神経症や心身症の心身相関に関する研究が進み，臨床の場での応用が試みられてきている．ここでは，心身相関にかかわる主な基礎研究について述べる．

（1）条件反射学　パブロフ（I. P. Pavlov）のイヌの実験による条件反射学はあまりにも有名であるが，その後の神経生理学，脳科学および学習理論の発展に多大な影響を及ぼしている．彼は，唾液腺の音刺激による条件づけに成功した後，脳の高次神経活動の客観的研究へと進み精神疾患の病態モデルまで試みている．また，彼の条件反射学はパブロフ型条件づけ（古典的条件づけ）とも呼ばれ，学習理論をもとにした行動療法の発展にも寄与することとなった．

（2）ストレス学説　セリエ（H. Selye）は「ストレスとは生体の中に起こる生理的心理的歪みであり，このストレスをつくるものが，外から加えられたストレッサーである」と述べている（Selye, 1946）．ストレッサー（ストレス作因）としては，物理的（寒冷，放射線，騒音など），化学的（薬物，炭酸ガス，煤煙など），生物学的（細菌，ウイルスなど），心理的（不安，緊張，怒りなど），社会的（職場環境，対人関係など）なものがあげられている．彼は，これらの多彩な有害刺激（ストレッサー）が生体の中にある共通したストレス状態をつくることに注目し，これを全身適応症候群と名づけた．その結果，胸腺・リンパ組織の萎縮，胃十二指腸潰瘍，副腎の肥大が生じることを明らかにしている．このセリエのストレス学説は，視床下部-下垂体-副腎皮質系の反応として理解されている．

当初はストレッサーとストレスは区別されていたが，心理社会的ストレッサーが問題とされるようになってから，外部からの刺激と悩み・葛藤を区分することが難しくなり，両者をともに「ストレス」と呼ぶようになってきている．

　もうひとつのストレス学説は，キャノンのストレス緊急反応である．彼は，ネコのそばにイヌを連れてきて激しく吠えつかせ，そのときのネコの身体的変化を詳細に検討し，緊急事態では血圧の上昇，脈拍の増加，筋肉の緊張，呼吸数の増加などの一連の身体的変化が生じることを明らかにした（Cannon, 1953）．彼は，この緊急事態での生体の反応を緊急反応と呼び，その際必要なのがアドレナリンであるとしている．その後，交感神経終末から放出される伝達物質がノルアドレナリンであることが明らかにされ，キャノンの説は情動-交感神経学説ともいわれている．

(3) 精神神経免疫学　臨床的に，悲哀・抑うつ状態では，種々の感染症，アレルギー疾患，自己免疫疾患，あるいはがんの発症率が増加することが報告されるようになり，ストレスと免疫系との関連が注目を集めるようになってきた．エイダーが『Psychoneuroimmunology（精神神経免疫学）』（Ader, 1981）という本を編集・出版してから，この方面の研究が急速に進行するようになった．その巻頭言には，「人間の精神状態は生体防御機能に影響を及ぼす．つまり，人間の積極的，建設的な精神状態と，悲哀，抑うつ，不安状態とでは，感染，アレルギー，自己免疫疾患，さらにはがんに対する生体の抵抗力が異なっている」と述べられている．

　臨床あるいは動物実験において，ストレス負荷時に細胞性免疫の指標であるリンパ球幼若化反応やナチュラルキラー（NK）細胞活性の低下が起こることが確認され，視床下部-下垂体-副腎皮質系の反応と関連していることが明らかとなった．

　久保は，「神経系，内分泌系，免疫系は，これまで独立の系として扱われていたが，ストレッサーに対して内部環境の恒常性を維持するうえで，これら3つの系は情報伝達の仕組みを共有して総合的に生体調節系として働いている」と述べている（久保, 1995）．セリエは，当初から胸腺・リンパ組織の萎縮を観察していたが，近年の分子生物学の発展に伴い，神経伝達物質の機能が明らかとなり，ストレスによる免疫系の変化が次第に解明されるようになってきている．

f. コンサルテーション・リエゾン心身医学
　コンサルテーションとは，他科の患者の心身医学的な問題について，他医の依頼に応じて助言を行うことである．リエゾンとは，連絡，連携を意味する言葉で，

表 3.3　心身医学的アプローチが必要な領域

1. ICU，CCU，RCU などの場でみられる精神症状ないし心理反応
2. 慢性呼吸器疾患，慢性肝炎，慢性膵炎，慢性腎炎（人工透析）など，慢性疾患の経過中にみられる心身症的反応
3. 外科，整形外科，内科，小児科，産婦人科など，各科におけるリハビリテーションの心身医学的側面
4. 手術前後（麻酔を含む）の心身医学的側面
5. 分娩および分娩前後の心身医学的側面（無痛分娩を含む）
6. 災害（外傷性）神経症，災害癖（事故多発者），職業性頸肩腕症候群，振動病，過労死など
7. 各種難病（膠原病，神経疾患その他を含む厚生省特定疾患など），心身障害者，エイズなどの特定感染症
8. がん，悪性腫瘍患者に対する医療，ケア
9. 慢性疼痛の管理や処置
10. 老年期の医療，ターミナルケア
11. 臓器移植
12. 人工臓器，代用臓器使用者
13. その他，先端医療に伴う医療倫理的な問題

他科の医療スタッフとともに継続的な協力関係をもち，よりよい総合的な医療をめざすものである．欧米では，精神科医がコンサルテーション・リエゾンサービスを行っているが，日本では，心療内科医がその一端を担ってきたという歴史的な経緯がある．最近になって，精神科医の中にもコンサルテーション・リエゾンを積極的に行うグループが活動していることは歓迎すべきである．精神科，心療内科が共存する施設においては，両者の受けもつ領域のすみ分けをすべきであろうし，境界領域については相互にディスカッションする場をもつように努力すべきである．心身症に限らず心身医学的アプローチが必要な領域について，表 3.3 にあげる．

g．心身医学的診断法

全人的医療を行うには，まず患者の病態を心身両面から把握することが重要である．そのためには，面接をとおして十分に病歴を把握し，診察をとおして身体所見をとり，必要な検査を行う．そして，その結果を患者に理解できる形でよく説明することが基本である．表 3.3 のようなことにも配慮し，総合的に診断し，エビデンスに基づいた治療計画を立てる（表 3.4）．

h．心理テスト

心理テストは，あくまでも診断のためのひとつの参考資料であるが，患者のある時点での心理状態を評価するのに有効である．より客観的に数量的に測定できるように工夫されているので，病態のレベルや性格行動パターンの特徴の評価あ

表 3.4 心身医学的診断法

心身医学的面接法	発病および病状の経過と心理社会的ストレスとの時間的な関連性 生活歴（生育歴，学歴，職歴，結婚歴など），職場・家庭などの環境要因 性格・生活行動様式，ストレス対処行動
身体的な検査	身体症状に対応した検査 自律神経機能検査 ストレス負荷試験（mental stress test）
総合的診断法： 心身両面からの病態の把握	除外診断　器質的機能的病態の把握：精神疾患の除外 積極的診断　心身相関の把握：心身症に特徴的な病像

るいは治療効果の判定にも役立つ．

　質問紙法検査は，採点が容易で簡便であり数量的に判定しやすいという特徴があるが，一方で質問の意図がわかりやすく，被験者が応答を操作しやすいという欠点もある．臨床上よく使用されるものには，Cornell Medical Index（CMI），矢田部-ギルフォード性格検査（Y-G），Self-rating Depression Scale（SDS），日本語版 POMS（Profile of Mood States），エゴグラムなどがある．

　投影法検査は，あいまいな刺激に対する応答の仕方をみる方法なので，被験者が応答を操作しにくいが，検査の施行，判定に時間がかかるという問題がある．ロールシャッハテスト，絵画欲求不満テスト（PFスタディ）などが用いられている．ひとつの心理検査で評価できる人格的側面には限界があり，それぞれに長所・短所があるので，複数の心理検査を組み合わせて全体像をとらえるようにすることをテスト・バッテリーという．日常臨床においてよく使用される心理テストを以下に説明する．

Cornell Medical Index（CMI）： 身体的自覚症と精神的自覚症の程度から神経症傾向を判別するもので，比較的簡便に使用できる．ただし，循環器症状の多い人は点数が高くなり神経症傾向と判断されやすくなるので注意が必要である．判定は，Ⅰ〜Ⅳ領域に分類され，Ⅰ領域は正常，Ⅱ領域は準正常，Ⅲ領域は準神経症，Ⅳ領域は神経症とされている．

矢田部-ギルフォード性格検査（Y-G）： 情緒安定性，社会的内向・外向性などの尺度から性格傾向を判断するものである．A，B，C，D，E 型に大別され，例えば D 型は情緒安定外向型で社会適応の良好なタイプであり，E 型は情緒不安定内向型で神経症に多いタイプとされている．

Self-rating Depression Scale（SDS）： うつ状態の程度の判定に使用される．精神的愁訴と身体的愁訴に関する質問項目から成り立っており，50点以

上がうつ状態と判定される．

日本語版POMS（Profile of Mood States）： 気分・感情状態を「緊張・不安」，「抑うつ・落ち込み」，「怒り・敵意」，「活気」，「疲労」，「混乱」の6尺度から測定するもの．

東大式エゴグラム（TEG）： 交流分析理論に基づき性格・行動パターンを評価する心理テストで，対人関係のあり方やストレスに対する反応パターンを推測するうえで有用である．心療内科以外の臨床各科でも広く使用されている．

i. 心身医学的な治療

心身医学的治療では，身体の症状を取り除くだけではなく，病気に関連した生活環境，患者の生活習慣や適応様式，性格傾向の改善についても援助する．心身医学的療法には，表3.5のように多くの治療法があるが，個々の患者の病状に応じて，あるいは治療者側の立場や条件によって，適宜，取捨選択されてもよい．身体的療法と心理療法を併用することで，心身両面からの全人的医療をめざしている．

生活指導の要点は，①ライフスタイルの改善と，②ストレス対処法である．タイプA行動パターンが虚血性心疾患の発症や増悪に関連していることが広く認められているが，不適切な生活習慣（過度な喫煙・飲酒，過食，肥満，不規則な生活，過労，運動不足など）は2次的な成人病の発症の重要な要因であり，最近では「生活習慣病」という呼称が定着した．アメリカの高血圧合同委員会の治療指針においても，「ライフスタイルの改善」が高血圧治療の第1段階として強調されている．ただし，ストレスの影響により不適切な生活習慣となっている場合

表 3.5 心身医学的療法

1. 一般内科ないし臨床各科の身体療法	13. 家族療法
2. 生活指導	14. 箱庭療法
3. 面接による心理療法：カウンセリング，生体エネルギー療法	15. 作業療法，遊戯療法
	16. バイオエナジェティクス療法
4. 薬物療法：向精神薬，漢方など	17. 読書療法
5. ソーシャル・ケースワーク	18. 音楽療法
6. 自律訓練法，自己調整法	19. 集団療法
7. 催眠療法	20. バリント療法
8. 精神分析療法，交流分析	21. 絶食療法
9. ゲシュタルト療法	22. 東洋的療法：森田療法，内観療法，針灸療法，ヨーガ療法，禅的療法，気功法
10. ロゴセラピー	
11. 行動療法，バイオフィードバック療法	23. 神経ブロック療法
12. 認知療法	24. 温泉療法

は，単なる生活指導だけでは効果はあまり期待できない．この場合は，次に述べるようなストレス対処法をすすめる必要がある．

ストレスの認知の仕方や反応の現れ方には個人差が大きく，したがってストレス対処法の効果にも個人差がある．重要なことは，各人がストレスによってどういう反応を示すかを日ごろからチェックすることであり，いくつかの自分にあったストレス解消法を身につけておくことである．一般には，①適度な運動，②気分転換，③リラックス，④相談相手をみつけるなどが基本的な方策であろう．個人にあった適切なストレス対処法を日ごろから実践し，ストレスをためないようなライフスタイルを確立できるように援助することが，ストレス性疾患の治療と予防につながる．

j. ストレスの評価と対処

社会構造が複雑になるとともに，心理社会的ストレスが多種多様となり，それに伴うストレス性疾患が急増している．急性のストレスによって発症する病態もあれば，慢性的なストレス状況の中で不適切な生活習慣や行動様式となり2次的な種々の疾患へと移行するものもある．また，ストレス反応の表現形として，身体疾患として現れるもの，精神障害として現れるもの，行動障害として現れるものとさまざまである．したがって，ストレスの評価と対処という問題は，治療医学的な観点からも予防医学的な観点からも重要である．現代ストレス社会の中で「いかに人間らしく生きるか」あるいは「健康と福祉にいかに取り組むか」は，今世紀の大きな社会的命題である． 〔野村 忍〕

<文 献>

Ader, R.(Ed.) (1981)：*Psychoneuroimmunology,* Academic Press, New York.
Cannon, W. B.(1953)：*Bodily Changes in Pain, Hunger, Fear and Rage.* 2 nd ed., Bradford, Boston.
Engel, G. L.(1977)：The need for a new medical model：A challenge for biomedicine. *Science,* **196**, 129–136.
池見酉次郎編(1980)：心療内科学―心身医学的療法の統合と実践―，医歯薬出版，東京, pp. 23–34.
池見酉次郎 (1983)：心身医学の最近の展望．診断と治療, **58**, 1847–1850.
久保千春 (1995)：Psycho-neuro-immunology と心身医学．心身医, **35**, 545–549.
日本精神身体医学会医療対策委員会 (1970)：心身症の治療指針．精身医, **10**, 34–35.
日本心身医学会教育編集委員会編 (1991)：心身医学の新しい診療指針．心身医, **31**, 537–576.
Selye, H.(1946)：The general adaptation syndrome and the diseases of adaptation. *J. Clin. Endocrinol.,* **6**, 117–230.
Sifneos, P. E.(1973)：The prevalence of alexithymic characteristics in psychosomatic pa-

tients. *Psychother. Psychosom.*, **22**, 255-262.

3.2 生活習慣病のジオポリティクス

　人間科学は，人間にかかわるさまざまなテーマを，人文社会科学と自然科学を文理融合し，総合的・学際的にとらえることをめざしている．

　筆者は，臨床医として一般内科・心療内科にて働くかたわら，医学系大学院にてストレス防御心身医学を学び，その後，人文社会系大学院にて文化人類学を学んだ．本節では，これまでに筆者が研究してきた，内科学・心身医学（臨床心理学）・公衆衛生学・医療社会学・医療人類学といった学問的ツールを総合的に活用し，学際的な人間科学という観点から「生活習慣病」をめぐる多様な問題点について考察を深めたい．

a.「生活習慣病」とは何か──公衆衛生学の視点──

　「生活習慣病」という用語は，1996年に厚生省公衆衛生審議会意見具申によって定義された行政用語である．その定義は，次のようなものである．「生活習慣病とは，食習慣，運動習慣，休養，喫煙，飲酒などの生活習慣が，その発症・進行に関与する疾患群である」．すなわち，生活習慣が発症・進行に関与する疾患群＝life-style related diseases である．

　この「生活習慣病」に先立つ病名として「成人病」が存在した．「成人病」という用語は，1957年に厚生省成人病予防対策協議連絡会によって，「成人病とは，主として脳卒中，がんなどの悪性腫瘍，心臓病などの40歳前後から急に死亡率が高くなり，しかも全死因の中でも高位を占め，40～60歳くらいの働き盛りに多い疾患」であると定義された行政用語である．「生活習慣病」も「成人病」もともに行政用語であり医学用語ではないということは，これらの疾患が日本の健康政策の一環として認識されるべきものとして，行政の姿勢が強く反映されていることを示している．

　図3.1は，戦後の日本における死亡率の推移を示したものである．戦前から続いて死因のトップを占拠してきた結核が急激に減少し，1951年に脳卒中が死因第1位となる．結核死亡のさらなる減少に伴い，1953年にはがんが第2位に，1958年には心臓病が第3位となる．このような感染症の激減という戦後の疾病構造の変化に伴い，これまでに感染症対策を公衆衛生政策の第一義としてきた行政の姿勢を，死因の上位を占める「脳卒中・がん・心臓病」対策に変更する必要性に迫られ，同時期の1957年に「成人病」が制定された．そして，「早期発見・早期治

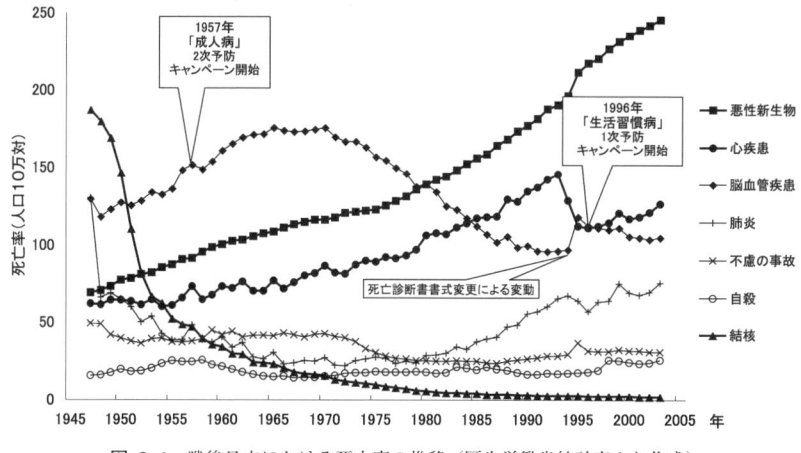

図 3.1 戦後日本における死亡率の推移（厚生労働省統計表より作成）

療」の名のもとに，成人病集団検診が日本各地で開始されたのである．日本において，成人病集団検診の普及がとてもスムーズに進んだ理由として，戦前から健兵政策の一環として行われていた結核・感染症を発見する集団検診にはじまり，戦後の労働者・学生の結核感染対策のための検診システムがすでに確立していたためであることが指摘されている（美馬, 1998）．

さて，「成人病」はなぜ「生活習慣病」という名称に改められたのだろうか．「成人病」には，主として中年から加齢に伴って発症してくるさまざまな疾病の総称といった意味合いがあり，「歳をとったら病気になるのは仕方がない」というイメージを抱えていた．しかしながら，図 3.1 にも明らかなように，1981 年に脳卒中に代わりがん（悪性新生物）が死因の第 1 位に踊り出た後も，「早期発見・早期治療」キャンペーンにもかかわらず，がん・心疾患の死亡率がのびつづける一方であった．ちょうどこの時期に，アメリカの医学を学んできた内科医師・日野原重明らの論説活動「成人病に代わる習慣病という言葉の提唱と対策」（1977, 1997）などがくり広げられ，成人病が必ずしも加齢に伴う現象ではなく，食事の問題や運動不足など，生活習慣の慢性的な乱れによって生じた現象であるという学説が広がりはじめ，また，中高年だけでなく若年層への疾病の拡大が指摘されはじめた．このような時代背景のもとに，1996 年に「成人病」改め「生活習慣病」が定義されたのである．この新定義により，日本の公衆衛生政策は「早期発見・早期治療」という 2 次予防から，「個人の生活習慣改善という自主的な疾病予防」すなわち「病気になる前の予防」という 1 次予防に転換していくことになる．

現在, この「生活習慣病」による全死亡に占める割合は約61％といわれ, その内訳は, がん30％, 心臓病15％, 脳卒中14％, 高血圧症1％, 糖尿病1％（厚生省人口動態統計, 1999）などである. また, 国民医療費に占める割合は約32％, 約7兆5000億円（厚生省国民医療費, 1998）にものぼり, 医療費高騰問題を抱える国家の公衆衛生政策として重要課題であることが理解できる.

b. 医療者による健康指導──臨床医学の視点──

現在,「生活習慣病」としてあげられている疾患には, 次のようなものが含まれる. 肥満症・脂質異常症（高脂血症）・高血圧症・高尿酸血症（痛風）・糖尿病・肝機能障害（脂肪肝・肝炎）・虚血性心疾患（狭心症・心筋梗塞）・脳血管障害（脳梗塞・脳出血）・がん・骨粗鬆症・歯周病などである. これらの疾患は, 同時発症や連続発症することが臨床的に指摘されており, 疾患の連鎖という観点からも早期の発見や予防が求められている.

しかし, 厳密な医学的観点からみれば, これらの疾患は決して生活習慣のみが原因で生じるものではない. 例えば, 代表的な生活習慣病である糖尿病を例にあげても, その定義は「糖尿病は, 多くの遺伝的な背景をもち, さらにさまざまな環境因子によって起こる, 高血糖が持続する代謝性疾患である」とされる. その他の疾患も同様に,「生活習慣が発症と進行に関連」しているのは確かであるが, その他にも重大な要因として遺伝要因や加齢・ウイルス感染・心理社会的ストレス・自然社会環境などを含む外部環境要因が, 複雑に関連しあって発症や進行を引き起こすものと考えられている. 医学的には, このような多要因の結果生じている疾患であるにもかかわらず, 現在の臨床現場では, 遺伝や環境に対する配慮が遅れ, 行政の1次予防キャンペーンに則った形で生活習慣の指摘ばかりが先行しているのが実態といえよう.

現在, 病院・薬局などに広く置かれている一般患者向けのパンフレット（寺元, 2001）には, 次のような文言が書かれている.「生活習慣病のほとんどは, 以前は"成人病"と呼ばれていましたが, 原因は, 加齢よりもむしろ食生活・運動不足・喫煙などの誤った生活習慣にあり, 時には子どもにも起こることが明らかとなって, 今では"生活習慣病"と呼ばれています」.「生活習慣病の多くは,"沈黙の病気"といわれ, 自覚症状がほとんどないまま進行します. このため, 長い間気づかれずに放置され, ある日突然, 激しい苦痛を伴う発作などに見舞われて, 重大な結果を招いてしまうことも少なくありません」.

これらのパンフレットに記載されている文言は, 総じて医師・薬剤師・看護士・管理栄養士などの医療者が, 患者への病気説明の際に使用してきたきわめて

一般的な内容である．患者の「誤った生活習慣，あるいは危険な生活習慣」を探し出し，生活習慣の自主的な改善を健康指導の第一義としている．またパンフレットには，健康診断の重要性もうたわれていることが多い．「自分の健康状態を知るための最も確実な方法は，定期的な健康診断の受診です．健康診断を受けることで，自覚症状の現れにくい生活習慣病も早期発見が可能になります」．「健康診断の結果は，自己判断せずに，主治医の指示に従うようにしましょう」．

この患者啓蒙用パンフレットは，現代の日本における一般的な医療を象徴的に表している．健康診断結果で異常を発見すると，その原因を患者自身の悪しき生活習慣とみなし，自主的な生活習慣改善を行わない限り，近い将来に危険な状態になると危機感を煽るパターンである．

c. 心身医学的・行動医学的アプローチ

心身医学は，患者を身体面だけでなく，心理面・社会面をも含めて総合的・統合的にみていこうとする医学である．また行動医学は，健康と病気について，行動科学と生物医学の知識や技術を発展・統合させ，この知識や技術を予防・診断・治療およびリハビリテーションに応用することに関する学際的な分野である．これまでの，心身医学や行動医学の研究成果は，さまざまな心理・社会的要因が「生活習慣病」に該当する疾患における発症・進行・予後に大きな影響を与えることを明らかにしてきた．そして，健康信念モデル（health belief model：Rosenstock and Becker, 1974）や自己効力感（self efficacy：Bandura, 1977）などの概念をうまく活用した，健康に向けた行動変容をめざす患者指導モデルが提唱されてきている．

先ほど提示した患者用パンフレットに象徴されるような，危機感を煽るだけの患者指導の問題点を克服する新しい医療者のスタンスとして，この心身医学や行動医学の理念が登場してきた．日本においても，一部の臨床医らがこの方法論に基づいた患者指導を新たに試みるようになってきている．

特に，生活習慣病においては，患者の行動変容ステージ（Prochaska, 1997；石井，2000）に基づいた治療対策が有効であると考えられている．患者は，①前熟考期（行動変化を考えていない段階），②熟考期（行動変化の必要性は感じているものの，日常生活における抵抗要素も大きく，変化が起きていない段階），③準備期（行動変化への心の準備が整いつつある段階），④行動期（望ましい行動が実行されはじめて6カ月以内の段階），⑤維持期（自分の生活とセルフケア行動の調和が取れている段階）の5ステージを行きつ戻りつ行動変容させていくと考えられ，それぞれの段階に応じた医療者による治療介入方法が提示されている．

この行動変容ステージを活用した患者へのアプローチ方法は，従来の臨床医学が「コンプライアンス」という"医師の指示をどの程度忠実に遵守できたか"を示す用語を多用してきたことを反省し，新しく「エンパワーメント」という"患者が潜在的にもつ問題解決能力を引き出し，患者が自ら治療を組み立てていくのを援助する"姿勢へと転換を計っている．これは，先のパンフレットにあるように「自己判断せずに，主治医の指示に従うようにしましょう」という言葉に代表されるような医師の指示に従う患者像から，医師の援助を得て自ら主体的に病気という問題解決にあたる患者像への変化といえるだろう．特に，生活習慣が関連している疾患群においては，生活習慣の改善という患者自身の主体的な健康行動が求められるだけに，この心身医学的・行動医学的アプローチが活躍する場が認められるといえよう．

d. 医療社会学・批判的医療人類学の視点

医療という社会現象について社会学の立場から研究する医療社会学（medical sociology, sociology of medicine）や，近代医療の課題を克服していく視点を提供する学問的枠組みともいえる批判的医療人類学（critical medical anthropology）の研究を総括して，近藤は近代医療の問題点として，①医療化，②ラベリング，③生-権力などをあげている（近藤，2004）．

①医療化（medicalization）　医療化とは，医療の知識や技術が，臨床の場を超えて人々の日常生活に浸透していき，直接的には医療とかかわりのないさまざまな活動においても医療専門家が大きな権限をもつようになることを意味する．これは，『脱病院化社会』(Illich, 1975) などの著作においてイリッチが広めた用語として知られている．かつての医療は，感染症や外傷といったごく限られた対象のみを扱ってきたが，近代社会が形成されていくにつれて，妊娠・出産が自宅から病院へ移行し，人間の死に場所も自宅から病院へ移行し，死亡診断は必ず医師が行うものとなった．身体の老化や痴呆などに代表される老いの現象，不登校・非行や家庭内暴力，狂気や犯罪，同性愛などの性の問題などが医療において治療されるべき対象とみなされるようになった．

このような流れの中で，「生活習慣」という本来は社会・文化的に多様性に富んだものであるはずの日常生活そのものまでが，医療化されるようになったのである．

②ラベリング（labelling）　ゴッフマン（Goffman, 1961）は，精神病院における詳細な参与観察を通して，"診断"によって社会の逸脱者というラベルが貼られ，"治療"によってその逸脱状態が恒常化させられることを見出した．治

療という行為は，一見すると社会的逸脱状態からの復帰を助けるもののようにみえる．しかし，慢性の病いにあふれる現代社会では，治療を続けることが，逆にラベリングを固定化させることにもなる．精神疾患，麻薬中毒，アルコール依存症，エイズ，ハンセン病，さまざまな身体・精神障害などでは，特に，このラベリング現象が顕著に認められる．

このラベリングは，社会によるスティグマ〈烙印〉ともいう．他者から認知可能な心身の諸特徴をもってして，ある社会集団がその人を"望ましくない"と価値づけるしるしをスティグマ〈烙印〉と呼ぶが，これは社会や時代によってつくられたものであるにもかかわらず，一度その属性が決定されると固定的・永続的なものであるとみなされる．

「生活習慣病」という用語は，まさに病人を生活習慣の悪しき者としてラベリングし，日常生活を改善しなければならない人々としてスティグマ化するものといえる．現代社会においては，「健康に良いか悪いか」という基準が人々の行為や習慣の善悪を決める倫理的・道徳的基準にまでなりつつある（浮ヶ谷，2004）．生活習慣病というラベリングは，なんらかの理由で健康になれない人々を追い詰め，暗に非難することにつながり，社会生活を送るうえでのある種の息苦しさをもたらしてしまう可能性がある．

③生-権力（bio-politics）　フーコー（Foucault, 1986）は，近代社会を，健康管理などによって身体を"規律化"する権力と，出産管理などによって人口を調整しようとする権力が，ともに個人と集団の「生；life」を経営・管理しているものとして分析した．近代に入って生み出された工場・学校・病院・兵舎・監獄などに象徴されるように，社会には空間的・時間的に細部にわたって人々の行為を統御（コントロール）しようとするシステムが存在することを見抜いたのである．フーコーはその社会の仕組みを一望監視装置"パノプティコン"と呼ぶ．監獄の中心には中央監視棟があり，囚人らは自分たちからはみえない眼差しによって常に監視されており，その眼差しゆえに規律的な生活を強いられる．このパノプティコンに表されるように，近代の社会に認められる規律化は，暴力的強制などによって外部から直接的に行われるものではなく，むしろ個人が無自覚のうちに自らを律していかざるをえないようにさせられるものである．

現代の病院の多くに認められる診察室や病室を思い浮かべてみたい．そこには薄いカーテンで仕切られた空間が並び，患者らはみえない大きな病院のシステムから常に監視されている．入院や検査を受けるときに着用しなければならない患者着などは象徴的であり，病院内においては，どのような社会的属性をもつ者で

あっても"患者"として振舞うことを要請される．この空間的構造は，まさに病院が効率的に患者を管理するためのものである（美馬，1995, 2007；辻内， 2004 a）．これを拡大してみれば，人間ドックなどの健康診断システムが社会が望む"健康"な人々を再生産し管理する装置であり，それは，裏を返せば社会の望まない"不健康"な人々を逸脱者として排除し管理する仕組みであることも指摘されている（佐藤，1998）．

「生活習慣病」という用語をこの観点から考えれば，自ずとその用語に内在する問題点が指摘できる．この用語が示すものは，社会が規定するよい生活習慣を送らねばならないという目にみえない眼差しであり，人々はその社会の眼差しによって日常生活が常に管理されているのである．

e. 健康日本21・健康増進法

21世紀を迎えた日本において，新たな国民健康づくり運動が行政によって展開されはじめた．その基本理念は次のようなものである．「すべての国民が健康で明るく元気に生活できる社会の実現をはかるために，壮年死亡（早世）を減少させ，痴呆や寝たきりにならない状態で生活できる期間（健康寿命）を延ばす，などを目標に，個人の力と社会の力を合わせて国民の健康づくりを総合的に推進すること」．

日本では，1957年から展開された成人病予防キャンペーンにもかかわらず，がん・心臓病などの疾病が増加しつづけたことは先にも指摘したとおりである．これは，「早期発見・早期治療」という名のもとで行われた疾病の2次予防政策が失敗に終わったことを意味する．そこで，病気になる前の段階からの1次予防を中心にした「健康日本21」が新たに提唱されたのである．

この「健康日本21」においては，国民の保健医療上重要な課題となる対象分野が9つ定められている．①栄養・食生活，②身体活動・運動，③休養・こころの健康づくり，④タバコ，⑤アルコール，⑥歯の健康，⑦糖尿病，⑧循環器病，⑨がんである．これらの項目において，生活習慣の改善・疾病危険因子の低減・検診などの充実を図る合計70の具体的目標が定められ，それをもとに疾病の減少をめざしている．このような国の定めた目標をもとに，地方公共団体は，地域の特性を反映した独自の地方計画を策定し実施しなければならないことになっている．また，地域や公益法人の活動・健康関連ビジネスなどによる自主的保健活動と，老人保健事業・学校職域保健事業・産業保健・医療保健などによる公的保健事業を充実させることが求められている．さらに，これらの行政・企業・地域ボランティア・保健医療機関・教育関係機関などの連携をとおして，健康づくり

運動を国民へ周知させ，国民個人個人の健康への意識改革・行動変容を図ることが目標としてうたわれている．

「健康増進法」は，この「健康日本21」を支える法的基盤として，2002年8月に法律第103号として制定され，2003年5月に施行されたものである．本法律の目的として，第1条には次のように記載されている．「この法律は，我が国における急速な高齢化の進展および疾病構造の変化に伴い，国民の健康の増進の重要性が著しく増大していることにかんがみ，国民の健康の増進の総合的な推進に関し基本的な事項を定めるとともに，国民の栄養の改善その他の国民の健康の増進を図るための措置を講じ，もって国民保健の向上を図ることを目的とする」．

本法律の中で，最も認知されているのは第25条の「受動喫煙の防止」であろう．受動喫煙とは，室内またはこれに準ずる環境において，他人のタバコの煙を吸わされることを意味するが，この法律の制定により，学校・病院・劇場・観覧場・集会場・百貨店・事務所・官公庁施設・飲食店・その他の多数の者が利用する施設を管理する者は，これらを利用する者について，受動喫煙を防止するために必要な措置を講ずるように努めなければならないとされた．その結果，職場の受動喫煙によって健康障害をきたした者による，職場への賠償請求が認められるという判決も行われた（朝日新聞，2004年7月13日付記事）．

本法律の内容は，大きく分けて，①基盤整備，②情報提供の推進，③生涯を通じた保健事業の一体的推進という3つの柱としてとらえられる．「基盤整備」としてあげられているのは，科学的な調査研究の推進，国民健康・栄養調査など，特定給食施設における栄養管理の推進，公共の場における受動喫煙防止対策の推進であり，2つ目の「情報提供の推進」としては，食生活・運動・休養・喫煙・飲酒・歯の健康などの生活習慣に関する情報の普及啓発が掲げられている．3つ目には，誕生・学校・就労・退職後という母子保健，学校保健，産業保健，医療保険などによる保健事業，老人保健などの強力な連携が掲げられている．

この法律の最も重要なところは，第2条に"国民の責務"として，「国民は，健康な生活習慣の重要性に対する関心と理解を深め，生涯にわたって，自らの健康状態を自覚するとともに，健康の増進に努めなければならない」という条文が掲げられているように，健康づくり運動を国民全員の努力義務として明確にうたった点にあるだろう．

f. 日本の健康政策の危険性

WHO（世界保健機関）による「ヘルスプロモーションのためのオタワ憲章 (1986)」では，健康のための基本的な条件と資源として，「平和，住居，教育，食

物，収入，安定した生態系，生存のための諸資源，社会的正義と公正」があげられている．健康を確保するために必要な資源として，社会環境や自然環境の整備の重要性が指摘されているのである．またそこには，「個人の努力に基づいた予防活動に対する批判が展開されはじめた．予防は個人のみで実現できるものではなく，社会環境の整備が必要であり，病気になった人をいたずらに非難することは避けるべきということである」とも述べられている．

　この観点から眺めてみても，日本の健康政策の問題点が明らかになるであろう．「健康増進法」3本柱のうちの"基盤整備"として，第3条にあげる"国及び地方公共団体の責務"には，①正しい知識普及のための教育活動・広報活動，②健康増進に関する情報の収集・整理・分析・提供・研究推進，③健康増進に係る人材育成・資質向上，④健康増進事業実施者への技術的援助と記載されているのみである．この法律のもととなった理念「健康日本21」で「健康を支援する環境づくり」といいながらも，そこには病気予防の教育と広報活動を主軸とした施策・活動があるばかりであり，あくまでも国民"個人個人"が主体的に取り組む健康づくりのための情報・教育を社会が提供することしか述べられていない．これは，WHOが提示した健康を確保するための資源としての社会・自然環境整備といった概念からはほど遠い内容といわざるをえない．

　現在の日本の健康政策は，「生活習慣病予防」を主軸においている．「生活習慣病は，生活を改善することにより，疾病の発症や進行が予防できるという，疾病のとらえ方を示したものであり，各人が疾病予防に主体的に取り組むことを目指すものである」（厚生省，1996）という言葉にあるように，この行政用語の背後には「健康の個人責任化論」，「病気の自己責任化論」（佐藤，2000）が認められることも指摘されている．現代日本において，土地高騰や人口密集などによる住居問題，BSE（牛海綿状脳症）や添加物などの食物の安全性問題，収入・雇用などの経済問題，ダイオキシンや排気ガスNO_xなどの公害問題，都市における自動車・電車のラッシュなどの交通問題などなど，日々の日常生活習慣を社会・文化的に構成するさまざまな問題が山積されているにもかかわらず，それらへの言及は認められない．

　「健康増進法」では，一生涯にわたる健康管理・健康増進努力が"国民の責務"とされた．それに対して，行政に課せられている責務は健康情報の提供を主とするものだけである．病気や健康の責任を個人に負わせ，社会構造の変更ではなく個人の行動変容が要求されているのである．ネテルトンらは，現代社会における病気予防運動，自分で自分の健康を守る「セルフケア」推進運動が，犠牲者非難

イデオロギー（victim blaming ideology）に結びつくとして警鐘を鳴らしている（Nettleton and Bunton, 1995）．犠牲者非難イデオロギーとは，社会的な事象における被害者＝犠牲者を，その被害を被ったのは被害者自身に原因があるとして攻撃することを意味する．2004年に世論を二分したイラク人質事件における「自己責任論」は，まさにこの問題といえる．このような社会の中で，健康でない人々，健康に努めたくても社会的状況により努められない人々，障害者などはいったいどうみなされるのであろうか．この論理に従えば，これらの健康管理を怠った人々は非難の対象となるのである．

「健康増進法」の第10～16条には，国民健康・栄養調査の実施に関する事項が記載されている．厚生労働大臣が指定した地区で，その都道府県知事が指定した調査世帯は，この「調査の実施に協力しなければならない」と明記されている．また，第20～24条には，病院・福祉施設・学校・企業・飲食店など，「特定多数の者に対して継続的に食事を供給する施設のうち栄養管理が必要なもの」として厚生労働省令で定めた"特定給食施設"の管理規定が詳細に記載されており，さらに第36～39条には，それらを管理する者に対して，調査協力を怠った場合の罰則規定までもが定められている．小松は，本法律と，戦時体制下の1940年に20歳以下の者に対する罰則規定を設けた体力検査の義務化を行った「国民体力法」との酷似を指摘し，「国家が国民1人1人の健康状態を掌握・管理するためのものだ」と批判している（小松，2004）．また，小松は，EU（欧州連合）で認められる公務員の遺伝子診断義務化の動きと同様に，将来的にゲノム計画の完成後には日本においても遺伝子レベルでの国民の管理が行われる危険性も述べている．

「生活習慣病」予防を主軸においた現在の日本の健康政策によって，国民の日常生活はますます医療化されていき，健康になれない人々が生活習慣の悪しき者たちとしてラベリングされていくことになるであろう．そして，人々の「生；life」は，フーコーが指摘したようなみえない健康への眼差しによって"規律化"され"管理"されていく危険性がある．

g. 課題と展望——新しい医療の潮流 NBM——

76ページで述べたような，従来から行われてきた日本の医療者たちの患者に対する姿勢は，まさに医療化・ラベリング・規律化・管理だといえるだろう．さて，「エンパワーメント」という患者主体の医療をめざして登場してきた心身医学・行動医学的アプローチは，はたして本当にこの近代医療の問題点を克服できるのだろうか．

患者の行動変容ステージモデルでは，患者が主体的に生活習慣＝ライフスタイ

ルを徐々に変容させていき，最終的には健康に向けたセルフケア行動が行われることを"望ましい行動"としてとらえている．ある行動や習慣の獲得を望ましい方向性としてとらえる背後には，必然的に負の方向性をラベリングし非難する危険性が隠れている．医療者がよいと考える方向性に患者を仕向けるような"患者指導"，医療者にとって扱いやすい患者を再生産させるような"患者管理"のためにこの知識が使用される可能性も当然あるだろう．したがって，この心身医学や行動医学の知識を誰のために使用するか，その動機が問われることになり，「エンパワーメント」という美辞麗句に隠された「生−権力」に注意を払う必要がでてくるのである．心身医学や行動医学の知識を，患者理解を深め，患者とのコミュニケーションを促進させ，医療者の患者への歩み寄りの手助けとなるようなものとして使用することをめざさねばならないだろう（辻内, 2004 b）．

　筆者は，これまでに述べてきたような現代日本の医療をめぐる問題を超克する視座として，21世紀に入って登場してきたナラティブ・ベイスト・メディスン（narrative based medicine：NBM）という潮流に期待を寄せている．「物語と対話に基づく医療」と翻訳されるNBMは，「病いを，患者の人生という大きな物語の中で展開するひとつの物語であるとみなし，患者を物語の語り手，病いの経験の専門家として尊重する一方で，医学的な疾患概念や治療法も，あくまでもひとつの医療者側の物語ととらえ，さらに治療とは，両者の物語を擦りあわせる中から新たな物語を創り出していくプロセスであると考えるような医療」（斎藤, 2003）と定義されている．

　このような医療形態が生まれる背景として，大きく3つの歴史的流れを見出すことができる（辻内他, 2006）．1つ目は，医療人類学・臨床人類学による，病いを抱える人々の語りやそれを支える文化に関する研究である．クラインマンは，人々の病気に関する一連の認識と行為に説明を与えるモデルとして，説明モデル（explanatory model）という概念を提示した（Kleinman, 1980）．人々の経験に内在する，病気に関する知識や信念という暗黙の体系や，身体観・病気観といった価値体系を読み取る枠組みである．説明モデルには，医学理論や臨床経験に基づいた強固な治療者の説明モデルと，属する社会文化的背景に強く依存し象徴的・多義的である病者の説明モデルが存在し，臨床現場においてはそれらがせめぎあっているものととらえる．医療者と病者それぞれの説明モデルは，どちらが優れていてどちらが劣っているということはなく本来相対的なものであり，どちらも社会文化的に構成されていると考えられる．医療人類学では，文化人類学が探求してきた異文化理解になぞらえて，この両者の説明モデルの違いを超えて理

解しあえるものをめざそうとしている．なかでも，これまでにないがしろにされてきた病者の病いの経験に焦点をあて，微小民族誌（Kleinman, 1988）や臨床民族誌（江口，2000）として，病者から重層的に語られる病いの物語から，個別的な事例の臨床的リアリティーに迫る方法論が模索されている（辻内, 2004 c, 2006；鈴木, 2006）．

2つ目は，物語論・物語学の流れである．ブルーナー（ブルーナー, 1998）が述べているように，個々人の経験を秩序立て，現実を構築する人々の認知作用・思考様式には，論理実証モード（科学的認識）と物語モード（物語的認識）の2つが存在すると考えられる．一般の日常生活世界の現実認識は，このうち物語モードに基づいていることが多い．人々の経験は，できごととできごとのつながりを意味づけることから生まれ，物語的に組織化されていくものである．物語論では，語りの能動性を含めた用語として「物語＝ナラティブ」を定義し，人々の認識する現実が，言葉を通じて紡ぎ出されるナラティブによって構築されていくと考えるのである．この世界認識はポストモダン認識論ともいえ，社会構成主義・社会構築主義と大きな関連がある．

3つ目の流れとして，家族療法学におけるナラティブ・セラピーがある．家族療法家のアンダーソンは，従来のセラピーの舞台装置であるワンウェイ・ミラー，インターフォン，ビデオという大道具の使い方を反転させたのである（Andersen, 1992）．通常の家族面接が終了した後に，ミラーとインターフォンの方向を逆にし，ミラーの奥に隠れていた治療チームの会話を，家族と面接者が聞くようにしたのである．この大転換によって，治療されていた家族がいったん問題の当事者であることをやめて，違った見方で自身の問題を眺める経験をするだけでなく，治療チームの姿勢に決定的な変化が現れたという．鏡の裏で行われていた家族に対する失礼な言動が減少し，鏡の裏においても家族の話によく耳を傾けるようになり，使用する言葉が専門用語から日常用語に移行したのである．つまり，セラピストは客観的な観察者としての立場を放棄せざるをえなくなったのである．

以上のような3つの流れを汲み，NBMは登場してきた．このような治療者の立場を相対化させ病者の語りを尊重する姿勢を，広義のナラティブ・アプローチという（野口, 2002）．そこには，病者のもつ力への徹底的な信頼と，治療者のもつ権力性の脱構築が認められ，医療化・ラベリング・規律化・管理といった従来の問題点を大きく超える視座が提唱されているといえるだろう．

h. 生活習慣病のジオポリティクス

ジオポリティクス（geopolitics）とは「地政学」であり，政治現象と地理的条

件との関係を研究する学問だとされる（池田，2001）．地理的なマクロレベルからミクロレベルにわたって，社会における政治的な力関係は常に変動し続けており，医療という社会現象における政治性もまた同様に変容していくものだと考えられる．

本節では，公衆衛生学・臨床医学・心身医学・行動医学・医療社会学・医療人類学という，「生活習慣病」という言葉をめぐって繰り広げられるさまざまな立場の政治的関係性を明らかにしてきた．今後の医療をよりよいものとしていくためには，このようなさまざまな学問的枠組みを横断的・縦断的に結びつけた，まさに総合的・学際的な人間科学をめざす姿勢が必要とされているのである．

〔辻内琢也〕

<文　献>

Andersen, T.(1992)　：Reflections on reflecting with families. In *Therapy as Social Construction* (S. McNamee and K. J. Gergen Eds.), Sage, London. [S. マクナミー，K. J. ガーゲン編；野口裕二・野村直樹訳（1997）：ナラティヴ・セラピー――社会構成主義の実践――，金剛出版，東京.]

Bandura, A.(1977)：Self-efficacy：Toward a unifying theory of behavioral change. *Psychological Review,* **84** (2), 191-215.

Becker, M. H.(1974)：The health belief model and sick role behavior. *Health Education Monographs,* **2** (4), 409-419.

ブルーナー，E. M.；田中一彦訳（1998）：可能世界の心理，みすず書房，東京. [Bruner, E. M. (1986)：*Actual Minds, Possible Worlds.* Harvard University Press.]

江口重幸(2001)：精神科臨床になぜエスノグラフィーが必要なのか．文化精神医学序説――病い・物語・民族誌――（酒井明夫・下地明友他編），金剛出版，東京，pp. 19-43.

フーコー，M.；田村　俶訳（1977）：監獄の誕生――監視と処罰――，新潮社，東京. [Foucault, M.(1975)：*Surveiller et Punir：Naissance de la Prison.* Editions Gallimard, Francais.]

ゴッフマン，E.；石黒　毅訳（1984）：アサイラム――施設被収容者の日常世界――，誠信書房，東京. [Goffman, E.(1961)：*Asylums：Essays on the Social Situations of Mental Pacients and other Inmates.* Anchor Books, Doubleday & Company, New York.]

日野原重明（1977）：文明は心臓をむしばむ．中央公論，No. 12, pp. 120-131.

日野原重明（1997）：「生活習慣病」がわかる本――あなたがつくり，あなたが治す病気――，ごま書房，東京.

池田光穂（2001）：実践の医療人類学――中央アメリカ・ヘルスケアシステムにおける医療の地政学的展開――，世界思想社，京都.

イリッチ，I.；金子嗣郎訳（1979）：脱病院化社会――医療の限界――，晶文社，東京. [Illich, I. (1976)：*Limits to Medicine：Medical Nemesis；The Expropriation of Health.* Calder & Boyars, London.]

石井　均（2000）：糖尿病――医学的および心理・行動学的アプローチ――．心療内科，**4**, 105-112.

健康増進法研究会監修（2003）：速報健康増進法，中央法規出版，東京.

健康日本 21 ホームページ：http://www.kenkounippon21.gr.jp/
クラインマン，A.；大橋英寿・遠山宜哉他訳(1992)：臨床人類学—文化のなかの患者と治療者，弘文堂，東京．[Kleinman, A.(1980)：*Patients and Healers in the Context of Culture*：*An Exploration of the Borderland between Anthropology, Medicine, and Psychiatry*. University of California Press, Berkeley.]
クラインマン，A.；江口重幸・五木田　紳・上野豪志訳（1996）：病いの語り—慢性の病いをめぐる臨床人類学—，誠信書房，東京．[Kleinman, A.(1988)：*The Illness Narratives*：*Suffering, Healing and the Human Condition*. Basic Books, New York.]
小松美彦（2004）：自己決定権は幻想である，洋泉社，東京，pp. 116-122.
近藤英俊（2004）：現代医療の民族誌—その可能性—．現代医療の民族誌（浮ヶ谷幸代・近藤英俊編），明石書店，東京，pp. 11-46.
厚生統計協会編（2004）：国民衛生の動向．
美馬達哉（1995）：病院．現代医療の社会学（黒田浩一郎編），世界思想社，京都，pp. 59-80.
美馬達哉（1998）：軍国主義時代—福祉国家の起源．医療神話の社会学（佐藤純一・黒田浩一郎編），世界思想社，京都，pp. 103-126.
美馬達哉（2007）：「病」のスペクタクル—生権力の政治学—，人文書院，京都．
Nettleton, S. and Bunton, R.(1995)：Sociological critiques of health promotion. In *The Sociology of Health Promotion* (R. Bunton Eds.)，Routledge, pp. 46.
Prochaska, J. O. and Velicer, W. H.(1997)：The transtheoretical model of health behavior change. *American Journal of Health Promotion*, **12** (1), 38-48.
Rosenstock, I. M.(1974)：Historical origins of the health belief model. *Health Education Monographs*, **2** (4), 1-47.
斎藤清二・岸本寛史（2003）：ナラティブ・ベイスト・メディスンの実践，金剛出版，東京．
佐藤純一（1998）：人間ドック．医療神話の社会学（佐藤純一・黒田浩一郎編），世界思想社，京都，pp. 1-29.
佐藤純一（2000）：「生活習慣病」の作られ方—健康言説の構築過程—，健康論の誘惑（野村一夫編），文化書房博文社，東京，pp. 27-101.
鈴木勝己（2006）：心身医療への民族誌アプローチ—病いの語りの倫理的証人になること—．ナラティヴと医療（江口重幸・斉藤清二・野村直樹編），金剛出版，東京，pp. 230-244.
寺元民夫監修（2001）：今日から始める生活習慣病対策（患者向パンフレット），三共株式会社．
辻内琢也（2004 a）：ポストモダン医療におけるモダン—補完代替医療の実践と専門職化—，現代医療の民族誌（浮ヶ谷幸代・近藤英俊編），明石書店，東京，pp. 183-224.
辻内琢也（2004 b）：糖尿病．専門医に学ぶこころのケア—日常診療のためのヒント—（久保木富房編），メジカルビュー社，東京，p. 118-121.
辻内琢也（2004 c）：「健康」を知る，「病むこと」を知る—学生の主体的学習を促すボトムアップ式授業の試み—（下），生活習慣病学・看護教育，**45**（12），1079-1085.
辻内琢也（2006）：民俗セクター医療をめぐるナラティヴ—その社会・文化・歴史的構築—．ナラティヴと医療（江口重幸・斉藤清二・野村直樹編），金剛出版，東京，pp. 129-143.
辻内琢也・鈴木勝己・辻内優子他(2006)：心身医学研究における医療人類学の貢献．心身医学，**46**, 799-808.
浮ヶ谷幸代（2004）：病気だけど病気ではない—糖尿病とともに生きる生活世界—，誠信書房，東京．

4 健康福祉を支える臨床医科学 (2)
―予防医学と臨床医学―

4.1 生活習慣病の予防・治療における運動の役割

a. 高齢社会における生活習慣病の増加と運動の役割

わが国では，世界的に例をみないほどの人口の急速な高齢化と，国民医療費総額の約半分にも及ぶ老人医療費が大きな社会問題となりつつある．今日の死因は，悪性新生物（がん），虚血性心疾患，脳血管疾患の3大死因で過半数が占められるが，これらは中年期から増加する肥満，糖尿病，脂質代謝異常症（高脂血症），高血圧症などが基礎疾患として発症要因となる．また骨粗鬆症も加齢に伴い増加し，高齢者に多い転倒による骨折の原因となる（佐藤, 2002；鈴木他, 2002）．

これらの疾患は，中年期以降に発症することが多いため，従来「成人病」と呼ばれてきたが，過食・偏食や過度の飲酒・喫煙，運動不足などの生活習慣（ライフスタイル）と密接に関係しているとして，今日では「生活習慣病」と総称されている．人口が高齢化すると，寝たきりや認知障害が増加して国民医療費・介護療養費の増加につながるため，その1次予防（健康増進：栄養・運動・休養）や2次予防（早期発見・早期治療）は重要な今日的課題である．さらに，3次予防（特定疾患の悪化防止・リハビリテーション）についても，今後も需要の増加は不可避であると考えられる（Blair et al., 1992；原田, 2001；鈴木他, 2002）．

高齢社会の到来に備え，確かにこの10年ほどで介護保険制度や老人福祉施設は格段に整備された．しかし重要な点は，要介護老人や寝たきり老人をこれ以上増やさないことであり，誰もが寿命をまっとうする直前まで健康で自立的な生きがいをもった生涯を過ごすために，生活の質（QOL）を重視した対応策を講ずることにある．このような要請から，中高年者のライフスタイルのなかに身体活動・運動を積極的に取り入れた「健康増進」や「介護予防」という取り組みが展開されつつある．実際に健康増進運動が盛んで早くから中高年者の筋力トレーニングが普及していたアメリカでは，寝たきり老人の数はわが国の5分の1程度といわれている（Blair et al., 1992；原田, 2001）．安静第一を旨とし，特にレジスタンス（抵抗性）トレーニングの導入に消極的であったわが国でも，近年民間施設や自治体レベルで普及が図られ，関連学会でも安全性・有効性に関する多くの

討論が重ねられ，『高齢者運動処方ガイドライン』が刊行され（佐藤，2002），具体的運動処方に関する映像教材も普及するに至っている（中尾, 2001, 2004）．

本節では，生活習慣病の非薬物療法として栄養・食事指導とともに重要視されている運動療法について，対象疾患，機序，至適運動条件を概説する．さらに予防医学的観点から，健康を増進し QOL を高め，健康寿命を延長させるような適切な運動を普及させる必要性と問題点についても言及する．

b. 生活習慣病に対する運動の効果

肥満（obesity）　肥満は糖尿病，脂質代謝異常症（高脂血症），高血圧症，動脈硬化症，腰痛，変形性膝関節症などの発症・増悪因子であり，今日の生活習慣病主体の疾病構造においては「肥満は万病のもと」とさえいわれる．肥満の大部分は，栄養過多（エネルギーの過剰摂取）と運動不足（エネルギー消費量の減少）というエネルギー収支の不均衡が原因となり発症する単純性肥満であり，腹腔内を中心に脂肪組織が蓄積され過体重となる（佐藤，2002；Suzuki et al., 1995；鈴木他，2002）．したがって，運動による肥満の予防・治療は，食事摂取量も制限しなければ効果は期待できない．また，必ずしも運動強度が高ければ効果が上がるというわけではなく，適度な運動といわれる中等度の運動強度で最も減量効果が認められたという報告がある（Poehlman et al., 1989）．この機序としては，適度な運動では運動中のエネルギー消費のみならず安静時の基礎代謝量も増大し，1日あたりのエネルギー消費量で比較するとより効果的な減量につながるためと考えられている．

糖尿病（diabetes mellitus）　過食，肥満，運動不足などが原因となり発症するインスリン非依存型糖尿病（II 型糖尿病・成人型糖尿病）は今日増加しつつあり，40 歳代になると 10 人に 1 人は罹患しているとされる．運動を定期的に行うと，骨格筋を中心とした末梢組織でのインスリン作用（糖利用効率）が高まるが，これは細胞膜上の糖輸送担体 4 型（glucose transporter 4：GLUT 4）の発現が増加し，糖の組織利用が促進されて高血糖が改善されるためである（佐藤，2002）．インスリン作用はある程度運動量に依存して高められる傾向があるが，比較的少量の運動であっても効果が得られる（鈴木他，1994）．一方，筋量を増加させることもインスリン作用の改善につながるため，「貯筋運動」と称してダンベルなどを用いたレジスタンストレーニングも推奨されている．ただし糖尿病の合併症（末梢神経障害，腎障害，網膜症）を有する場合には，病状に応じて運動は慎重に処方する必要がある．また，インスリン依存型糖尿病（I 型糖尿病）の患者では，運動時のエネルギー源として脂質を代謝する結果，ケトン体が過剰生

成されてケトーシスを引き起こすおそれがあり,運動は禁忌となる(佐藤,2002).

脂質代謝異常症(高脂血症)(hyperlipidemia) 運動を習慣化すると脂質代謝が改善される.すなわち,コレステロールを血管内壁に沈着させ動脈硬化を促進する低密度リポ蛋白コレステロール(LDL)と中性脂肪(TG)の血中濃度が減少する一方で,末梢組織から余剰のコレステロールを回収する高密度リポ蛋白コレステロール(HDL)は増加する(佐藤,2002;鈴木他,1994;Suzuki et al., 1995;鈴木他,2002).脂質代謝の改善についても,ある程度運動量に依存して効果が高まると指摘されてきたが,少量でも運動を習慣的に行うことで効果が期待できる.

動脈硬化性疾患・高血圧症(arteriosclerosis and hypertension) 虚血性心疾患・脳血管疾患に代表される動脈硬化性疾患の運動習慣による予防効果は,多くの疫学研究によって支持されている(Blair et al., 1992).脳血管疾患は運動・感覚の麻痺や認知障害などの後遺症を残すことが多くQOLを低下させるが,なかでも危険因子として高血圧症はきわめて重要である.適度な運動習慣によって高血圧症の治療効果が生じるが(佐藤, 2002),その機序としては骨格筋の毛細血管密度や血流量の増加による末梢血管抵抗の低下,徐脈による心拍出量の減少,交感神経活動やストレスホルモン分泌の抑制,カルシウム代謝異常の改善などが指摘されている(佐藤,2002;鈴木他,1994;Suzuki et al., 1995;鈴木他,2002).運動条件に関しては,ウォーキングのような無理のない有酸素運動は高血圧症の予防・治療に有効な反面,重量挙げのような力みや息こらえを伴うレジスタンス運動では血圧上昇の危険性が高いため,高血圧症患者では注意を要する(佐藤,2002;鈴木他,2002).

身体的運動能力(physical fitness) 加齢に伴う体力の低下は,日常生活における身体活動量の低下と相まって不可避であるものの,中高年者の体力減退は日常生活における行動範囲の制約を招きQOLの低下につながるため,身体的運動能力の保持・増進は健やかな老後を送るうえで重要である.運動習慣によって,全身持久力(呼吸循環器系機能)の指標である最大酸素摂取量は改善する(佐藤,2002).エネルギー供給機構に関しては,運動習慣によって運動時の糖利用効率が高まり,また脂肪組織における脂肪分解能も高まると同時に,筋での脂肪酸取り込みを担うリポ蛋白リパーゼの活性も亢進するため,脂質の利用が効率化する.骨格筋自体にも,筋力増加や筋肥大のみならず,筋組織において有酸素的代謝が効率化し,末梢血管も発達して運動時の筋血流量とエネルギー供給を増大させる適応が生じる.このようなトレーニング効果は,運動量に依存して高めら

れるが，比較的少ない運動量でも継続性があればある程度効果が認められている（Blair et al., 1992；鈴木他，1994；鈴木他, 2002）．生活習慣病予防の観点からも，全身持久力が一定水準以上の者では肥満，高血圧，脂質代謝異常症（高脂血症），虚血性心疾患の罹患率は低いと報告されている（Blair et al., 1992）．このような身体的運動能力の改善と疾病予防・治療効果発現との不可分な関係は，運動習慣によって生じる種々の適応的変化が両効果の発現において表裏一体の関係にあることからも理解できる．

骨粗鬆症（osteoporosis）　加齢に伴い骨密度が低下して骨折を招きやすくなる疾患で，特に閉経後の女性でその発症頻度が高くなる．運動習慣は骨密度と骨強度を高めるため，骨粗鬆症の予防に有効である．この機序については，力学的負荷に対する骨の強化のみならず，ホルモンバランスの改善による骨形成促進や，加齢に伴う腸管カルシウム吸収能の低下に対する改善効果などが報告されている（鈴木他，1994）．転倒による骨折の予防には，骨密度のみならず筋力や柔軟性も関係するため，運動処方としては有酸素運動のみならずレジスタンス運動やストレッチング体操も有用といえる（佐藤，2002；中尾，2001, 2004）．

発がん・免疫能・寿命（cancer, immunity and life span）　運動習慣が大腸がんのリスクを下げることは，疫学調査ならびに動物実験での基礎的研究により確実視されているが，ハーバード大学卒業生のコホート研究をはじめ，肺がん，乳がんなどのリスクも下げる可能性が次々と報告されている（Blair et al., 1992；澤田他，2000）．運動習慣による発がん予防効果や感染抵抗力の強化は多くの動物実験でも示されており，抗ウイルス作用や腫瘍傷害活性も含む細胞性免疫が適度な運動習慣によって強化されると報告されている（鈴木他，1994）．また高齢者のライフスタイルに関する疫学調査や動物実験でも，適度な運動習慣は免疫グロブリンGの血中濃度を増加させ，好中球の貪食・殺菌過程やナチュラルキラー細胞活性に有益な効果をもたらす可能性が示されている（鈴木他，1993；鈴木他，1994；鈴木他，2002；北山他，2003）．

運動習慣によって寿命が延長するか否かについては，生活習慣病が発症しはじめる中年期以降においても生涯にわたる運動習慣の影響を検討することが困難であるため，まだ結論が得られていないが，動物実験では多くの研究で生存率が高まると報告されている（鈴木他，1994）．この機序としては，上述の種々の疾病予防効果が相乗的に作用しているものと考えられる．

精神面・QOLへの効果（psychological aspects and QOL）　ストレスの多い現代社会では，人間関係の調整や精神面での健康管理も重要な課題といえるが，

不安や抑うつ状態に対して適度な運動が治療効果を有することが証明されている（Reglin et al., 1990）．また高齢者のライフスタイルと健康状態に関する調査では，運動習慣のある者は，上述のような肥満，脂質代謝異常症（高脂血症），糖尿病，高血圧症などの全般的な生活習慣病の予防効果が認められるほか，歩行速度や柔軟性などの身体的運動機能とADL（activities of daily living）に優れ，自立的であり，心理的ストレスへの対処能力も高い（Blair et al., 1992；北山他，2003）．しかし一般住民や患者に健康教育によって介入する場合，栄養学的な指導は比較的効果を上げやすいのに対し，運動習慣を獲得・維持させることは難しく，適切な知識の普及と動機づけ，環境づくりが不可欠といえる．運動はレクリエーション的に集団で行う機会も多く，高齢者の引きこもり防止や社会参加の場としても有用である．

c. 至適運動条件と運動療法の禁忌

一般的に運動は，酸素の要求性から，呼吸による酸素摂取でエネルギー供給が継続可能な「有酸素運動（エアロビクス）」と，より運動強度が高くなり酸素負債の状態で乳酸を産生しながらエネルギー供給を行う「無酸素運動（アネロビクス）」に分けられるが，後者は生体負担が大きく疲労を残し，血圧上昇や虚血性心疾患，整形外科的傷害なども引き起こす危険性が高いため，運動療法には適さない．生体にとってストレスとなる運動強度は，無酸素性作業閾値（anaerobic threshold：AT）以上とか，最大酸素摂取量（$\dot{V}O_{2max}$）の50〜60％以上とされているが，これらの運動処方に関する基礎概念，専門用語，実施上の諸注意などの詳細については別途総説（川久保，2000）を参照されたい．

しかし，自転車エルゴメーターなどの運動装置を用いた監視下での運動負荷モデルは，保健指導や一般診療において運動を普及させるという観点からは現場に適用しにくいという問題があった．そこで，各年齢での予測最高心拍数（220−年齢）の値の60〜70％を運動強度の上限とするとか，さらに簡明に「ニコニコペース」の笑顔で余裕をもって行える有酸素運動というように，処方する側も処方される側も理解しやすい概念で，しかも有効性に関する医学的根拠も伴って，運動療法は普及しやすい形に変貌を遂げた．実際には，速歩程度の疲労を残さないような有酸素運動を1日20分から60分まで，週に最低2回以上の頻度で長期間実施することが推奨されている（佐藤，2002）．筋量・筋力アップを目的としたレジスタンストレーニングに関しては，主要大筋群が関与する高強度多関節運動を8〜12回と，単関節の関与する最大筋力の30〜60％の低強度反復運動を15回以上，8〜10種類程度組み合わせ，週に2〜3回実施することが推奨されてい

るが，安全性の観点から，専門家の指導を受ける必要がある（Kraemer et al., 2002）．いずれにしても，1時間を上回るような激しい持久性運動や力学的負荷が大きな運動を急に行うと，筋や関節に損傷が生じやすくなりスポーツ傷害のリスクが高まるため，無理な運動は避け，負荷は長期的に徐々に増やすべきである．

スポーツ事故としては，整形外科的傷害の他に，狭心症，心筋梗塞や不整脈による心臓突然死，熱中症などがあげられるが，事前のメディカルチェックと予防策（準備体操や水分補給など）で防止できる場合が多いとされる．よってスポーツを開始，あるいは継続していく前には，年齢，性差，生活様式，運動経験，既往症（失神，心電図異常，血液・尿検査異常，整形外科的疾患など）や自覚症状（動悸，息切れ，胸痛，めまいなど）や現疾患の種類や程度を考慮して，運動の適否・内容を判断する必要がある．例えば不安定狭心症，重症高血圧症，コントロール不良の不整脈，腎機能障害，急性感染症などの患者に対しては，運動は禁忌となる（坂本, 1996）．

現在，対象者別にどのような運動処方が有益でかつ安全なのかに関してさまざまな角度から検討が進められており，各疾患別に最新の臨床医学的・運動生理学的根拠に基づいた具体的運動処方プログラムに関するガイドラインが成書となっている（佐藤, 2002）．今後さらに問題解決型の研究とそれに基づくきめ細かなガイドラインの作成，さらに保健指導や臨床現場への応用・実用化が図られていくものと期待される．

d. 将来的展望

健康寿命・QOLの観点から，スポーツ事故よりも運動不足の生涯リスクの方が上回る現実を考えるとき，上記の点をふまえながら中高年者に積極的に運動を処方する必要性があるといえる．しかし，まだ運動療法・リハビリテーションの保険診療の適応範囲，健康運動指導士などの運動指導専門家の養成と保健医療分野への参画，運動療法やスポーツ活動が定着するような健康増進関連施設や施策の整備など，解決しなければならない問題は多い．

一方，研究レベルでは，新しい取り組みとして遺伝子診断による個人個人の体質・疾病素因にあわせた運動処方に関する基礎研究がすでに開始されている．例えば，肥満の予防・治療において，肥満関連遺伝子 $PPAR\gamma$ の多型によって有酸素運動が有効かどうか（真田他, 2007），あるいは運動誘発性喘息の素因があれば運動処方は慎重に行うなど，遺伝子診断の結果から運動の適応を判断する情報がリストアップされて，個人個人にあわせたオーダーメイドの予防・治療が実現する時代が到来する可能性がある．このように，遺伝情報により中高年期に発症

する生活習慣病のリスクを予測し，若年期から個人個人にあった食事内容と運動を含むライフスタイルを設計するような分子予防医学が次世代の疾病制御戦略となっていく可能性もある． 〔鈴木克彦〕

<文　献>

Blair, S. N. et al.(1992)：How much physical activity is good for health? *Annual Review of Public Health,* **13**, 99-126.
原田宗彦（2001）：高齢社会と医療・スポーツ．臨床スポーツ医学, **18**, 113-118.
川久保　清（2000）：運動処方概論．臨床スポーツ医学, **17**, 1497-1506.
北山誠太他（2003）：万歩計を用いた高齢者の運動評価と健康指標との関連性．体力・栄養・免疫学雑誌, **13**, 132-141.
Kraemer, W. J. et al.(2002)：American college of sports medicine position stand：Progression models in resistance training for healthy adults. *Medicine and Science in Sports and Exercise,* **34**, 364-380.
中尾一和監修（2001）：すわろビクス―生活習慣病の予防と改善のためのチェア・エクササイズ―, ブックハウス・エイチディ, 東京.
中尾一和監修（2004）：鍛えマスル―「生活筋力」を高めるための座ってできるレジスタンストレーニング―, ブックハウス・エイチディ, 東京.
Poehlman, E. T. et al.(1989)：Aerobic fitness and resting energy expenditure in young adult males. *Metabolism,* **38**, 85-90.
Raglin, J. S. et al.(1990)：Exercise and mental health：Beneficial and detrimental effects. *Sports Medicine,* **9**, 323-329.
坂本静男（1996）：事故防止のためのメディカルチェック―スポーツ事故と安全対策―．臨床スポーツ医学, **13**, 989-996.
佐藤祐造編（2002）：高齢者運動処方ガイドライン, 南江堂, 東京.
真田樹義他（2007）：肥満関連遺伝子，身体組成，有酸素能力がメタボリックシンドロームに及ぼす影響．第22回健康医科学研究助成論文集, pp.50-61.
澤田　亨他（2000）：身体活動と癌に関する疫学的研究　特集：身体活動と生活習慣病．日本臨牀, **58**（増刊）, 320-324.
鈴木克彦（2001）：好中球と炎症性サイトカイン．新運動生理学　上巻（宮村実晴編），真興交易医書出版部, 東京, pp.350-363.
鈴木克彦他（1993）：ラット自発運動の生体防御機構に及ぼす慢性影響．体力科学, **42**, 145-154.
鈴木克彦他（1994）：運動習慣と疾病予防効果―実験動物の長期的自発運動による研究成果をふまえて―．ヒューマンサイエンスリサーチ, **3**, 127-142.
Suzuki, K. et al.(1995)：Effective of lower-level voluntary exercise in disease prevention of mature rats I：Cardiovascular risk factor modification. *European Journal of Applied Physiology,* **71**, 240-244.
鈴木克彦他（2002）：運動療法の新しい取り組み―そのメカニズムと有用性について―．治療, **84**, 3037-3041.

4.2 臨床医学とリハビリテーション

　リハビリテーション医学そのものも臨床医学の一翼を担っているが，リハビリテーション医学の過程に導入するためには，従来からの疾病論に展開されているような臨床医学による奏功，すなわち救命や創傷治癒，疾病の軽快などが条件となる．このようにリハビリテーションの原因となる疾患に対する臨床医学とリハビリテーション医学は不可分の関係にある．リハビリテーションが必要となる原因疾患は脳卒中を筆頭に実に多様であるが，本節ではわが国における悪性新生物による死因の第1位を占める肺がんを主題として，その周術期の呼吸リハビリテーションおよび呼吸管理の実際について臨床医学（呼吸器外科学）の基本的な知識，手技，処置なども含めて紹介する．

a. リハビリテーション医学概論

(1) リハビリテーションの語源とその意味するもの　リハビリテーションの語源はラテン語の動詞である rehabilitare である（津山，2001）．re：再び，habilis：人間としてふさわしいあるいは人間として望ましいという意味の形容詞の語幹に，-are：～にするという動詞語尾がついて単語が構成されており，その意味は再び habilis の状態にする，すなわち再び人間としてふさわしい，望ましい状態に戻すということである．中世ヨーロッパなどにおけるこの言葉の用途は，医学的な専門用語などではなく，人としての権利の回復などを意味するものであった．したがって，リハビリテーション医学の究極の目的も，この語源が示すように，障害者が人間らしく生きる権利を回復すること，すなわち「全人間的復権」と定義することができよう．

　このような語源をもつリハビリテーションという言葉は，現代の社会においてはさまざまな用いられ方をしているが，学問的なカテゴリーとしては，医学的リハビリテーション，教育的リハビリテーション，職業的リハビリテーション，社会的リハビリテーションの4分野が示されている．これらはそれぞれの特徴をもって目的達成に働いているが，1人の障害者が人間らしく生きる権利を回復するためには，バランスのよい各分野の関与と協力が必要なのはいうまでもない．一般には障害の急性期には医学的リハビリテーションの担当範囲がその多くを占めるが，障害の回復期さらに維持期と進むにつれて職業的，教育的，社会的リハビリテーションの占める割合が増加し，最終的にはこれらが医学的リハビリテーションを凌駕するようになる．

(2) リハビリテーション医学の歴史と変遷　古代ローマ時代の壺に，すで

に義足を使用するヒトの姿が描かれていることが示すように，リハビリテーションの人類への関与の歴史がきわめて古いことがわかる（上田，1996）．リハビリテーションという言葉は何も医学用語として使われはじめたわけではなく，前述したように中世ヨーロッパなどにおいては各種の弾圧下の生活からの権利回復などをさす，日常生活に密接に関連した言語のひとつであった．このようなリハビリテーションという概念が近代医学の世界に萌芽したのは 16～17 世紀ごろといわれ，整形外科学の黎明と期を同じくしている．戦傷や疾病の流行は人類にとって最も悪しき事例にほかならないが，皮肉にも近代リハビリテーション医学の発展は，この両者を起点にもたらされたともいえよう．第 1 次世界大戦後にはアメリカにおいて 1917 年作業療法士協会，次いで 1920 年には理学療法物理医学会（現在のリハビリテーション医学会の前身），理学療法士協会が発足された．四肢切断や脳性麻痺に加えて当時のリハビリテーション医学の主たる対象であったポリオ（急性灰白髄炎）も，1930 年代の大流行をきっかけとして急性期看護のみならず，初期訓練システムの開発や機能障害評価のための徒手筋力検査法（MMT）の確立，その結果に基づく運動療法原理などが確立された．第 2 次世界大戦後には 1947 年，アメリカでリハビリテーション医学が独立の専門分野として成立し，専門医制度も発足した．これらの積極的なリハビリテーションへの取り組みは，戦傷兵の機能回復，体力増強プログラムなどの運動療法のめざましい発展ももたらした（千野，2004）．一方，わが国でもリハビリテーション医学の黎明は高木憲次らによってもたらされ，その結実のひとつとして 1942 年に「整肢療護園」が設立された．わが国のリハビリテーション医学会の誕生は 1963 年であり，その後，全国にリハビリテーション科としての領域を拡大，浸透し，1996 年には標榜科名としてリハビリテーション科が認定されるに至っている．

(3) リハビリテーション医学における ADL と QOL　activities of daily living（ADL）は日常生活動作（活動）と訳されており，1 人の人間が独立して生活するときに行う基本的かつ一連の動作をいう．身辺動作，ベッドから車椅子などへといった移動・移乗，尿便禁制（失禁しないこと）といった領域に分類され，この自立は障害者に対するリハビリテーション医学の第 1 目標（ゴール）である．しかし，現在ではたとえ ADL の自立が達成できたとしても，その障害者自身が自ら生きることに満足，充実感が得られないのではリハビリテーションの本当の意味での達成はないとする考えが主流である．すなわち，たとえ日常生活はリハビリテーションの努力をもってしても全介助だが，高度の知識レベルを活用して社会的に大きく貢献する仕事をして高い QOL を獲得しているいくつかの

事例に代表されるように，あくまでも QOL を高めることこそが本当の意味でのリハビリテーション医療のゴールであると考えられている．

リハビリテーション医学は，最新の国際生活機能分類（ICF）（WHO, 2001）が生活や環境といった QOL に深く関連した要素を取り入れていることが示すように，1人の障害者の「生活」をみる医学ということができる．この点が従来からの疾病論に基づく臨床医学との相違点ともいえよう．リハビリテーション医学において，障害との取り組みが主軸を成していることは明白な事実であるが，障害というマイナス面の改善のためだけに注目するだけではなく，残存機能の呼び起こしと，そのさらなる強化により ADL，ひいては QOL を，人生そのものを，「プラス」に転じるための医学領域（プラスの医学）ということができる．今後も疾病予防医学のさらなる発展によって，リハビリテーション医学の対象となる障害の発生が減少することが重要と考えられる．しかし，それでもリハビリテーション医学の必要性が存在する限り，ADL あるいは QOL の観点からの各個人の障害を克服するさまざまな努力が続けられていくであろう．また，社会が成熟し，本当の意味でのノーマライゼーションが達成される（ノーマライゼーションという言葉の存在そのものが不要になる）ことも切望される．

(4) 現代のリハビリテーション医学の課題・展望　創傷治癒が完了してからではなく，医療の流れの早期から有効なリハビリテーション手段を開始・介入させる早期リハビリテーションの実践は，もはや常識となっている．過去のリハビリテーション医学では，創傷がある程度まで治癒してからがリハビリテーション医療のスタートであったが，現代のリハビリテーション医学の基本的な考え方として，その病態から考えられるあらゆる障害を事前に予測して，その程度を軽くする，あるいは廃用萎縮（廃用症候群）の防止のためのリハビリテーションの介入を早期から行うことがきわめて重要である．

リハビリテーション医学では，ADL の各種の評価表が物語るように，治療前と治療経過中の各時期において，対象とする病態の重要項目を評価することが EBM（evidence-based medicine）の観点からも必要不可欠である．現代の医学分野における各種の画像診断技術の進歩にはめざましいものがあるが，それに伴う治療効果判定の精度をさらに向上させることは臨床医学の診断面でとても重要なことである．一方，リハビリテーション医学の治療面では，現在普及している機器の有効利用だけではなく，機能的電気刺激法，あるいは磁気刺激法などの分野で新しい方法を開発し，現在以上の機能の獲得を図ることが望まれている（立野, 2002）．

b. 臨床医学とリハビリテーション

（1）呼吸器外科学とリハビリテーション医学　わが国の悪性新生物による死因の第1位を占める肺がんによる死亡数は，男性4万5189人，女性1万6874人，計5万6405人で年々増加傾向にある（厚生統計協会，2007）．呼吸器外科的な原発巣切除と所属リンパ節郭清術が最も有効な治療手技としてあげられるが，その結果，量的にも機能的にも呼吸機能を減少し，症例によっては術後に呼吸障害を残す場合もある．本項では肺がんの手術療法の周術期の呼吸療法（急性期の呼吸リハビリテーション）を取り上げるが，ガス交換の場である肺そのものが手術の対象臓器であるために，術後の臓器の安静が確保できないことが特徴である．この意味で肺外科領域の呼吸リハビリテーションの重要性は特に高いといえる．

（2）肺がんの臨床医学

肺がんの症状　咳嗽，喀痰などは，いわゆる急性上気道炎などの呼吸器疾患においても一般的にみられる症状であるが，最も注目すべき症状は血痰である．特異的症状ではないが，特に中心型肺がんを早期に発見するための初発症状としては重要である．

進行肺がんは，他臓器がんの進行期と同様に，局所や全身に多彩な症状を呈する．遠隔転移としては肺内転移が最も多いが，その他骨，脳，肝，副腎など全身のあらゆる部位に転移巣を形成し，疼痛や各臓器の機能障害を呈する．

肺がんの診断法

画像診断：　胸部X線単純撮影上の異常陰影が，肺がん診断の起点になることが多い．側面撮影も行うと見落としを減少できる．胸部CT撮影（Kaneko et al., 2000），胸部MRI撮影などは，病変の存在部位の確定と周囲の臓器との関連性などにより多くの情報を提供する．

内視鏡診断：　呼吸器内視鏡（気管支鏡）は肺がんの確定診断のために不可欠のツールである．現在はより鮮明な画像を得ることが可能で，画像の記録・保存に優れた電子内視鏡が主流になっている．より早期病変の診断や粘膜下および気管支壁外病変の診断のためには蛍光内視鏡（SAFE 3000：本多他，2006）や，気管支腔内超音波断層法（EBUS：Tsuboi et al., 2002）などの新しい診断システムが開発されている．

肺がんの病理，細胞診断：　肺がんの確定診断法である，病理組織診断のための生検には，内視鏡を使用した経気管支肺生検（transbronchial lung biopsy：TBLB）などがある．採取器具としてキュレットやブラシなどを用いた細胞診断も肺がん診断に広く応用されている．喀痰細胞診は早期中心型肺がんの有力な発

見手段である．肺がんには腺がん，扁平上皮がん，小細胞がん，大細胞がんなどのいくつかの組織型が存在する（日本肺癌学会，2003）．これらの確定がきわめて重要であることの根拠は，それぞれの組織型によって生物学的悪性度や臨床病態が異なり，治療手技もそれに適したものを選択する必要があるからである．

肺がんの治療法

外科療法： 肺がんに対する標準術式は，原発巣の存在する肺葉切除と系統的な縦隔を含む領域リンパ節の徹底的な郭清である（土屋，2001）．肺葉切除が必要な理由は Lung Cancer Study Group の大規模比較試験で区域切除，部分切除は局所再発率が肺葉切除の4倍程度認められるという事実にも示されている（Ginsberg，1995）．手術治療は主に病期Ⅰ，Ⅱ期の非小細胞がんを対象としている．わが国の1994年の手術例の大規模調査では，術後病期Ⅰ期のうち cT1N0M0（ⅠA）で61%，cT2N0M0（ⅠB）で38%の術後5年生存率が報告されている．一方，縦隔リンパ節転移を伴う進行がん症例に対する手術単独治療の成績は満足できるものでなく，これらの症例に対しては現在，術前導入療法を行う傾向にある（肺癌登録合同委員会，2002）．手術療法はたとえ原発巣が小型でも手術によって残存肺容積は確実に縮小することを意味する．肺の術後では全身麻酔による肺への負荷があるうえに，肺そのものの手術操作による出血，浮腫，炎症細胞浸潤などの侵襲が生じており，他臓器の術後と比較して，特に呼吸管理に細心の注意を要する根拠となっている．現在では低侵襲で呼吸機能温存にもつながる胸腔鏡下手術（森川，2006）や，小型の肺野型非小細胞がんを対象とした積極的な区域切除（児玉他，2004）などの検討が進められている．

化学療法： 各種の化学療法薬による肺がん治療の検討が進められている．進行がんに対する導入療法として，Ⅲ期非小細胞肺がんの術前化学療法の有効性に関する比較試験が各国で検討されている（Nagai et al., 2003）．一方，術後補助療法に関してもその有効性，毒性に関する報告は多いが決定的な結論には至っていないのが現状である．いずれにせよ，単剤で有効性を発揮する安全な新規化学療法薬の開発が待たれている．

放射線療法： Ⅰ期，Ⅱ期で放射線療法が選択されるのは手術拒否，全身状態不良で手術不能の場合である．切除不能例における腫瘍局所制御のためには肉眼的に残存する腫瘍に対して一般に 60 Gy 以上の照射が必要である．brachytherapy（イリジウム192線源を使用した密封小線源治療）も気道閉塞を改善と手術非適応の肺門部早期がんの根治的治療に用いられている（森田，1996）．近年では，重粒子線治療の研究も進められている．

免疫療法： 非特異的な生体免疫能の賦活を目的としたものが大部分を占める．細菌製剤としては菌体成分である BCG や，菌体壁成分である BCG-CWS (cell wall skelton), Corynebacterium parvum, 溶連菌製剤（OK-432）などがある．漢方方剤の一部（十全大補湯，人参養栄湯）には biological response modifire (BRM) としての効果を示唆する報告もみられる（安富他, 1997）.

レーザー治療： 熱エネルギーによって腫瘍を焼灼させる高出力レーザーと，光感受性腫瘍親和性物質と低出力励起レーザーを併用する光線力学的治療法 (photodynamic therapy：PDT) がある．前者は緊急性を要する気道閉塞症例などに有効性を発揮し，各種のステントとの併用が行われる．後者は肺機能の温存につながる中心型早期肺がんの治療戦略のひとつである．術前補助療法として光線力学的治療を主気管支の表層浸潤型腫瘍に施行し退縮を獲得できれば，肺摘除の適応例を sleeve upper lobectomy に縮小できる利点がある．従来の Photofrin-PDT の欠点である日光過敏症を補うために開発された第2世代光感受性物質 (NPe 6) は 2000 年に多施設共同第2相試験を終了し，奏功率は 94.3%，CR 率は 82.9% と良好な結果を示している（池田他, 2006）.

分子標的治療薬： gefitinib (epidermal growth factor receptor (EGFR) の tyrosine kinase 阻害薬) がすでに広く使用されている．間質性肺炎などの副作用の問題があり投与には慎重な姿勢が必要であるが，わが国の単剤投与の奏効率は 20% 程度であり，女性，腺がんで，有効例が多い傾向がみられている (Fukuoka et al., 2003).

遺伝子療法： がん抑制遺伝子のひとつである p 53 を，アデノウイルスをベクターとして腫瘍細胞に導入する試みも行われている．他の治療法でさらなる効果を期待できず，かつ3カ月以上の生存が見込まれる症例が対象となる．その成果には，さらなる研究の余地がある．

肺がんの予後，治療成績 肺がん登録委員会が日本国内で 1994 年に切除された肺がん 7408 例を追跡調査し予後を中心に解析した．これによれば5年生存率は手術例全体で 51.9%，病理病期 IA 79.2%, IB 60.1%, IIA 58.6%, IIB 42.2%, IIIA 28.4%, IIIB 20.0% であった（肺癌登録合同委員会, 2002）．この手術成績から，予後不良な進行がんに対してはさらなる集学的治療の充実と新たな治療手段の開発が要求されている．

c. 肺がん周術期の呼吸リハビリテーションと呼吸管理

(1) 術前呼吸リハビリテーション 手術予定患者のリハビリテーションを評価する初期評価項目には ADL, 呼吸機能検査，肺機能などがある．肺機能は

6分間歩行テスト，階段昇降テスト，トレッドミル検査などを行うことによって評価する．手術待機中にはこれらの評価に基づく運動処方の他に，筋力の増強，柔軟性の維持改善，肺理学療法を週に4～5日行うことが理想的である．
incentive spirometry の活用や，腹式呼吸，ネブライザーの実践が重要である．

(2) 術中の呼吸に関連する注意事項　側臥位（分離換気）手術のため，麻酔医による適切な気道内吸引による気道内分泌物の肺内への吸引防止とdrysite-management（術中補液量：0.5 ml/kg/hr）が重要である．一方，術者は迷走神経肺枝の可及的温存，呼吸筋群の愛護的操作に留意し，必要と判断した場合には肺靱帯離断を行う．

(3) 術後呼吸リハビリテーション　手術直後は覚醒が不十分なこと，術中少なくとも4～5時間は健側側臥位になっていること，麻酔ガスの吸入による気道分泌物の増加と貯留，気管挿管チューブの留置による物理的刺激などで気道内の分泌物の除去が必要である．自身による気道内分泌物の喀出が困難な状況下では，吸引チューブによる経口あるいは経鼻的なsuctionを行う．それでも不十分な場合は放置すると術後無気肺，術後肺炎の併発が高頻度に起こりうるため，ベッドサイドで気管支鏡を使用したbronchial toiletを施行する．術直後は多くの場合，ベンチュリーマスクで O_2 8l・35～40% で経過していることが大部分であるので，broncial toilet の施行時にも鼻カニュラによる酸素投与を3lで継続する．吸引にかける時間を必要最小限にする．気道の徹底的な清浄化と胸腔ドレーンの管理が術後管理の基本である．2～4時間ごとに体位変換などの肺理学療法を行う．術後12時間を経過するころには自動あるいは他動でROM-exを行う．術後第1病日にはベッド上で体位変換を健側側臥位，患側側臥位で行う．この場合，胸腔ドレーンの患者の身体の敷き込みに十分注意する．第1病日から第2病日にかけてベッド上で背部挙上の補助を行いながら半座位，座位の訓練を進める．仰臥位に比較して横隔膜位置が下がるため肺そのものの運動性が増加する．第2から第4病日にかけては，ベッドの端座位，ベッドサイドでの立位に進む．ベッド上で抵抗運動を開始して，筋力の低下を防止する．排泄もこのころになるとベッド脇に設置したポータブルトイレを使用するようになる．第5病日から第7病日で順調に推移すれば胸腔ドレーンは抜管できる．通常はこのころには一般病棟に戻っている．合併症の危険がなく血液ガスが良好に保たれている症例では，用便にも自ら歩いて行くことができる．歩行は1日300 mを目標にできるだけ術後早期から1日3～5回に歩行距離を分けて行っていく．耐久性や筋力の増強運動もこれ以降，継続して行う．第7病日で主たる手術創の抜糸が完了し，歩行訓練

は術後第2週以降1日600〜800mを目標に増やしていく．退院後も呼吸リハビリテーションの適切な継続，実行はもちろんであるが，その他に1日1kmの歩行，予測最大心拍数の75〜85％の運動を10〜40分持続することを目標として長期リハビリテーションに取り組む．使用する機器としてはエアロバイク，アッパーサイクル，トレッドミルなどがある．評価法としては6分間歩行テスト，トレッドミルのデータが用いられる． 〔河手典彦〕

<文　献>

千野直一編（2004）：現代リハビリテーション医学　改訂第2版，金原出版，東京，pp. 4-9.
Fukuoka, M. et al.(2003)：Multi-institutional randomized phase II trial of gefitinib for previously treated patients with advanced non-small-cell lung cancer. *J. Clin. Oncol.*, **21**, 2237-2246.
Ginsberg, R. J. et al.(1995)：Randomized trial of lobectomy versus limited resection for T_1N_0 non-small lung cancer. *Ann. Thorac. Surg.*, **60**, 615.
肺癌登録合同委員会（2002）：肺癌外科切除例の全国集計に関する報告．肺癌，**42**, 555-566.
本多英俊他（2006）：SAFE-3000を用いた蛍光診断．気管支学，**28**(7)，475-481.
池田徳彦他（2006）：中心型早期肺癌の内視鏡治療．日本胸部臨床，**65**, 137-142.
Kaneko, M. et al.(2000)：Computed tomography screening for lung carcinoma in Japan. *Cancer*, **89**, 2485-2488.
児玉　憲他（2004）：肺区域切除・楔状切除．外科治療，**90**, 680-688.
厚生統計協会編（2007）：国民衛生の動向，厚生統計協会，東京.
森川利昭（2006）：肺癌に対する胸腔鏡手術の現状と問題点．外科治療，**94**(5)，849-855.
森田晧三（1996）：非小細胞癌に対する最近の放射線治療の進歩．日胸疾患会誌（増刊），**34**, 103-106.
Nagai, K. et al.(2003)：A randomized trial comparing induction chemotherapy followed by surgery with surgery alone for patients with stage III A N 2 non-small cell lung cancer (JCOG 9209). *J. Thorac. Cardiovasc. Surg.*, **125**, 254-260.
日本肺癌学会編（2003）：組織分類．臨床・病理肺癌取扱い規約　改訂第6版，金原出版，東京，pp. 109-156.
立野勝彦（2002）：21世紀のリハビリテーション医学・医療．医学のあゆみ，**203**(9), 597-599.
Tsuboi, M. et al.(2002)：What is convenient for the convex type EBUS system：FB 19 UV. *Chest*, **122**(4) (suppl), S 104.
土屋了介（2001）：末梢小型肺癌手術のリンパ節郭清．綜合臨床，**50**(8), 2327-2331.
津山直一監修（2001）：標準リハビリテーション医学　第2版，医学書院，東京，pp. 2-17.
上田　敏（1996）：リハビリテーション，講談社，東京，pp. 38-40.
WHO（2001）：International classification of functioning, disability and health.
安富文典他（1997）：人参養栄湯の抗腫瘍効果及びその作用機序の検討．東医大誌，**55**(5), 616-623.

朝倉書店〈生活・家政学関連書〉ご案内

新版 家政学事典
日本家政学会編
B5判 984頁 定価31500円(本体30000円) (60019-3)

社会・生活の急激な変容の中で,人間味豊かな総合的・学際的アプローチが求められ,家政学の重要性がますます認識されている。本書は,家政学全分野を網羅した初の事典として,多くの人々に愛読されてきた『家政学事典』を,この12年間の急激な学問の進展・変化を反映させ,全面的に新しい内容を盛り込み"新版"として刊行するものである。〔内容〕I.家政学原論／II.家族関係／III.家庭経営／IV.家政教育／V.食物／VI.被服／VII.住居／VIII.児童

家政学原論 －生活総合科学へのアプローチ－
富田 守・松岡明子編
A5判 192頁 定価3045円(本体2900円) (60016-2)

家政学すべての領域の学生に必要な共通概念を形成するための基礎となる最新のテキスト。〔内容〕家政学とはどういう学問か／日本の家政学のあゆみ／総合科学・実践科学としての家政学／世界の家政学／家庭・家政を考える／社会と家政学

福祉環境と生活経営 －福祉ミックス時代の自立と共同－
日本家政学会生活経営学部会編
A5判 192頁 定価2940円(本体2800円) (60015-5)

生活を取巻く家族,地域,企業,行政の状況を分析し,主体的に安定的な生活形成を提言。〔内容〕今なぜ生活者の自立と共同か／家族・地域の中での自立と共同／福祉における産業化と市民化／企業社会の変容と生活保障／時代を拓く自立と共同

生活環境学ライブラリー
多様化する人間・生活環境を学ぼうとする人への新しいテキスト

1. 情報生活のリテラシー
野田 隆・奈良由美子編著
A5判 196頁 定価2940円(本体2800円) (60621-8)

生活における情報利用を考える。〔内容〕〈基本的リテラシー〉生活システム／情報行動／生活リスク情報／集団／法情報〈メディア〉インターネット／情報倫理〈情報行動〉家庭生活／IT下での労働／余暇／消費者〈特殊環境下〉被災システム／他

2. アパレル科学概論
松生 勝編著
A5判 212頁 定価3045円(本体2900円) (60622-5)

アパレル科学の各分野を総括する概論書。〔内容〕衣生活の変遷と役割(歴史・目的と機能)／材料(繊維・糸・布・加工)／デザイン(要素・特性・原理)／設計(人体計測・体型・CAD)／生理・衛生／管理(整理・洗濯・保管・処分)／現代の衣生活／他

3. 生活の経営と福祉
長嶋俊介編著
A5判 208頁 定価3045円(本体2900円) (60623-2)

〔内容〕〈生活主体と経営〉生活資源管理／ライフスタイル／ワークスタイル／男女共同参画社会〈家族・地域と福祉・経営〉NPO／介護ストレス／育児(権利・保障と自立・責任)／生活保障／組織・福利・教育・法／消費者教育／家庭教育／環境／他

4. 食物科学概論
的場輝佳編著
A5判 196頁 定価3150円(本体3000円) (60624-9)

食物科学全般に渡り平易に解説した概論書。〔内容〕食物と生活環境／食物とからだ(栄養素・代謝)／病気と栄養／おいしさ(風味・食感)／安全性(化学物質・アレルギー・食中毒)／加工と保蔵(微生物・バイオテクノロジー)／消費者(品質表示)／他

5. 調理科学概論
丸山悦子・山本友江編著
A5判 232頁 定価3045円(本体2900円) (60625-6)

調理に関する現象や食物の構造,技術と科学を融合させた食の理論,食文化にわたる調理科学を平易に解説。〔内容〕調理科学の定義／食物のおいしさと調理／官能検査／調理科学の基礎／調理操作・調理機器／調味料と香辛料

●食生活

オックスフォード 食品・栄養学辞典
五十嵐脩監訳
A5判 424頁 定価9975円（本体9500円）（61039-0）

定評あるオックスフォードの辞典シリーズの一冊"Food & Nutrition"の翻訳。項目は五十音配列とし読者の便宜を図った。食品、栄養、ダイエット、健康などに関するあらゆる方面からの約6000項目を選定し解説されている。食品と料理に関しては、ヨーロッパはもとより、ロシア、アフリカ、南北アメリカ、アジアなど世界中から項目を選定。また特に、健康に関心のある一般読者のために、主要な栄養素の摂取源としての食品について、詳細かつ明解に解説されている

テキスト食物と栄養科学シリーズ3 食品学・食品機能学
大鶴 勝編
B5判 192頁 定価3045円（本体2900円）（61643-9）

基礎を押さえた読みやすく、理解しやすいテキスト。管理栄養士国試改正新ガイドラインに対応。〔内容〕人間と食品／食品の分類／食品成分と栄養素／食品成分の化学と物性／食品素材の栄養特性／食品の機能／栄養強調表示と健康強調表示／他

テキスト食物と栄養科学シリーズ4 食品加工・安全・衛生
大鶴 勝編
B5判 176頁 定価2940円（本体2800円）（61644-6）

〔内容〕食品の規格／食料生産と栄養／食品流通・保存と栄養／食品衛生行政と法規／食中毒／食品による感染症・寄生虫症／食品中の汚染物質／食品の変質／食品添加物／食品の器具と容器包装／食品衛生管理／新しい食品の安全性問題／他

テキスト食物と栄養科学シリーズ5 調理学
渕上倫子編著
B5判 184頁 定価2940円（本体2800円）（61645-3）

基礎を押さえた読みやすく、理解しやすいテキスト。管理栄養士国試改正新ガイドラインに対応。〔内容〕食事計画論／食物の嗜好性とその評価／加熱・非加熱調理操作と調理器具／調理操作中の栄養成分の変化／食品の調理特性／嗜好飲料／他

最新 調理学 ―理論と応用―
加田静子・高木節子編
B5判 144頁 定価3150円（本体3000円）（61044-4）

好評の『新版調理学―理論と応用』を全面改訂。管理栄養士養成過程カリキュラムに準拠。〔内容〕調理学を学ぶにあたって／調理と食事計画／調理と嗜好性／調理操作／植物性食品の調理／動物性食品の調理／その他の食品の調理／調理と食文化

最新 調 理 ―基礎と応用―
高木節子・加田静子編
B5判 200頁 定価3465円（本体3300円）（61043-7）

好評の『新版調理―基礎と応用』の全面改訂版。21世紀を迎えた今日の、食生活の急速な変容と混乱踏まえ、"望ましい食生活とは如何にあるべきか"という視点でまとめられた調理実習書。管理栄養士、栄養士養成課程の教科書として最適

新版 ライフステージの栄養学 ―理論と実習― （訂正版）
武藤静子編著
B5判 152頁 定価2940円（本体2800円）（61042-0）

好評の旧版の全面改訂版。各ライフステージにおける栄養の基礎知識に実習用献立を加えて平易に解説。〔内容〕医学／栄養学・栄養管理／妊娠・授乳期／乳児期／幼児期／学童期／思春期・青年期／成人期・中高年期／高齢期／食事／食生活指針

最新栄養科学シリーズ1 基礎栄養学
五明紀春・渡邉早苗・小原郁夫編
B5判 168頁 定価2835円（本体2700円）（61621-7）

〔内容〕栄養と食生活（現代の食生活・からだと栄養・エネルギー代謝）／栄養素の生理的作用（糖質・脂質・たんぱく質・ビタミン・無機質・水・電解質）／栄養素の発見と遺伝子（栄養学の歴史・遺伝子発現と栄養）

最新栄養科学シリーズ2 応用栄養学
五明紀春・渡邉早苗・小原郁夫・山田哲雄編
B5判 196頁 定価3045円（本体2900円）（61622-4）

〔内容〕人と栄養管理（栄養マネジメント／栄養ケア／栄養評価）／栄養の要求（成長・発達と加齢／栄養必要量）ライフステージと栄養管理（妊娠期／授乳期／新生児期／幼児期／学童期／思春期／成人期／閉経期／高齢期）／運動、環境と栄養

シリーズ〈生活科学〉
新しい視点で〈生活科学〉を展望した大学・短大向テキスト

生活文化論
佐々井啓・篠原聡子・飯田文子編著
A5判 192頁 定価2940円（本体2800円）（60591-4）

生活に根差した文化を，時代ごとに衣食住の各視点から事例を中心に記述した新しいテキスト。〔内容〕生活文化とは／民族／貴族の生活（平安）／武家（室町・安土桃山）／市民（江戸）／ヨーロッパ／アメリカ／明治／大正／昭和／21世紀／他

衣服学
島崎恒蔵・佐々井啓編
A5判 192頁 定価3045円（本体2900円）（60596-9）

被服学を学ぶ学生に必要な科学的な基礎知識と実際的な生活上での衣服について，簡潔にわかりやすく解説した最新の教科書。〔内容〕衣服の起源と役割／衣服の素材／衣服のデザイン・構成／人体と着装／衣服の取り扱い／衣服の消費と環境

衣生活学
佐々井啓編著
A5判 200頁 定価3045円（本体2900円）（60597-6）

近年，家政学に要求されている生活面からのアプローチに応え，被服学を生活の場からの視点で広くとらえた大学・短大向教科書。〔内容〕衣服と生活／衣生活の変遷／民族と衣生活／衣服の設計と製作／ライフスタイルと衣服／衣服の取り扱い

ファッションの歴史 —西洋服飾史—
佐々井啓編著
A5判 196頁 定価2940円（本体2800円）（60598-3）

古代から現代まで西洋服飾の変遷を簡潔に解説する好評の旧版の後継書。現代の内容も充実。背景の文化にも目を向け，絵画・文学・歴史地図等も紹介。〔内容〕古代／東ローマ／ルネッサンス／宮廷／革命／市民／多様化／19世紀／20世紀／他

住居学
後藤 久・沖田富美子編著
A5判 200頁 定価2940円（本体2800円）（60606-5）

住居学を学ぶにあたり，全体を幅広く理解するためのわかりやすい教科書。〔内容〕住居の歴史／生活と住居（住生活・経済・管理・防災と安全）／計画と設計（意匠）／環境と設備／構造安全／福祉環境（住宅問題・高齢社会・まちづくり）／他

被服学辞典
阿部幸子他編
A5判 480頁 定価18900円（本体18000円）（62009-2）

被服学全般を一望の下に概観することができ，細部にわたる部分についても直ちに引用できるよう編集された五十音順の辞典。大学・短大の被服学関係の研究者・学生，家庭科担当の先生，被服に関する研究・業務にたずさわる人々の必携書。

新版 服装文化史
鷹司綸子著
A5判 240頁 定価3780円（本体3600円）（62007-8）

被服学と服装史を修めた著者により，服装文化の流れを解説。好評な旧版の全面改版版。〔内容〕日本の服装（着衣と織物／大陸と日本と／斑鳩から寧楽へ／大宮人の世界／他）。西洋の服装（東方の輝き／東方から西方へ／ヘレニズムの発展／他）

アパレル科学 —美しく快適な被服を科学する—
丹羽雅子編著
B5判 128頁 定価3570円（本体3400円）（62012-2）

全く新しい視点からとらえた被服科学の教科書。〔内容〕快適な衣生活のためのアパレル科学／アパレルによる快適性の創出／美しい外観をもつアパレル／型くずれしにくいアパレル／アパレルと素材／ケーススタディ／これからのアパレル科学

アパレル構成学
冨田明美・高橋知子・森 由紀・石原久代・青山喜久子・村田温子・原田妙子著
B5判 144頁 定価3045円（本体2900円）（62013-9）

好評の「被服構成学」の後継。基礎知識に最新の情報を加え，具体的事例と豊富な図表でわかりやすく解説したテキスト。〔内容〕機能と型式の推移／着衣する人体／アパレルデザイン／素材と造形性能／設計／生産／着装の意義／選択と購入／他

人間環境学 —よりよい環境デザインへ—
日本建築学会編
B5判 148頁 定価4095円（本体3900円）（26011-3）

建築，住居，デザイン系学生を主対象とした新時代の好指針〔内容〕人間環境学とは／環境デザインにおける物理的要因／環境評価／感覚，記憶／行動が作る空間／子供と高齢者／住まう環境／働く環境／学ぶ環境／癒される環境／都市の景観

シリーズ〈人間と建築〉1 環境と空間
高橋鷹志・長澤 泰・西出和彦編
A5判 176頁 定価3990円（本体3800円）（26851-5）

建築・街・地域という物理的構築環境をより人間的な視点から見直し，建築・住居系学科のみならず環境学部系の学生も対象とした新趣向を提示。〔内容〕人間と環境／人体のまわりのエコロジー（身体と座，空間知覚）／環境の知覚・認知・行動

シリーズ〈人間と建築〉2 環境と行動
高橋鷹志・長澤 泰・鈴木 毅編
A5判 176頁 定価3360円（本体3200円）（26852-2）

行動面から住環境を理解する。〔内容〕行動から環境を捉える視点（鈴木毅）／行動から読む住居（王青・古賀紀江・大月敏雄）／行動から読む施設（柳澤要・李威儀・山下哲郎）／行動から読む地域（狩野徹・橘弘志・渡辺治・市岡綾子）

シリーズ〈人間と建築〉3 環境とデザイン
高橋鷹志・長澤 泰・西村伸也編
A5判 192頁 定価3570円（本体3400円）（26853-9）

〔内容〕デザイン方法の中の環境行動（横山ゆりか・西村伸也・和田浩一）／環境デザインを支える仕組み（山田哲弥・鞆田茂・西村伸也・鈴木毅・田中康裕）／人と環境に広がるデザイン（横山俊祐・岩佐明彦・西村伸也・鈴木毅）

住まいのインテリアデザイン
牧野・木谷・郡司島・齋藤・北本・宮川・奥田・北村著
A5判 152頁 定価2940円（本体2800円）（63004-6）

図や写真が豊富な資格対応テキスト。〔内容〕事例／計画（広さとかたち・家具と収納・設備・間取りと住まい方・集合住宅・安全で健康的な住まい）／演出（色彩と配色・採光と照明・材料）／情報（リフォーム・インテリアの仕事と関連法規）／表現／他

健康と住まい
梁瀬度子編
A5判 164頁 定価3045円（本体2900円）（63002-2）

豊かで健康的な住まいづくりを解説。〔内容〕人・住まい・環境（環境と人間，住まいと温熱環境）／くらしと住まい（くつろぎの空間，くつろぎ空間のインテリア，食の空間，眠りの空間，子どもと住まい，高齢期の住まい，生活の国際化と住まい）

コンパクト公衆衛生学（第3版）
千葉百子・小林廉毅・川名はつ子編
B5判 152頁 定価3045円（本体2900円）（64032-8）

好評の第2版を改訂。基本的事項を図・表・イラストを用い親しみやすく解説した2色刷テキスト。〔内容〕人口問題と出生・死亡／疫学的方法による健康の理解／空気と健康／上水，下水と廃棄物処理／環境汚染と公害／公衆栄養，食品保健／他

基礎衛生・公衆衛生学（三訂版）
緒方正名編著
A5判 200頁 定価3360円（本体3200円）（64034-2）

公衆衛生学の定番テキストとして好評の第2版を改訂。〔内容〕公衆衛生概論／人口・保健統計／疫学／感染症／母子保健／学校保健／生活習慣病／高齢者保健／精神保健／産業保健／環境保健／食品衛生／衛生行政・社会保障／保健医療福祉

ISBN は 978-4-254- を省略　　　　　　　　　　　　（表示価格は2008年1月現在）

朝倉書店
〒162-8707 東京都新宿区新小川町6-29
電話 直通(03) 3260-7631　FAX(03) 3260-0180
http://www.asakura.co.jp　eigyo@asakura.co.jp

朝倉書店〈健康・スポーツ科学関連書〉ご案内

運動と栄養と食品
伏木 亨編
A5判 176頁 定価3150円（本体3000円）（69041-5）

好評の『スポーツと栄養と食品』の姉妹書。〔内容〕運動とアミノ酸・タンパク質／運動と筋肉への糖吸収機構／疲労感発生メカニズム／筋肉増強のメカニズム／エネルギー代謝と食品／運動とミネラル／運動時のエネルギー代謝／運動と食品。

最新健康科学概論
緒方正名監修 前橋 明・大森豊緑編著
A5判 216頁 定価3360円（本体3200円）（64033-5）

近年いよいよ関心の高まる健康科学，健康づくりについて，網羅的にかつ平明に解説した大学・短大生向けテキスト。〔内容〕健康の意識／ストレスと健康／ライフステージと健康管理／保健行動と健康管理システム／職業・作業活動と健康／他

スポーツバイオメカニクス
深代千之・桜井伸二・平野裕一・阿江通良編著
B5判 164頁 定価3675円（本体3500円）（69038-5）

スポーツの中に見られる身体運動のメカニズムをバイオメカニクスの観点から整理し，バイオメカニクスの研究方法について具体的に解説。〔内容〕発達と加齢・臨床におけるバイオメカニクス／力学の基礎／計測とデータ処理／解析／評価／他

スポーツバイオメカニクス20講
阿江通良・藤井範久著
A5判 184頁 定価3360円（本体3200円）（69040-8）

スポーツの指導，特に技術の指導やトレーニングを効果的に行うためには，身体運動を力学的に観察し分析することが不可欠である。本書はスポーツバイオメカニクスの基礎を多数の図（130）を用いて簡潔明快に解説したベストの入門書である

運動生理学20講（第2版）
勝田 茂編著
B5判 164頁 定価3570円（本体3400円）（69032-3）

好評を博した旧版を全面改訂。全体を20章にまとめ，章末には設問を設けた。〔内容〕骨格筋の構造と機能／筋力と筋パワー／神経系による運動の調節／運動時のホルモン分泌／運動と呼吸・心循環／運動時の水分・栄養摂取／運動と発育発達／他

健康・スポーツ科学
武井義明著
A5判 136頁 定価2940円（本体2800円）（69034-7）

「ヒト（生体）」に関して運動生理学と"複雑系"の側面から理解することで「人」を知ることをめざし，大学・短大向けに平易に解説。〔内容〕健康・スポーツ科学とは何か／運動生理学によるヒトの理解／生体協同現象学によるヒトの理解

スポーツ医学 ―基礎と臨床―
日本体力医学会学術委員会監修
B5判 416頁 定価15750円（本体15000円）（69031-6）

日本体力医学会学術委員会の編集による「スポーツ医学の基礎」を全面改訂。各種疾病と運動許可条件・運動処方の内容を充実させ，実践にも役立つように配慮。〔内容〕基礎編／疾病と運動編／スポーツ外傷・障害編／体力の測定と評価の実際

体力づくりのためのスポーツ科学
湯浅景元・青木純一郎・福永哲夫編
A5判 212頁 定価3045円（本体2900円）（69036-1）

健康なライフスタイルのための生活習慣・体力づくりをテーマに，生涯体育の観点からまとめられた学生向けテキスト。〔内容〕大学生と体力／体力づくりのためのトレーニング／生活習慣と食事／女子学生の体力づくり／生涯にわたる体力づくり

最新 人体生理学入門
伊藤眞次・黒島晨汎編
A5判 224頁 定価3675円（本体3500円）（64018-2）

大学一般教養から，短大，コメディカル，健康科学などの人々のための標準的教科書。〔内容〕人体生理学とは／体液と血液／心臓と血管系／呼吸／消化・吸収／エネルギー代謝／体温／腎臓／内分泌／骨格と筋肉／神経系／感覚／性腺と生殖

シリーズ[トレーニングの科学]
最新の情報を網羅する選手,現場の指導者向けの好シリーズ

1. レジスタンス・トレーニング
トレーニング科学研究会編
A5判 296頁 定価5460円(本体5200円)(69015-6)

〔内容〕レジスタンストレーニングの実際と課題・基礎/競技スポーツにおけるレジスタンストレーニングの実際と課題(20種目)/一般人におけるレジスタンストレーニングの実際と課題/レジスタンストレーニングにおけるけがと障害/他

3. コンディショニングの科学
トレーニング科学研究会編
A5判 232頁 定価4620円(本体4400円)(69017-0)

〔内容〕基礎編(コンディショニングとは/コンディショニングマネージメント/ピーキング/グリコーゲンローディング/減量/オーバートレーニング/スポーツPNF/アスレチックトレーナー/女性)/種目編(マラソンほか15競技種目)

5. 競技力向上の スポーツ栄養学
トレーニング科学研究会編
A5判 208頁 定価3990円(本体3800円)(69019-4)

〔内容〕トレーニングと食事のタイミング/スポーツ種目別にみた栄養素の配分/スポーツ飲料の基礎/ジュニア期のスポーツと食事の配慮/高所トレーニングにおける食事/種目別・期分け別献立例/付録:栄養補助食品・飲料リスト/他

トレーニング科学ハンドブック(新装版)
トレーニング科学研究会編
B5判 560頁 定価23100円(本体22000円)(69042-2)

競技力向上と健康増進の二つの視点から,トレーニング科学にかかわる基本的な事項と最新の情報のすべてがわかりやすいかたちで一冊の中に盛込まれている。〔内容〕素質とトレーニングの可能性/トレーニングの原則と実際/トレーニングマネージメント/トレーニングの種類と方法/トレーニングの評価法/トレーニングとスポーツ医学/トレーニングによる生体適応/トレーニングに及ぼす生物学的因子/トレーニングへの科学的アプローチ/トレーニングと疾患/用語解説/他

スポーツ基礎数理ハンドブック
深代千之・柴山 明著
A5判 424頁 定価10290円(本体9800円)(69035-4)

スポーツ科学を学び,研究しようとする人にとって,基本的な数学や力学は必須の道具である。その道具を活用できるよう基本的知識・方法を厳選し,著者独自の工夫を加えて丁寧に解説。〔内容〕スポーツバイオメカニクス/数/三角比・三角関数/ベクトル/微分法/積分法/いくつかの関数/微分方程式気分/バイメカことはじめ/質点の運動/運動量/力学的エネルギー/回転運動の初歩/剛体の運動/関節トルク/慣性系・非慣性系/フーリエ解析の怪/古典力学小史

人間の許容限界事典
山崎昌廣・坂本和義・関 邦博編
B5判 1032頁 定価39900円(本体38000円)(10191-1)

人間の能力の限界について,生理学,心理学,運動学,生物学,物理学,化学,栄養学の7分野より図表を多用し解説(約140項目)。〔内容〕視覚/聴覚/骨/筋/体液/睡眠/時間知覚/識別/記憶/学習/ストレス/体罰/やる気/歩行/走行/潜水/バランス能力/寿命/疫病/体脂肪/進化/低圧/高圧/振動/風/紫外線/電磁波/居住スペース/照明/環境ホルモン/酸素/不活性ガス/大気汚染/喫煙/地球温暖化/ビタミン/アルコール/必須アミノ酸/ダイエット/他

現代の体育・スポーツ科学
スポーツを科学の目でとらえる

スポーツトレーニング
浅見俊雄著
A5判 180頁 定価3885円（本体3700円）（69517-5）

〈勝つためのトレーニング〉への好指針。〔内容〕動く身体の構造と機能／体力トレーニング／技術と戦術のトレーニング／意志のトレーニング／発育・発達とトレーニング／トレーニング計画の立て方・進め方／スポーツ指導者の役割／他

スポーツ・ダイナミクス
永田 晟著
A5判 216頁 定価3465円（本体3300円）（69519-9）

複雑な各種スポーツのメカニクスとその背景となる科学的な知識について多数の図を用いて解説。〔内容〕スポーツのメカニクス／体育科教育のバイオ・ダイナミクス／スポーツ力学と運動方程式／関節のダイナミクス／スポーツ医学と事故

パワーアップの科学 ―人体エンジンのパワーと効率―
金子公宥著
A5判 232頁 定価3990円（本体3800円）（69521-2）

多数の図（200）を駆使してエネルギー論的アプローチにより，ヒトの身体活動とその能力を明快に解説。〔内容〕パワーとは何か／人体エンジンのパワー／筋肉の特性と出力パワー／パワーの発育発達とトレーニング／人体エンジンの効率／他

新版 運動処方 ―理論と実際―
池上晴夫著
A5判 288頁 定価4830円（本体4600円）（69522-9）

運動処方のすべてを明快・具体的に解説。〔内容〕健康と運動と体力／運動の効果（自覚的効果・心臓・血圧・動脈硬化・有酸素能力・全身持久力・体温調節機能・肥満と血中脂質・体力に及ぼす効果・喫煙と運動・運動と栄養）／運動処方の実際

数理体力学
松浦義行編著
A5判 216頁 定価3780円（本体3600円）（69524-3）

〔内容〕体力の測定・評価の数理／体力発達の数理的解析／数理体力学の諸問題（スポーツ科学への数学的接近の必要性，数学的アプローチの長所と限界，帰納的数理と演繹的数理による接近）／スポーツ現象理解のための数理モデルの構築と実際

身体機能の調節性 ―運動に対する応答を中心に―
池上晴夫編
A5判 288頁 定価5040円（本体4800円）（69526-7）

運動を切口にして生理機能の調節性を解説。〔内容〕エネルギーの需要と供給／呼吸系の応答／循環系の応答／重力と運動／高地と運動／運動と骨格筋／運動と発汗調節／運動と体液の調節／四肢の運動調節／姿勢の調節／運動と内分泌系／他

フィットネススポーツの科学
芝山秀太郎・江橋 博編
A5判 192頁 定価3675円（本体3500円）（69527-4）

健康づくりに役立つフィットネススポーツを実際的に解説。〔内容〕健康づくりとフィットネススポーツ／運動処方とフィットネススポーツ／長期間のフィットネススポーツとその効果／ウエイトコントロール／フィットネススポーツ処方の実際他

女性とスポーツ ―動くからだの科学―
加賀谷淳子編
A5判 240頁 定価4725円（本体4500円）（69528-1）

〔内容〕遺伝子からみた性差／体格と身体組成／女性の筋・神経系・呼吸・循環系・内分泌系の特性と運動／女性の代謝特性と減量／運動と骨／妊娠出産と運動／男性と女性の動きの相違／女性の競技記録／女性の運動と身体に関する資料集

スポーツと寿命
大澤清二著
A5判 240頁 定価5040円（本体4800円）（69529-8）

〔内容〕寿命と運動／体力と寿命／体格と寿命／ライフスタイルと寿命／スポーツ習慣と寿命／日本人スポーツマンの寿命／スポーツ種目と寿命／スポーツマンの死因／スポーツによる障害と事故死の確率／女性とスポーツ／他

オックスフォード スポーツ医科学辞典

M.ケント編著　福永哲夫監訳
A5判　592頁　定価14700円（本体14000円）（69033-0）

定評あるOxford University Press社の"The Oxford Dictionary of Sports Science and Medicine (2nd Edition)"（1998年）の完訳版。解剖学，バイオメカニクス，運動生理学，栄養学，トレーニング科学，スポーツ心理学・社会学，スポーツ医学，測定・評価などスポーツ科学全般にわたる約7500項目を50音順配列で簡明に解説（図版165）。関連諸科学の学際的協力を得て，その領域に広がりをみせつつあるスポーツ科学に携わる人々にとって待望の用語辞典

筋の科学事典
―構造・機能・運動―

福永哲夫編
B5判　528頁　定価18900円（本体18000円）（69039-2）

人間の身体運動をつかさどる最も基本的な組織としての「ヒト骨格筋」。その解剖学的構造と機能的特性について最新の科学的資料に基づき総合的に解説。「運動する筋の科学」について基礎から応用までを網羅した。〔内容〕身体運動を生み出す筋の構造と機能／骨格筋の解剖と生理／骨格筋の機能を決定する形態学的要因／筋の代謝と筋線維組成／筋を活動させる神経機序／筋収縮の効率／筋と環境／筋のトレーニング／筋とスポーツ／人体筋の計測／筋とコンディショニング

からだ
身体のからくり事典

杉崎紀子著
A5判　372頁　定価6300円（本体6000円）（64029-8）

人間のからだの仕組みは複雑でありながらみごとに統御され"からくり"に支配されてヒトは生きている。その複雑で巧妙なメカニズムを，一つの目でとらえ，著者自身の作成したオリジナルの総合図をもとにスプレッド方式（見開き2ページを片面図，片面本文解説）で173項目を明快に解説。医学・医療関係者，健康・運動科学等ヒトの身体を学ぶ方々に必携の書。〔内容〕身体機能の知識（58項目）／病気の基礎知識（66項目）／健康生活の基礎知識（32項目）／健康政策の基礎知識（17項目）

日本人のからだ
―健康・身体データ集―

鈴木隆雄著
B5判　356頁　定価14700円（本体14000円）（10138-6）

身体にかかわる研究，ものづくりに携わるすべての人に必携のデータブック。総論では，日本人の身体についての時代差・地方差，成長と発達，老化，人口・栄養・代謝，運動能力，健康・病気・死因を，各論ではすべての器官のデータを収録。日本人の身体・身性に関する総合データブック。〔内容〕日本人の身体についての時代差・地方差／日本人の成長と発達／老化／人口・栄養・代謝／運動能力／健康・病気／死因／各論（すべての器官）／付：主な臨床検査にもとづく正常値／他

足の事典

山崎信寿編
B5判　216頁　定価10290円（本体9800円）（20096-6）

数百万年前に二足歩行により手を解放してきた足を改めて見直し，健康や物作りの基礎となる様々なデータを収載。〔内容〕解剖（体表，骨格，筋・血管・神経，時代的変化，足の異常等）／形態（測り方，計測データ，形態特徴，体表面積等）／生理（皮膚感覚，発汗と不感蒸泄，むくみ，利き足，足刺激の効用等）／歩行（足趾の動き，アーチ・寸法の変化，足底圧変化，着力点軌跡，床反力等）／動態（足表面・足首の柔軟性，関節の靭帯物性，モデル解析，足指の力，ハイヒール歩行等）

ISBNは978-4-254-を省略　　　　　　　　　　　　　　　　（表示価格は2008年5月現在）

朝倉書店

〒162-8707　東京都新宿区新小川町6-29
電話　直通（03）3260-7631　FAX（03）3260-0180
http://www.asakura.co.jp　eigyo@asakura.co.jp

5 健康福祉を支える応用医科学
―身体の運動―

5.1 健康福祉バイオメカニクス

　21世紀に入りわが国は少子高齢社会の到来，成長型社会の終焉，生産機能の海外移転がすすむことによって起こる産業の空洞化，そして経済不況が続く．また，青少年や中年層においても生活不安とストレスが増大し，自殺やホームレス，家庭内暴力，虐待（身体的，精神的，性的，放置），引きこもりなどが社会問題となっている．

　このような21世紀．いま人はどう生きるかが問われる．少子高齢社会における高齢者介護問題へのひとつの社会的対応策として2000年4月から介護保険制度が，①高齢者介護に対する社会的支援，②在宅介護の重視，③予防・リハビリテーションの充実，④総合的，一体的，効率的なサービスの提供，⑤市民の幅広い参加と民間活力の活用，⑥社会連体による支えあい，⑦安定的かつ効率的な事業運営と地域性の配慮などを目標にスタートした．

　WHO（世界保健機関）は2000年から従来の平均寿命に加えて，新たに健康度を表す総合指標として各国の平均健康寿命（病気にかからず，健康に生きられる寿命）を発表した．それによると2002年発表の日本の平均寿命の81.9歳に対し，平均健康寿命は75.0歳である（http://www2.ttcn.ne.jp/honkawa/1620.html）．

　年齢ごとの死亡率だけから算出されていた平均寿命に比べ，健康寿命は「質」を考慮しており，健康政策づくりの指標とされる．厚生省（現・厚生労働省）の策定した21世紀における国民健康づくり運動「健康日本21」は，健康寿命の延伸を目標に定めている．平均寿命がのびつづける中で，認知症や寝たきりなどで要介護状態になる期間を減らして，平均健康寿命との差をちぢめていくことが，健康政策や健康科学の課題とされる．

a. この飽食の時代にあって

　いま欲しいものは周りにころがっている．ついおいしいものに目が移り食べすぎてしまう．生活が便利になったことで運動不足となる．やがて肥満に陥り生活習慣病にかかる．食物を摂りすぎると肥満になり，生活習慣病の引き金となるこ

とはいわれればわかるにしても，いざ目の前においしいものがあればつい食べすぎてしまうのは人間の弱いところである．

大切なことは，筋肉の活動がエネルギーを消費し，余分に取りこんだ糖質や脂肪を燃焼させれば，肥満の予防につながるということである．からだの中で物質代謝が正常に行われている状態であれば，すなわち，からだが必要とする物質が十分に補給され不要になった物質が滞ることなく排泄されれば健康な状態が保たれる．

このようなことから，筋肉の活動，適度な運動が健全なからだをつくる基本となる．この飽食の時代においては，健康で豊かな生活を送るためには身体運動はなくてはならないものとなってきている．

本節ではバイオメカニクスの領域から，精神的，肉体的に質の高い健康を求めての身体運動に関して論ずる．

先ほども述べたように少子高齢社会の到来にあたり，特に高齢者には，身体的機能の衰えを抑え自立した社会生活を営むための「質」を考慮した身体運動が必需となる．

b．どのような運動がよいか

ではこのような人のためにどのような運動がよいかということになる．同じ姿勢を長くとったり，強い運動をしたりした後で，よく無意識のうちに腕，首，背筋をストレッチする．ストレッチをすれば気持ちよくなる．

ではどのようなストレッチがからだによいかということになるが，現在ストレッチの種類はたくさんある．静的なストレッチや動的なストレッチがあり，動的なストレッチの中にはゆっくりとしたものから急激に伸ばすストレッチがある．どの様式で行うかはその目的によって異なると理解するのが妥当であろう．老若男女，生活様式，疲労度合い（健康度合い）の違いでどのようなストレッチが適切なのかが示唆できる．一般的に，ストレッチをするときはリラックスした状態で行うことをすすめる．

その理由を説明する．図 5.1 は骨格筋の構造を拡大し，収縮における最小単位である筋節までを示している．そこにはミオシンフィラメントとアクチンフィラメントが互い違いに配列されている．筋が収縮するということは，ミオシンがアクチンにくっついてはこれを引き寄せ，引き寄せては離し，またその先のアクチンにくっついては引き寄せるということの繰り返しで，互いのフィラメントが互いに滑り込みながら張力を発揮する現象である．問題は収縮が終わると筋はどのようになるかということである．筋は外力が加わらない限り筋自体に伸びる機能

図 5.1 骨格筋の構造

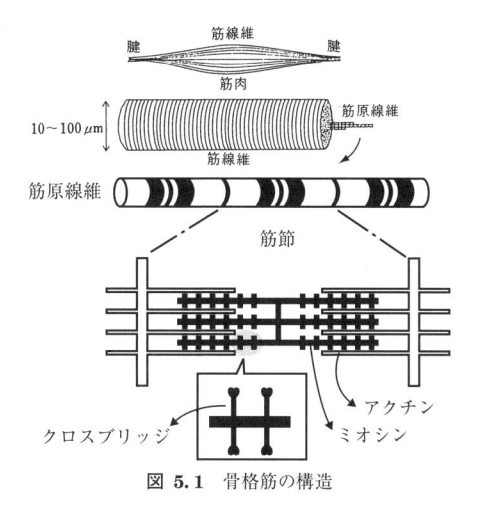

は備わっていない．

　スポーツ，仕事で身体を動かしたり力を出したりするとき筋が収縮する．しかし，そのままでは筋はもとの長さに戻らない．とりわけ，長時間収縮したりすると短く硬くなったままの状態を保つ．

　実験データで例を示そう．

　まず動物実験から説明する．筋に5秒間の電気刺激を与え筋を収縮させると，刺激が終わっても短期間（数秒から数十分間）にわたって脊髄反射経路内で興奮性が高まるという報告がある．この研究に関してはハットンと鈴木（Hutton, 1984；鈴木, 1987）によってまとめられているが，その興奮の高まりを短期可塑性と呼んでいる．この短期可塑性はα運動ニューロンとそれが神経支配する骨格筋線維群（運動単位）にも，γ運動ニューロンとそれが神経支配する筋紡錘錘内筋線維にもみられる．

　ハットンらは，動物実験で筋収縮後の短期可塑性を報告した後，ヒトで等尺性最大筋力（MVC）の2%の収縮を25%，50%，100% MVC発揮後に，視覚フィードバックのない状態で行わせると，当人が前もって発揮した2% MVCの筋力との間に相当の誤差が生じることを報告し，ヒトにおいても筋収縮後の興奮性の高まり（短期可塑性）が起こることを示唆した（Hutton et al., 1987）．興味深いのは，この誤差が筋のストレッチによって減少するということである．さらに鈴木らは，ヒトの上腕二頭筋から単一運動単位と表面筋電図を記録し，2% MVCの等尺性収縮を維持した状態から25%または50% MVCの随意収縮後に，再び2%

MVC を維持させると，それまで活動していなかった運動単位の新たな参画が起こること，また表面筋電図の活動が増大することを報告した(Suzuki et al., 1988, 1990)．また，5秒に1回の割合で連続的に等尺性の筋収縮を行い単一運動単位の力閾値(ある運動単位が参画するときの発揮筋力)を調べるとその力閾値は徐々に低下するが，筋のストレッチによって再び最初の力閾値レベルに戻る傾向のあることを報告した．最近，Wilson らは，ヒトの実験で等尺性筋収縮後のリラックス時に筋紡錘からの求心性発射が収縮前の頻度に戻らないことを報告し（Wilson et al., 1995)，鈴木らの等尺性筋収縮後の短期可塑性の存在をヒトの筋紡錘から発射する神経活動を記録することによって実証している．

以上のことから，筋を一度収縮させると，感覚神経からの入力が収縮後もしばらく続き，運動ニューロンを興奮させ，知らず知らずのうちに筋が緊張することがわかる．その緊張を解きほぐし，リセットするのがストレッチの働きということになる．

仕事中，姿勢が悪いと筋はバランスをとるためにその間ずっと収縮する．また緊張したり集中しすぎたりすると，肩・首などの筋が無意識に収縮する．すなわち，日常生活の中で自分では意識しなくても，筋は無意識のうちに収縮すること

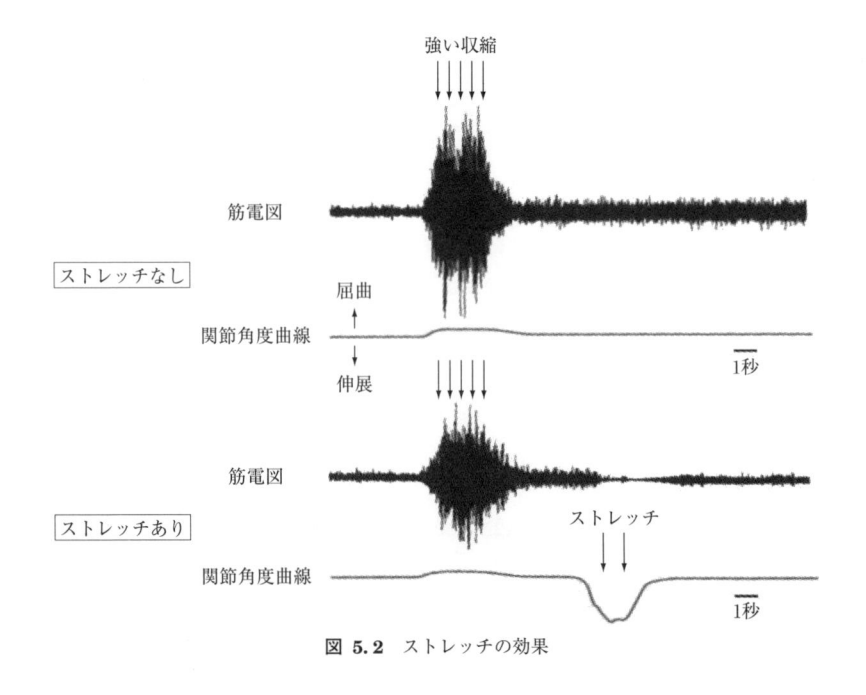

図 5.2 ストレッチの効果

がある．

　筋が無意識のうちに収縮するメカニズムの一端を図5.2の実験データで紹介する．上段をみていただきたい．これは，上肢筋から記録した表面筋電図である．ここでは5秒間強い収縮を行っているが，その前後の筋電図の活動状態を比較すると収縮後の活動が大きくなっている．この現象は無意識に起こる．このままにしておくとこの現象はかなり長く続き，筋は疲労し硬くなる．

　図5.2の下段は，5秒間の強い収縮を行った後に，関節を伸ばして筋をストレッチした場合を示している．すると筋収縮後の活動は弱まり，筋はストレッチしない場合（上段）に比べ，弛緩していることがわかる．運動後のストレッチの効果と考えられる．

c. ストレッチの種類

　先ほど述べたようにストレッチには静的ストレッチと動的ストレッチがある．静的ストレッチは最も一般的なストレッチである．ストレッチする筋の関節を反動を使わず可動域ぎりぎりまで広げ，筋をできるだけ弛緩させた状態で，ゆっくりと気持ちよいと感じる範囲でじわじわと伸ばすのがポイントである．静的ストレッチがひとつの筋肉を意識して一方向にストレッチするのに対して，動的ストレッチは腕や足などを種々の方向にゆっくりと回転，回旋して硬くなった関節の動きをよりよくするストレッチである．昭和の初期からNHKの電波にのって放送開始されたラジオ体操もそのひとつと考えられる．関節をゆっくりと大きく回して複数の筋肉を伸ばし体のアンバランスを調整し，人間が本来もっているスムーズな動きを回復させる．

d. 高度な手法を用いるストレッチ

　ストレッチには先述した静的ストレッチと，ラジオ体操のようにわりと簡単にひとりでできるものの他にも，高度な手法を用いる複雑なストレッチがある．

　PNFストレッチ（固有受容性神経筋促通法を利用したストレッチ）はそのひとつである．当初このPNFストレッチは理学療法士（セラピスト）が麻痺患者の筋力回復を早めるための治療法として用いた手法である．動かない手足をいかにして動くようにするか，そのために解剖学や神経生理学などを基礎にしている．

　いま取り入れられているPNFストレッチとして，ストレッチしようとする筋群を最初に最大努力で等尺性に収縮した直後に，静的ストレッチをする"収縮弛緩・ストレッチ（CR）"，あるいはさらに複雑な手技を使う"収縮弛緩-主動筋収縮・ストレッチ"がある．この手法はCRではじまるところは同じであるが，さらにセラピストの補助によってトルクをかけてストレッチしているときに，拮抗

する筋（主動筋）を随意的（積極的）に収縮させるという手の込んだ手法で，本来脊髄神経系に備わる固有反射を利用したテクニックである．

ポイントは，その筋を弛緩させた状態（α運動ニューロンの活動を抑えた状態）で行うことと，強すぎないように注意することである．しかし，前項で述べたように筋弛緩を狙ったテクニックが，ひとつ間違えば筋の興奮を高めることにもなり，よく理解したうえで正確に行わなければならず，ストレッチの効果を求めるにはかなり難しいテクニックである．

以上，ストレッチは筋疲労の軽減や，関節可動域を広げることでケガを最小限に抑える効果やスポーツパフォーマンスを最大限に引き出す効果などが期待され，健康に，そして充実した生活を送るうえで重要な身体運動のひとつと位置づけることができる．

e. 肩こりの原因

先ほど無意識の緊張のことを言及したが，なぜ肩こりが起こるかは理解できよう．ではどのようなストレッチが有効であるかということになるが，その前に肩の近辺，特に肩甲骨の役割について説明する．

図5.3をみていただきたい．

①上腕は肩甲骨に連結

②肩甲骨は肋骨の後方にあり，浮いている

③腕の動作は胸鎖関節が支点となり鎖骨と肩甲骨がいかに動くかで決まる（手-前腕-上腕-肩甲骨-鎖骨-胸鎖関節）

④腕の振りをよくするには肩甲骨の動きをよくする

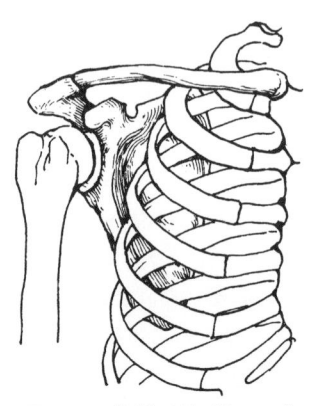

図 5.3 肩甲骨（顧・繆, 1990）

⑤肩甲骨の動きをよくするには肩甲骨周りの筋肉を柔軟かつ強靭にする

したがって，肩甲骨の周りの筋群をストレッチして柔軟にすれば肩こりが解消されることになる．

f. 肩のストレッチ

1人で行うには静的ストレッチと動的ストレッチを行えばよい．凝っている筋をじわりとストレッチしたりラジオ体操で関節をぐるぐる回せばよい．ただ慢性的になっている人はそう簡単にはよくならない．

筆者は，1人で行える動的ストレッチを，「連鎖反射ストレッチング」と名づけ，肩を含め現在50種類ほど紹介している．一部は10種類ほど映像で開示している (http://www.f.waseda.jp/shujiwhs/index-j.htm)．

ここでは，肩・首をほぐす連鎖反射ストレッチングを紹介する．

図5.4は，左上から順に合計6ポーズをCG（コンピュータグラフィックス）で示している．動きの流れを読み取っていただきたい．連鎖反射ストレッチングは複数の関節を連動させた動的ストレッチで，出発点の姿勢は，足先をまっすぐ前方へ向け，足幅は軽く開いて立つ．両上肢を頭上に伸ばし，てのひらをあわせる．そこから，肩関節の内転・水平伸展・内旋，脊柱の伸展，骨盤の前傾，引き下げ，肘関節の屈曲，そして前腕を回内すると，肩部・肩甲骨周辺，胸部，腹部

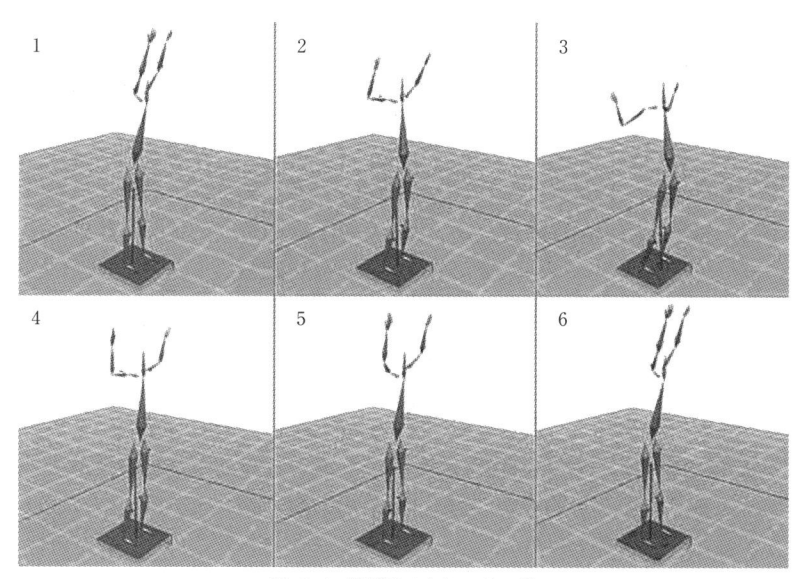

図 5.4 胸開きストレッチング

がストレッチされる．最初はゆっくりと，動作を覚えてから，次第にからだがほぐれてくるとリズミカルに5回から10回繰り返して行う．

問題なのはこの連鎖反射ストレッチング，上から下への運動は重力に助けられて十分リラックスして行うことができるが，上方に上げるときは重力に抗して上肢を随意的に持ち上げねばならず，首の辺りの筋が収縮する．力まずゆっくりと上げる．一方，下に下ろすときは重力の助けで楽に動くので，その分ゆとりができる．そのとき左右の肩甲骨が脊柱にくっつくように意識して胸を開くと同時にてのひらを返すと多くの筋が伸び縮みをする．肩甲骨周りが軽くなりとても気持ちよい．ポイントは一連の運動を軽く，大きく，リズミカルに行うことである．

g. 初動負荷トレーニング

近年，健康維持増進と動きづくりのトレーニングとして初動負荷トレーニングが話題になっている（小山，1994, 2004）．このトレーニングの効用は，ただ筋力を向上させるだけでなく，神経筋機能の改善によって柔軟なからだづくりを可能とし，高齢者の健康維持増進やリハビリテーション，スポーツトレーニングとしても期待されている．以下，この初動負荷トレーニングについてその理論と方法を概説しよう．

このトレーニングは専用のマシンを使う．一見従来のウエイトトレーニングと変わらないようにみえるが，従来のトレーニングとは根本的に着目点が異なる．このトレーニングの創始者である小山裕史は初動負荷トレーニングにおける動作特性を「反射の起こるポジションへの身体変化およびそれに伴う重心位置変化などを利用し，主動筋の「弛緩-伸張-短縮」の一連の動作を促進させ，かつ主動筋と拮抗筋との共縮を防ぎながら行う運動」と定義している（小山，1994）．つまりこのトレーニングはマシンの負荷を利用して筋を伸ばし反射を利用して筋を収縮させる．

一連の運動サイクルの中で筋の弛緩期を十分とるために，このトレーニングでは神経・筋肉・関節へのストレスを解除し，さらに筋をストレッチするのでいわゆるストレッチ効果も上がり柔軟性を高めケガの予防に有効である．1種目につき10から15サイクル繰り返すが，マシンが筋をストレッチさせるために動作が受動的で比較的楽に行えるトレーニングである．またこのために運動中の強制的な血圧上昇・心拍上昇が比較的少ないために糖尿病・心血管障害改善のトレーニングとして採用されている（小山，2001）．このトレーニングを終えた後の爽快感はやってみた人のみ味わえる．一般的にウエイトトレーニングを行うと，がんばったという充実感は得られるが次の日に筋肉痛に悩まされる．特に高齢者や初

心者はそれがひどい．ところが初動負荷トレーニングを正しく行えば疲れることなく，次の日の筋肉痛が起こらない．運動することの楽しみが湧いてくる．

h. 初動負荷トレーニングの動作特性

初動負荷トレーニングの動作特性をラットプルダウンという動作で説明する．

マシンには特殊なカムが備えられており動作の切り換え前後に負荷の漸増と漸減が生じるのが特徴である．したがって，動作のはじめとおわりには負荷が軽くなり，筋の弛緩期が比較的長くとれる．

初動負荷理論に沿って「ラットプルダウン」を行ったときの一連の動作を5相に区分けし，それらのポイントを図5.5に連続写真で示す．

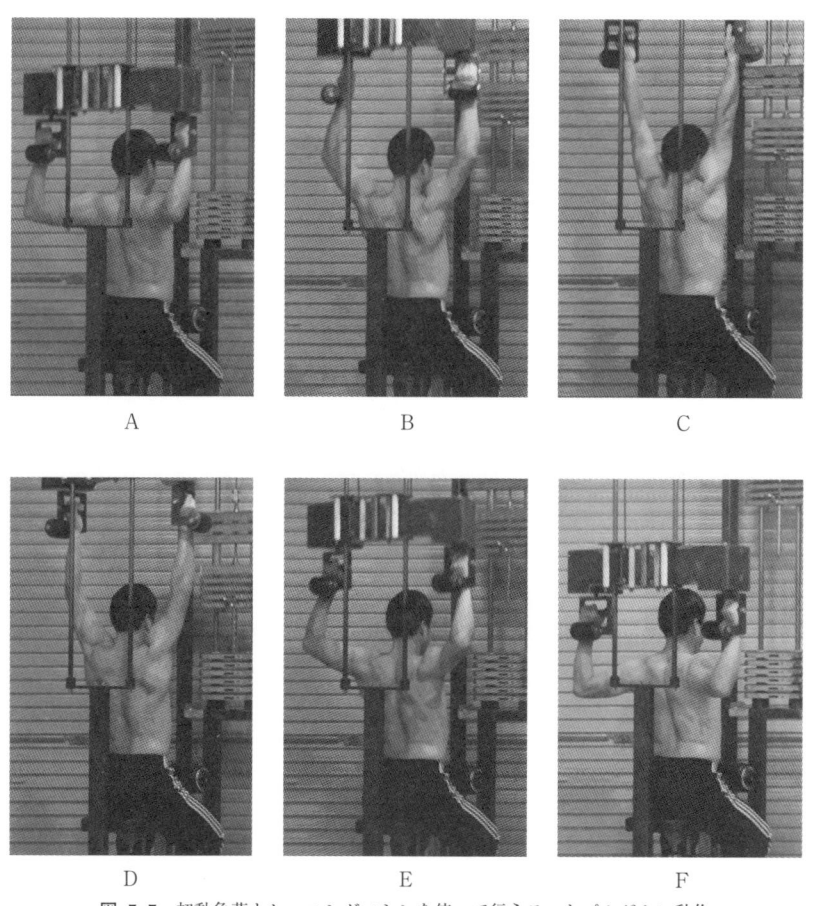

A　　　　　　　　　B　　　　　　　　　C

D　　　　　　　　　E　　　　　　　　　F

図 **5.5** 初動負荷トレーニングマシンを使って行うラットプルダウン動作

1相（周期の開始肢位）： 試技者は，背筋をほぼまっすぐに伸ばした状態で椅子に腰掛け全身の余分な緊張を解き，上腕を外転かつ水平伸展，そして内旋させる．肘関節はほぼ90°を保ち，前腕は鉛直にしてリラックスし，回内させた状態でハンドルを軽く把持し構える（図5.5 A）．ポイントは上腕を内旋させることによって両肩甲骨をできる限り内側（胸椎）にポジショニングさせることである．

2相（挙上運動）： 重りの負荷によってハンドルが挙上する相である．負荷はマシンの特性で最初は小さいがだんだんと増加する．途中，上腕は内旋を保ったまま肘が伸展する．その後上腕を一気に外旋させると，前腕はハンドル部に組み込まれた装置によって回外し，肩関節，肘関節，前腕は挙上する（図5.5 B, C）．ここでも特に手首，前腕はリラックスすることがポイントとなる．

3相（動作切り換え運動）： 挙上から下制へと運動が切り換わる相で，最大挙上に至るとハンドルにかかる負荷は最大となる．試技者は瞬間に動作を切り換えて下制運動を始める（図5.5 B, C, D, E）．

4相（下制運動）： 上腕は水平伸展を保ったままの状態で内転，肘を屈曲，前腕の回内を続けながら上肢を体幹に近づけ，肩関節・肘関節・前腕を下制する（図5.5 E, F）．ハンドルにかかる負荷，すなわち上方へと腕を引っ張る負荷は慣性とカムの効果で漸減しほぼゼロに戻る．

5相（終了肢位）： 開始位置に戻る相である（図5.5 A）．

以上のように，初動負荷理論でのラットプルダウン動作は単なる上からの引き下ろし動作で肩甲骨周辺の上背筋群や大円筋，広背筋の筋力強化だけを目的とするものではない．従来のプルダウン動作の呼称とは一線を画すものであり，動きや力の物理的特性または神経筋協応能などの運動制御に基づく運動連鎖の技術獲得を狙った合理的なトレーニングとして位置づけられる．プロスポーツ選手をはじめとするスポーツ選手の動作改善や，各種疾病後における機能回復のためのリハビリの手段としても有効であることが報告されている（小山，2004）．

21世紀は運動不足の時代，いま人はどう生きるかが問われる．健康の維持増進のために適度な運動をすすめた．適度な運動として，ストレッチングにおいては静的，動的，PNF，連鎖反射ストレッチングを，そして最後にいま話題の初動負荷トレーニングについて論じた．いずれにしても目的に応じて正しく行わなければならない．柔軟性が高まり，ケガの予防と健康増進にも役立つこれらの運動をぜひ試みていただきたい．

〔鈴木秀次〕

<文　献>
Hutton, R. S.(1984)：Acute plasticity in spinal segmental pathways with use：Implications for training. In *Neural Mechanical Control of Movement*（M. Kumamoto Ed.），Yamaguchi Shoten, Kyoto, pp. 90-112.
Hutton, R. S. et al.(1987)：Post-contraction errors in human force production are reduced by muscle stretch. *Journal of Physiology*, **393**, 247-259.
顧　徳明・繆　進昌（1990）：運動解剖学図譜，ベースボール・マガジン社，東京．
小山裕史（1994）：新訂版新トレーニング革命，講談社，東京．
小山裕史（1999）：初動負荷理論による野球トレーニング革命．ベースボール・マガジン社，東京．
小山裕史（2001）：初動負荷トレーニング．臨床スポーツ医学，**18**，385-390．
小山裕史（2004）：「奇跡」のトレーニング—初動負荷理論が「世界」を変える—，講談社，東京．
鈴木秀次（1987）：脊髄・末梢神経レベルでの運動制御について．バイオメカニズム学会誌，**11**，156-162．
鈴木秀次（1999）：ストレッチング運動における神経筋機構．運動・物理療法，**10**：368-374．
Suzuki, S. et al.(1988)：Contraction-induced potentiation of human motor unit discharge and surface EMG activity. *Medicine and Science in Sports and Exercise*, **20**, 391-395.
Suzuki, S. et al.(1990)：Reductions in recruitment force thresholds in human single motor units by successive voluntary contractions. *Experimental Brain Research*, **82**, 227-230.
Suzuki, S. et al.(1993)：Successive muscle contractions decrease recruitment force thresholds in single motor units. 早稲田大学人間科学研究，**6**，1-9．
Wilson, L. R. et al.(1995)：Increased resting discharge of human spindle afferents following voluntary contractions. *Journal of Physiology*, **488**, 833-840.

5.2　身体活動・運動の健康科学

a. 身体活動・運動が心身に及ぼす効果

「健康日本21」では，「21世紀における国民健康づくり運動」の趣旨，基本的な方向，目標，地域における運動の推進などについて概要が示され，栄養・食生活，身体活動と運動，休養・こころの健康づくり，タバコ，アルコール，歯の健康，糖尿病，循環器病，およびがんの計9分野についてそれぞれの数値目標が掲載されている（健康・体力づくり事業財団，2000）．その中でも，身体活動・運動についていえば，例えば成人の目標として，①日ごろから日常生活の中で，健康の維持・増進のために意識的にからだを動かすなどの運動をしている人を男性女性とも63％にまで増加させること，②日常生活における歩数を男性9200歩，女性8300歩にまで増加させること，③1回30分以上の運動を，週2回以上実施し，1年以上持続している運動習慣者を男性39％，女性35％にまで増加させることをうたっている．このように，健康日本21で扱っている身体活動・運動実

施の目的は，疾病予防を中心とした身体の公衆衛生的価値観に基づいている．

一方，身体活動・運動の効用として，近年，メンタルヘルスに及ぼす治療効果や予防的効果が注目されている．実際，アメリカの臨床場面においては，精神疾患の治療を目的とした運動の適用が行われている．アメリカでは，最近，うつ病の治療に，薬物療法と並行して運動療法が行われるようになっており，いくつかの報告では治療効果をあげている．うつ病患者への運動療法を従来から積極的に行ってきたマーティンセンの最近の総説によれば，運動療法による抑うつの改善度は，従来から行われてきた伝統的治療法とそれほど差がないこと，また，その際，運動の種類，例えば有酸素運動と無酸素運動との比較においても，うつ病患者における抑うつの改善度に差がないことを報告している（Martinsen, 2001）．うつ病患者に対する運動の効果に関しては，「どのような」運動を行わせるというよりは，同じ運動でも「どのように」行わせるかに焦点をあて，安寧の感覚や統制感を与え，さらに自尊心を増強させることに役立てる必要がある．わが国においても，いくつかの医療機関において，運動をレクリエーションの一環として行っているものの，残念ながらメンタルヘルスそのものへの治療効果が強く期待されているわけではない．

身体活動・運動の心理社会的効果に関しては，従来から公な立場で，メンタルヘルスへの影響やストレス対処効果について見解が示されている（Plante and Rodin, 1991；竹中, 1998）．そのひとつは，アメリカメンタルヘルス研究所専門委員会でのコンセンサスである（モーガン, 1999）．このコンセンサスでは，ストレスが原因となる状態および特性的なメンタルヘルスの改善を目的として，運動を用いる可能性と限界をまとめている．もうひとつの見解は，世界保健機関（World Health Organization：WHO）の指針に示されている．WHOは，1996年8月に開かれた第4回身体活動，エイジングとスポーツに関する国際会議において，高齢者に対する身体活動の指針をはじめて公表した（Chodzko-Zajko, 1997）．この指針では，運動を含めた身体活動全般を行うことによる恩恵を，3種類の恩恵，すなわち生理的，心理的，そして社会的恩恵に分類して解説を行っている．特に，心理的恩恵に関しては，効果を短期的および長期的恩恵に分け，短期的恩恵では，リラクセーションの強化，ストレス・不安の低減，および気分の強化の3点をあげている．一方，長期的恩恵として，一般的安寧の獲得，メンタルヘルスの改善，認知機能の改善，運動の制御とパフォーマンスの向上，および技能の獲得の5点を示した．

以上のように，身体活動・運動の実践は，従来の価値観，すなわちレクリエー

ション，楽しみ，また発達発育への刺激といったものとは異なり，運動療法で代表される疾病管理として，2次予防の疾病予防として，そして1次予防のヘルスプロモーションとして，心身の健康づくり全般に寄与することが認知されるようになっている．

b. 推奨されている身体活動・運動の量

従来，「身体活動」は，「運動」を包括する概念であった．これらの関係については，キャスパーセンの定義が最もよく使用されており，彼らは「身体活動（physical activity）」を，エネルギーの消費を生じさせ，骨格筋によってなされるあらゆる身体的な動きと定義している（Caspersen et al., 1985）．彼らは，「運動（exercise）」は身体活動の部分集合とみなし，ひとつ以上の体力要素を改善，または維持するために行われ，計画され，構造化され，そして繰り返し行われる身体的な動きと定義した．

近年，アメリカ疾病対策センターとアメリカスポーツ医学会の指針（Pate et al., 1995）やアメリカ公衆衛生局長官の報告（U. S. Department of Health and Human Services, 1996）にみられるように，従来の運動処方によらない日常生活の身体活動量の推奨に注意が移ってきている．すなわち，推奨されている身体活動の目的は，従来の体力増強から健康増進へとシフトしてきたといえる（Dunn et al., 1998；Phillips et al., 1996）．例えば，アメリカ疾病対策センターとアメリカスポーツ医学会は，アメリカ成人への推奨身体活動量として，「中等度の運動強度か，それ以上の運動強度の身体活動を，週のうちほとんど，望むべきは毎日，1日につき合計して30分以上行うべきである」と述べている．サリスとオーウェンの定義（サリス・オーウェン，2000）では，「中等度の強度の身体活動（moderate physical activity）」とは，青少年には，安静時の約3～6倍のエネルギー消費を必要とする活動で，早足のウォーキングに相当する．また，「活発な身体活動（vigorous physical activity）」とは，青少年には，安静時の7倍，またはそれ以上のエネルギー消費を必要とする活動で，ジョギングに相当すると定義されている．しかし，これらの活動内容は，運動だけについて述べているのではなく，庭仕事や洗車，家事のような活動からスポーツのような活動までを含めて身体活動として扱っている．

従来の運動処方によらない日常生活における身体活動の推奨は，現在では，アメリカのみならず国際的な流れとなっている（サリス・オーウェン，2000）．この背景には，特に，座位中心の生活を送る成人が中等度の強度の身体活動を行うことによって得る健康への恩恵が，他の層と比べて，きわめて大きいことがあげ

られる（Caspersen and Merritt, 1995；Pate et al., 1995；Phillips et al., 1996；Powell and Blair, 1994）．そのため，わが国においても，運動・スポーツの実践という方向性の他に，それらも含めて日常生活における身体活動量の増強に注意を向けている．

c. 対象者の特性を見極めた対応

(1) 疾病管理，疾病予防およびヘルスプロモーション　健康づくりのプログラムを受ける対象者には，健康行動にかかわってさまざまなタイプの人が存在する．図5.6は，1次，2次，および3次予防の観点から，対象者，行うべき介入の焦点，および期待される成果の関係を示している．地域および職域の健康づくりにおいては，図5.6のように厳密に対象者を分けることは困難かもしれないが，対象者のニーズを絞り，そのニーズに応じた介入を行い，成果を得るような工夫が必要である．最も医療費がかかる対象者は，図5.6の右端に位置する疾病保持者であり，これらの人々にとっての身体活動・運動を行う目的は，予防よりはむしろ日常生活における疾病の管理に重きを置くリハビリテーションとしての運動療法である．次に，現在，一般に行われている試みとしては，図5.6の中央に位置する対象者，例えば会社の健康診断でリスクが高い，あるいは疾病をもっていると判断された従業員を呼び出し，定期的に監視・指導を行うことである．しかし，ここでの対象者は，積極的な健康づくりというよりは，あくまでも疾病回避の考え方が中心でしかなく，大半の人は「その場を乗り切れば」程度の意識しかもちあわせていない．生活習慣病は，時間をかけて進行していくために，時間をかけて対処していくほかない．さらに，加齢とともに疾患に対する罹患率が上昇することを考えれば，図5.6の左に位置する対象者，すなわち現在，健康な（将来はわからない）人たちへの介入も視野にいれた試みが必要とされている．し

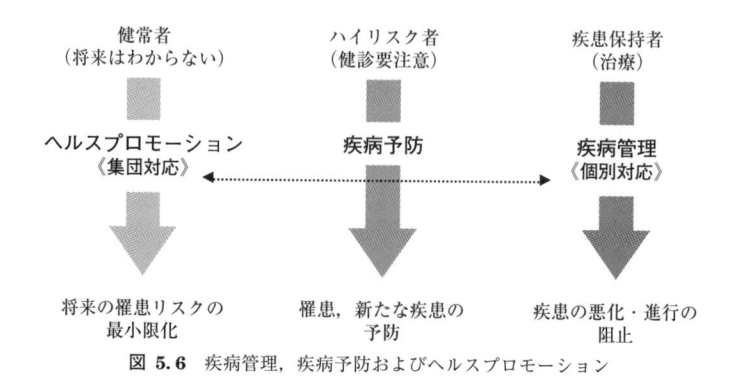

図 5.6　疾病管理，疾病予防およびヘルスプロモーション

かし，この対象者に対する介入は本人の自覚がないために最も困難とされている．そのため，ヘルスプロモーションの入口にあたる参加者母数をいかに増加させるかという試みもはじまっている．すなわち，単に，プログラムに参加者を募り，応募者だけを対象とする従来のアプローチ（reactive, passive approach）から，マーケティングの考え方を取り入れ，積極的に参加者を増やすアプローチ（proactive, outreach approach）である．今後，現在は健康であり，健康意識の低いこの層をいかに健康づくりに取り込むかが将来の疾病予防に大きな影響を与えることは間違いない．

(2) 対象者のレベルに応じた身体活動・運動の推奨内容 図5.7は，ハスケルによって描かれた模式図である（Haskell, 1994）．この図では，活動レベルと身体への恩恵の関係を理論上で示したドーズ（活動量）と応答との関係カーブが示されている．横軸のA，B，Cはそれぞれ日常生活の活動レベルが低い（A），ほどほど（B），高い（C）人たちであり，それぞれの人たちが矢印の分量だけ身体活動を増加させると身体的恩恵の獲得量はどのようになるかを縦軸に示している．スポーツ選手のように普段よく動いている人Cが，矢印の分量だけ多く身体を動かしたとしても，身体的恩恵はわずかしか得られないのに対して，普段ほとんど身体を動かしていない人Aにとっては，矢印分の活動量の増加は，縦軸にみられるように大きな恩恵となって現れる．すなわち，普段よく身体を動かしている人がさらに高強度のトレーニングを行うことによる恩恵よりも，通常，ほとんど身体を動かしていない座位中心の生活を送っている人がそのレベルで活動をわずかでも増やしただけで，大きな効果が得られることを理論的に示している．このモデルに従えば，Aに属している人たちが身体的恩恵を得るためには，必ずしも高強度の活動が必要なわけではなく，わずかに活動を増加させるだけで十分であることがわかる．

さらに，日ごろから身体を動かしていない実践者の側に立つと，高強度の運動は不快な経験でしかなく，精神的にも身体的にも負担感が募る．そのため，日ごろ，活動レベルの低い人には，ライフスタイルの中で活動量を増加させる努力，つまりエスカレーター利用の代わりに階段

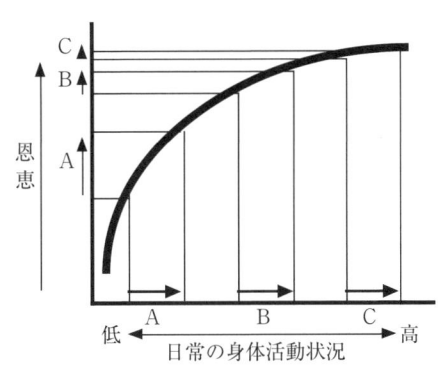

図 5.7 ドーズ（日常生活における活動量）と反応（恩恵）の関係

を上ったり，庭仕事を楽しんだり，イヌと散歩を（イヌに連れられて）行うなどの活動が推奨される．逆に，すでに活動レベルが高い人には，高強度の運動，例えばスポーツ競技や汗をかくようなジョギング，サイクリング，水泳のような活動が推奨されている．

このように，対象者における日常生活の活動レベルや使用できる時間にあわせて推奨活動の内容を変えることで，彼らが行いやすい活動を不快な感情を伴うことなく実施することができる．このライフスタイルの中で行える身体活動を推奨していくことは，運動やスポーツに対して否定的な感情を抱いている人や運動を行う時間がない人たちには適合しやすい．すなわち，対象者に対して，いきなり運動をすすめるのではなく，日常生活において実践可能な身体活動全般，例えばエスカレーターを使用しないで，できるだけ階段を上がるようにする，洗車は自分で行う，庭仕事を積極的に行う，"ちょっとそこまで"はできるだけ歩くようにするなど，いわゆるライフスタイル身体活動（生活活動）量をまず増加させることを目標とさせ，参加者にとって，「特別な活動」という高い敷居をできるだけ低くすることから始めるべきである．また，特別に時間のとれない勤労者にとって，彼らが運動を実践すること，また継続することは，指導者が考えているほど容易なことではない．このような悪循環を断ち切るためにも，対象者それぞれのレベルにあった活動を奨励したり，指導していくことが重要となる．

(3) アドヒアランス強化を目的とした介入　　最近，ヘルスプロモーション・プログラムの起案者は，医療関係者からの知識伝達型，また指示型であった従来の内容だけでなく，健康行動の採択・維持をいかに行わせるかという行動科学の知見を積極的に採用するようになってきた．その理由として，知識が必ずしも行動を生むものではなく，行動を採択・維持させる方策を誰もが求めだしたためである．行動の維持や継続は，「アドヒアランス（adherence）」と呼ばれている．アドヒアランスとは，「個人およびヘルスケアの専門家が，相互に満足し，肯定的な健康関連の結果を導くような一連の活動が継続し，随意的でしかも自由選択的な過程」と定義されている（Meichenbaum and Turk, 1987）．理論やモデルをもとにした健康行動介入プログラムの開発は，アドヒアランスを強化するために，特に合理性を重んじるアメリカにおいて盛んに行われてきた．

ヘルスプロモーション活動は，川の流れにたとえて，大きく3つのアプローチによって行われている．「上流アプローチ」としては，環境や規則に働きかけて大多数の人々の健康行動を維持させていこうと試みる．歩きやすく魅力的な階段をつくることは，エスカレーターよりも階段を選択する人の数を増加させる．学

校の昼休みに遊具を自由に貸し出し，校庭に出るルールを設ければ子どもの自発的な身体活動は増強される．2つ目の「中流アプローチ」としては，地域や学校，職場で行われるような教室タイプのプログラムである．これらのプログラムでは，いくつかの理論やモデルをもとにした介入が行われ，着実に効果をあげている．最後の「下流アプローチ」は，個人に焦点を絞った介入であり，個人個人によって異なって現れる行動の継続を妨げる要因，いわゆる「バリア要因」の除去や動機づけを意識した介入である．

　本項では，運動やスポーツだけでなく，日常生活における身体活動量を増強させることを目的として，現在，身体活動・運動の介入プログラムにおいて頻繁に用いられているトランスセオレティカル・モデル（Transtheoretical model：TTM）について解説を行う．TTMは，本来，下流アプローチとして開発されたものの，最近では，対象となる集団をレディネス（こころの準備状態）および実践の程度によっていくつかの下位集団に分割し，それぞれの下位集団に適合した介入を行うことで効果をあげる中流アプローチとしても機能している．

　TTMは，個人を対象として，人の身体活動・運動行動を説明し，しかも行動を変容させること（介入）を目的に開発された複合モデルである（Prochaska and DiClemente, 1983）（図5.8）．このモデルは，ステージモデルとして知られて

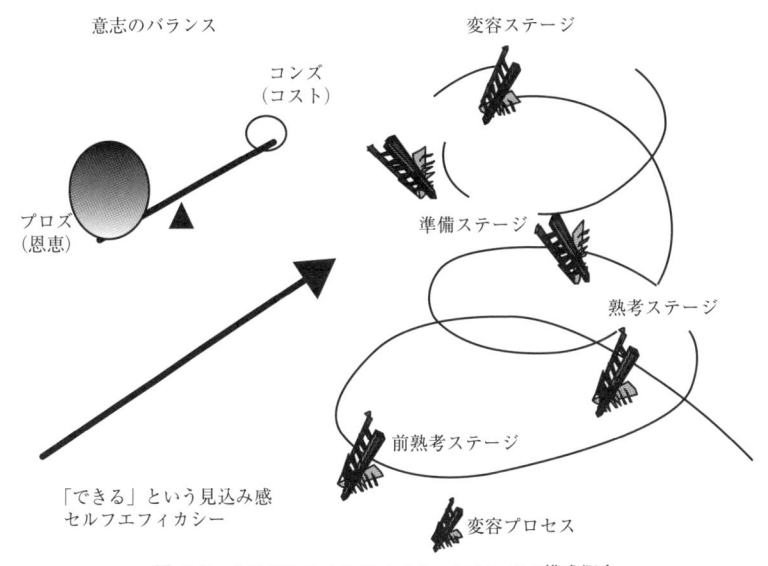

図 5.8　トランスセオレティカル・モデルの4構成概念

きたように，人の身体活動・運動にはレディネスと実践に応じて5段階のステージが存在し，人はステージを進行，または逆戻りすると考えられている．TTMは，ステージを移動させるために，それらのステージに応じて，強調する介入内容を変化させる必要性を唱えている（バーバンク・リーベ，2005）．例えば，まったく運動を行いたいと考えていない人（前熟考ステージ者）には，身体活動・運動の行い方よりはむしろ，運動不足の害や生活習慣病に関して知識をもたせ，熟考ステージ（運動を行っていないが，将来行おうと考えている人）に移動させることが重要である．また，運動を行ってはいるが，定期的には行っていない人（準備ステージ者）には，実行可能で無理のない運動の行い方や行える時間，場所など具体的な案を提供し，また，すでに習慣化されつつある人（実行ステージ者または維持ステージ者）には天候や旅行のためにその習慣が逆戻りしないようにアドバイスを与えることが有効である．TTMは，ステージの決定とステージの移動を行わせるための認知的および行動的方略から構成されている．ステージは，図5.8に示したように，ステージの変化という概念の中で，身体活動・運動に対して前熟考，熟考，準備，実行，および維持の5段階のステージを想定し，人の身体活動・運動を行う心構えを見極めることから行う．その見極め方は，自記式質問紙を利用する方法もあるが，指導者は，対象者に対して身体活動・運動の実施状態を質問することでステージを知ることが可能である．例えば，中等度の強度の身体活動内容を説明したうえで，対象者の1日，また週における活動の時間や内容を聞き出し，それらの活動がどの程度習慣化されているかを調べ，ステージを決定する．そのうえで，行動変容プロセスとしての認知的および行動的方略を教えていく．一般に，前熟考ステージや熟考ステージのように初期のステージに属する人には，認知的方略が効果的であり，実行ステージおよび維持ステージのように後期ステージに属する人には行動的方略が有効である．いうならば，ステージは身体活動・運動の実施に対する動機づけ，またはレディネスによって区分されたものであり，各ステージに応じた介入方法が示されている．TTMには，他に意思のバランスおよびセルフエフィカシーという構成概念も存在し，行動変容プロセスに加えて，これらを操作することで効果をあげている（バーバンク・リーベ，2005）．

d. アドヒアランスの意味

行動の維持や継続は，アドヒアランス（adherence）と呼ばれていることは先に述べた．アドヒアランスと同義的に使用される用語としてコンプライアンス（compliance）がある．しかし，医療の現場で頻繁に使用されるコンプライアン

スという用語は，単に医療従事者の指示に対する患者の従順度の程度を示しており，医療従事者側の決定権に優勢な意味合いが含まれている．それに対して，アドヒアランスは，実行者の選択権が重視されている．すなわち，アドヒアランスの定義の中に存在する「随意的でしかも自由選択的な」という表現は，行動の維持・継続に関連して，私たちが，座位中心の生活を送ることと比べて，活動的なライフスタイルを送ったり，運動を実践するという選択権をもっていることを意味する．このことは，私たち自身が選択の権利をもっており，この選択によってアドヒアランスが強まる．しかし，アドヒアランスが意味する個人の選択権の保有は，個人が自らの意志でその行動を選択するのとは反対に，これらの活動を採択しない権利ももっている．そのため，健康関連職従事者が行うべき介入とは，生活習慣病の危険因子を盾に人々に活動的ライフスタイルや運動を強要することではなく，対象となる人が身体活動や運動の行動を自ら選択できるように援助を行うことである．そうすれば，これらの行動そのものが，結果的に生活習慣病やストレス性疾患の予防措置として働くことになる．その際，TTM を含む行動変容理論・モデルを用いた介入は強力な道具となるに違いない． 〔竹中晃二〕

<文 献>

バーバンク，P. M.・リーベ，D.；竹中晃二監訳（2005）：高齢者の運動と行動変容―トランスセオレティカル・モデルを用いた介入―，ブックハウス・エイチディ，東京．

Caspersen, C. J. and Merritt, R. K. (1995)：Physical activity trends among 26 states, 1986-1990. *Medicine and Science in Sports and Exercise,* **27**, 713-720.

Caspersen, C. J., Powell, K. E. and Christenson, G. M. (1985)：Physical activity, exercise, and physical fitness：Definition and distinctions for health-related research. *Public Health Reports,* **100**, 126-131.

Chodzko-Zajko, W. J. (1997)：The World Health Organization Guidelines for promoting physical activity among older persons. *Journal of Aging and Physical Activity,* **5**, 1-8.

Dunn, A. L., Andersen, R. E. and Jakicic, J. M. (1998)：Lifestyle physical activity interventions：History, short- and long-term effects, and recommendations. *American Journal of Preventive Medicine,* **15**, 398-412.

Haskell, W. L. (1994)：Health consequences of physical activity：Understanding and challenges regarding dose-response. *Medicine and Science in Sports and Exercise,* **26**, 649-660.

健康・体力づくり事業財団（2000）：健康日本 21，身体活動・運動．http://www.kenkounippon21.gr.jp/kenkounippon21/about/kakuron/index.html

Martinsen, E. W. (2001)：The role of exercise in the management of depression. In *Medical and Psychological Aspects of Sport and Exercise*（D. I. Mostofsky and L. D. Zaichkowsky Eds.）, Fitness Information Technology, Morgantown, pp. 203-212.

Meichenbaum, D. and Turk, D. C. (1987)：*Facilitating a Treatment Adherence：A Practitioner's Handbook.* Plenum Publishing, New York.

モーガン,W. P.;竹中晃二・征矢英昭監訳 (1999):身体活動とメンタルヘルス,大修館書店,東京.
Pate, R. R., Pratt, M., Blair, S. N., Haskell, W. L., Macera, C. A., Bouchard, C., Buchner, D., Ettinger, W., Health, G. W., King, A. C., Kriska, A., Leon, A. S., Marcus, B. H., Morris, J., Paffenbargers, R. S., Patrick, K., Pollock, M. L., Rippe, J. M., Sallis, J. F. and Wilmore, J. H.(1995):Physical activity and public health:A recommendation from the Centers for Disease Control and Prevention and the American College of Sports Medicine. *Journal of the American Medical Association,* **273**, 402-407.
Phillips, W. T., Pruitt, L. A. and King, A. C.(1996):Lifestyle activity current recommendation. *Sports Medicine,* **22**, 1-7.
Plante T. G., Rodin, J.(1991):Physical fitness and enhanced psychological health. *Current Psychology:Research and Reviews,* **9**, 3-24.
Powell, K. E. and Blair, S. N.(1994):The public health burdens of sedentary living habits:Theoretical but realistic estimates. *Medicine and Exercise in Sports and Exercise,* **26**, 851-856.
Prochaska, J. O., DiClemente, C. C.(1983):Stages and processes of self-change in smoking:Towards an integrative model of change. *Journal of Consulting and Clinical Psychology,* **51**, 390-395.
サリス,J. F.・オーウェン,N.;竹中晃二監訳 (2000):身体活動と行動医学―アクティブ・ライフスタイルをめざして―,北大路書房,京都.
竹中晃二 (1998):健康スポーツの心理学,大修館書店,東京.
U. S. Department of Health and Human Services (1996):*Physical Activity and Health:A Report of the Surgeon General.* Centers for Disease Control, Atlanta.

6 健康福祉を支える臨床行動学
―現代社会と人間―

6.1 現代社会の青少年にみられる不適応問題

　現代の青少年期にみられる不適応問題を，児童期，思春期，青年期に分け，それぞれの時期の精神発達をふまえて臨床行動学的課題を考察した．さらに，これらの時期の不適応問題のうち，発達障害，不登校など4つの問題をとりあげ，現代における問題の所在と臨床行動学的対応を示すことにする．

a. 児童期の臨床行動学的課題

　児童期は，幼児期を経て思春期までの時期をさし，学童期ともいわれ，子どもが小学生生活を送る時期である．義務教育のもと，小学校ではそれまでの幼稚園や保育園と比べて教育課題がより高度化し，教育量も格段に増えてくる．子どもと教職員からなる組織も大規模となり，学校行事などもダイナミックになってくる．現代では，家庭生活が子どもの教育を中心に営まれる家庭も少なくない．

　学校生活を通じて子どもは，①規則的な生活リズム，②広い領域にわたる知識，③社会的能力などを獲得する（菅野，1989）．実際，学校ではこれらを効率よく獲得させるために教科指導を中心としたカリキュラムが導入され，登校から下校にまで「時間割」に基づく規則的な学校生活が営まれる．クラス，学年，たて割り班，児童会の中の各種委員会，クラブ活動など，子どもはさまざまな集団の中で社会性を学んでいく．さらに，教育の効果を測定し，より子どもたちの実情に合う教育を行うために，さまざまな教育評価が行われる．これらの教育評価は，教師の指導充実の他にも，子どもたちの競争心を刺激したり，学習状況へのフィードバックする手段としても使われる．また，こうした評価が，結果的にクラス内の子どもたちの地位形成につながることも多い．

　この時期の臨床行動学的課題として，子どもの学業，登校，社会的行動に関するものが多いのは，子どもの生活に及ぼしている学校の影響の強さを表しているといえよう．

b. 思春期の臨床行動学的課題

　思春期は青年期前期にあたり，第2次性徴がはじまる時期である．わが国では中学生の時期にあたる．この時期は身体的にも精神的にも大きな変化が生じるた

表 6.1 思春期の生育環境の変化

家庭環境
- 子どもの生活行動面での成長を機に，両親が働きだしたり，趣味に打ち込むなど，家庭の外に出ることが増える
- 祖父母の高齢化などによる介護など，両親にとって子どもの育児以外の仕事が増える
- 両親の仕事面では，多忙化や重責化がすすみ，家庭を省みる余裕が少なくなる
- 中年期に入った親たちの夫婦関係が揺らぎはじめる
- 家族成員の生活がばらばらになり，家族でまとまって生活したり行動したりする機会が少なくなる

学校環境
- 小学時代よりは大人扱いされるようになる
- 生活面でも学習面でも精神面でも，教師に依存することが許されなくなる
- 部活動などで先輩後輩といった縦の関係が生じてくる
- 友人関係のトラブルやいじめ，グループ対立など学級・学校環境が不安定になることがある
- 子どもを指導訓育するための規則（校則）が厳しくなる
- 部活動における対外試合など，学校の枠を超えた活動の機会が増える

め，親や教師など周囲の大人も，また子ども自身も，戸惑いや困惑，不安などを抱えることが少なくない．教師-生徒間が時に緊張関係となったり，クラスや部活動における人間関係も厳しく複雑になるなど，学校が安心できる居場所であったり自己発揮の場であるのではなく，時に"戦場"と化すことがある．不登校，怠学，授業妨害，校内徘徊，校内暴力，いじめといった不適応問題がこの時期は日常化するといっても過言ではない．

また，子ども自身の心身の変化だけでなく，思春期の子どもをとりまく環境も大きく変化する（表6.1）．特に現代では，思春期を終えるまでに親のリストラや家庭不和，離婚，家庭崩壊など子どもの生育環境が厳しい状況に陥ってしまうことも少なくない．子どもの不適応問題の背後に，子ども自身の力ではまだどうしようもないこうした問題が横たわっていることを常に考慮しなければならない．

思春期には，心身の変化と環境の変化によって以下のような行動的特徴がみられる．

発達のアンバランスからくる混乱　特に男子は心身の変化が急激に生じやすいため「いうこととやることが異なる」といったアンバランスな行動になる．

アンビバレントな行動　大人には命令されたくないけど甘えたい，といった一見矛盾する行動がよくみられる．子どもから大人への移行過程で子どもと大人

両方の心性が入り混じるため矛盾した言動になるのである．

性発達による情緒不安　第2次性徴の出現ばかりでなく，現代ではビデオやマルチメディアによってさまざまな性情報にさらされている．また，これまではゆるやかに発達するといわれた女子も，携帯電話やメールなどのコミュニケーションツールによって交際範囲が広がり，援助交際など性的行動が社会問題化する例が少なからず生じている．

自己イメージの低下　中学生になると，相対的評価が増えるため，子どもは次第に"等身大"の自分を知ることになる．しかし学校場面での評価対象は学業成績，部活動，生徒会活動といったものに限定されるため，そのいずれにも振るわない子どもは肯定的評価を得る機会がきわめて少なくなってしまう．結果的に，学年が進むにつれ自己イメージや自己効力感が低下する子どもが増えてしまうのである．

心すさむ言動　男女ともにこれまで児童期にはみられなかった言動のすさみがみられるようになる．原因のひとつに，認識力の発達とともに，これまで漠然としか感じていなかった不安や寂しさ，怒りなどの原因を，子どもなりに認識するようになることもあるだろう．「友達の家庭とわが家」「妹と自分への親のかかわり方」などの違いがみえてきたり，これまで漠然と感じてきた不安の原因が両親の不和によるものだとわかってくる．親の気持ちを先取りしてけなげに振る舞ってきたのに，親は結構自分勝手でこれまで自分が親に振り回されてきたことに気づく．教師や親を振り回すすさんだ言動の背後に，かつて大人に振り回された体験が隠れていることがあるのである．

c. 青年期の臨床行動学的課題

青年期には厳密には前項の思春期も含まれるが，ここでは思春期に続く青年期中期と後期についてとりあげる．わが国では高校生と大学生の時期である．

現代では，義務教育終了後，多くの子どもが進学を試みる．しかしこの移行期に，子どもは，学力別に進学先が振り分けられるという現実に直面する．また家庭の経済状態などにより不本意な進路をとらざるをえない子どもも出てくる．子どもは，義務教育という，制度的にも社会的にも守られた状態から，現実の社会の厳しさに一歩足を踏み入れるのである．もちろん，これまでの延長で学校での勉強や交友，部活動やサークル活動といった学校中心の生活を続ける者も少なくないが，子どもによってはアルバイトや，喫煙，飲酒，性体験などを体験し，学校生活から逸脱していくものもいる．

さらに青年期後期-大学生や専門学校生になると，生活形態は成人同様きわめ

て多様になっていく．青年の中には，急激に変化した生活環境や人間関係に適応できず精神的に不安定な状態になったり，自分の能力の限界を知ることで学業放棄や無気力状態に陥る場合がある．また内面性の発達の負の側面として，劣等感や自己不確実感や神経過敏に悩んだりする．現代では，うまく社会と折りあったり他者と人間関係を形成することができず，自宅や自室に引きこもる事例も少なくない．

また青年期にはそうした心理葛藤がリストカット，食行動異常，性非行，自殺企図などのように行動化する例と，心身症や転換神経症のように身体化していく例とがみられる．これらは青年期危機と呼ばれる．

青年期の精神的成長の課題として，菅野は以下の諸点をあげている（菅野，1996）．

①青年期には自己の内側に向かう姿勢が育成されなければならない．自分の過去を受け入れ，自分がすでにもっているリソースに気づく
②自分の能力を正しく自己評価し自分を受け入れる
③内面や観念に偏りすぎず，アルバイト，サークル活動，ボランティア活動など現実行動を通じてバランスよく自己理解していく
④書く，描く，話す，演奏するなど何らかの自己表現の方法を自覚的に獲得し，他人とコミュニケートしていく能力を高める
⑤自己愛から脱皮し，他者と出会い，他者の立場に立って考え行動する
⑥職業選択について自覚的に行動する

d. 青少年期の不適応問題

青少年期の不適応問題は大きく発達障害的問題と心理環境的問題とに分けられる（表6.2）．ここでは発達障害と不登校，いじめ，家庭内暴力をとりあげ，臨床行動学的理解と対応について解説する．

(1) 発達障害

問題の現在　小学校の通常学級で問題となる発達の障害は，境界クラスの知的（精神的）遅滞，LD（学習障害），自閉症（高機能自閉症を含む），アスペルガー症候群，ADHD（注意欠陥/多動性障害）などである．

これらの発達障害が，学校場面において不適応問題に発展するのは，以下の困難さを伴う場合である．

多動：　授業中，落ち着かず着席行動がとれない．教室内を動き回る．教室を飛び出し，時には校地外に出てしまう．

コミュニケーション困難：　相手の言葉の意味理解ができない．意味不明の表

表 6.2　青少年期の不適応問題

発達障害的問題
　知的発達遅滞・LD（学習障害）・ADHD（注意欠陥/多動性障害）・PDD（広汎性発達障害：自閉性障害，高機能自閉症，アスペルガー症候群）・構音障害・聴覚障害・視覚障害・てんかん・睡眠障害（不眠，夜驚症，夢中遊行）

心理環境的問題
　［非社会的問題行動］学業不振・引っ込み思案・無気力・孤立・いじめ問題・選択性緘黙症・分離不安・不登校・怠学・引きこもり・スチューデントアパシー
　［反社会的問題行動］いじめ加害・反抗・授業妨害・校内暴力・虚言・万引き・盗癖・恐喝・窃盗・盛場徘徊・無断外泊・家出・性非行
　［自己破壊的問題行動］リストカット・摂食障害・薬物乱用・行為障害・自殺願望・自殺企図・家庭内暴力
　［習癖異常，行動異常］抜毛症・小児オナニー・吃音症・夜尿症
　［神経症］不安神経症・強迫神経症・転換神経症・恐怖症（自己臭恐怖症，体臭恐怖症，疾病恐怖症，動物恐怖症，赤面恐怖症，人恐怖症）・PTSD（心的外傷後ストレス障害），抑うつ神経症
　［身体症状にあらわれるもの］心気症・過換気症候群・起立性調節害・チック症・不明熱

その他
　［内因性精神病］統合失調症・うつ病・躁うつ病など

現が多い．相手の意図を汲みとったり，相手の立場に立って考えたりすることが不得手である．

問題行動：　場にそぐわない言葉や行動がみられる．授業をかき乱す．集団行動がうまくできない．対人トラブルが絶えない．パニックを起こす．

学習困難：　「聞く」「読む」「書く」「話す」「計算する」「文章を理解する」などに困難がみられる．興味のある・なしに極端な偏りがある．得意な分野と苦手な分野の差が著しい．学習に意欲を示さない．

保護者と教師との関係の困難：　（親側から）学校側に，子どもの障害を正しく理解してもらえず，過保護，しつけといった枠組みからの批判や非難が多い．一方的に特別支援学級や特別支援校への措置替えを勧められる．障害に応じた指導や対応がなされない．（教師側から）わが子の障害を認めようとしない．通常学級で障害のある子を教育する大変さを理解してもらえず，教師への要求が多い．指導内容や方法をめぐって考えにずれがある．他児の保護者から批判が寄せられる．

臨床行動学的対応　まず子どもの不適応行動の原因を把握するために，生育歴調査，行動観察，発達検査ならびに知能検査などの臨床行動学的アセスメント

を行い，必要に応じて医療機関での診断を得る．特に，発達障害が軽度であればあるほど，心理的原因や環境的原因のみを考えやすく，判断を誤るおそれがある．つまり，発達障害による問題行動を，養育態度や環境が原因と誤ってとらえてしまうのである．既述のように，保護者と学校側の子どもの障害をめぐるトラブルのひとつに，こうした判断の誤りがあることに留意すべきである．

それぞれの障害の特性をふまえた対応が求められる．例えば，ADHDのように注意が散りやすく衝動コントロールが苦手な子どもには，教室での座席の位置を注意が散りにくい廊下側の前席とし，隣席には落ち着いた子どもを配置するなど，注意を集中しやすくなるよう環境的，物理的コントロールからはじめていく．また認知障害をもつ場合には同時に2つ以上の指示を行わない．抽象的な言葉ではなく具体的な例示を行いながら伝えるなど，投げかける言葉に注意を払う．もし視覚優位であれば視覚的手がかりを多用して理解させるなど，アセスメントをふまえたはたらきかけを行う．新奇場面に弱い場合には，あらかじめ情報を与えたり，リハーサルをしたりして準備をしてから新奇場面に導入する．評価方法を工夫し，シールなどを使い子ども理解しやすいようにする．学習困難な場合には，興味を引きやすい内容をスモールステップで行う．マス目や補助線を引く，図示するなど，理解のための手がかりを与える．

社会的行動の獲得は，非言語的学習能力が低く，認知障害がみられたり，学習した行動の汎化や応用が容易でないために社会的行動を獲得できない子どもには，ソーシャルスキル・トレーニングなどの導入も考慮に入れた指導計画を立てていく．またADHDやアスペルガー症候群などでは医学的診断は不可欠であり，診断に基づく投薬によって不適応行動が改善されることも少なくない．

不登校，いじめ被害，非行グループへの加担，神経症などの2次障害が発生しないよう周囲の子どもの理解やかかわりにも臨床行動的介入が必要である（菅野，2004）．

(2) 不登校

問題の現在　わが国では1960年代から年ごとに増えつづけている．「学校恐怖症」「学校嫌い」「登校拒否」などの用語が使われてきたが，1980年代より「不登校」が一般的に使用されるようになった．不登校はさまざまな分類が提起されているが，菅野は，①神経症タイプ，②無気力タイプ，③怠学・非行タイプの3タイプに分類している（これには一過性のものや事故や病気などの明確な理由があるもの，精神障害によるものは省いてある）（菅野，1995）．初期のころは大都市とその周辺地域に限られた現象だったが，現代ではそうした地域差はなく，む

しろ地方の方に高い出現率がみられることが少なくない．
　近年は，①の神経症タイプよりも，②の無気力タイプと③の怠学・非行タイプが多くなり，不登校状態に対して葛藤の少ない「明るい不登校」が増えてきた．不登校に対する社会的認知が変化したこと，サポート校やフリースクールなど不登校児の"受け皿"が増えたこともその理由として考えられるが，放任など家庭の教育力の低下も一因として考慮すべきだろう．また問題が不登校ばかりではなく発達障害や行為障害など，不登校と並行して他の不適応問題がみられる例も増えてきた．

　臨床行動学的対応　　タイプによってアプローチ法も異なるが，①問題のアセスメント，②早期対応，③保護者との協力関係の形成，④学級担任のみではなくスクールカウンセラーを含めた校内体制による対応，⑤適応指導教室など段階的適応への援助，⑥専門機関との連携などは基本的対応としてふまえるべきだろう．

(3) いじめ

　問題の現在　　子どものいじめ問題はいつの時代にも生じる．わが国では，マスコミがいじめを大きくとりあげることによって，いじめ問題が人々の意識に浮上したり，意識の外に追いやられたりを繰り返しているが，いじめ問題が世の話題にならないときでも子どものいじめは存在し，いじめに苦しむ子どもが常にいることを忘れてはいけない．

　「いじめはなくならない」という視点から，いじめを容認とはいわないまでも，いじめ問題解決にクールな立場もある．しかし，臨床の場で出会うさまざまなクライエントの中にいじめの被害者が少なくないこと，彼らが長期にわたるトラウマを抱いていることなどを考えると，自我発達の未成熟な子ども時代のいじめに対して何らかの教育的，援助的介入が必要であると考えられる．

　特に1980年代に入ってからのいじめ問題の中には，いじめが死に直結する例が少なからずみられるようになった．いじめ加害側は，被害側を自殺にまで追い込むいじめの構造をいともたやすくつくるようになったのである．すなわち，①いじめ理由の不明瞭さ：理由がわからないためいじめ被害側は対応策を講じにくくなる，②"シカト"などによる孤立化：集団対1人という構造によって加害意識は弱まり，いじめ被害側は強い孤独感を抱く，③あそび感覚：いじめとあそびの境界をあいまいにすることで，発見や介入を遅らせたり，言い逃れたりする．いじめ被害側は「自分が苦しんでいるのに連中はそれを楽しんでいる．誰も気づいてくれない」と苦しみや無力感をつのらせる，④自己救済としての「仲間入り」：教師や親など大人の介入が多くは逆効果になりがちなため，子どもはいじめに仲

間入りすることで逃れようとする．いじめ被害は教師の目からはより見えがたくなり，被害生徒自身も親などに救いを求めがたくなる，⑤いじめエスカレートと場の拡大：大人の目を眩ましたいじめ側は，いじめをさらにエスカレートさせ，いじめの場を学校から公園など目にふれにくい場所に広げていく．

臨床行動学的対応　いじめの生起する原因を分析し，子どもたちの心性をふまえた効果的な介入的指導といじめが生じにくい環境づくり，すなわち予防的指導が求められる．

いじめ自殺の事例を省みるまでもなく，いじめ被害者の精神的ダメージを考えると危機介入の対応が必要である．すなわち，①学校内での情報収集をすばやく行う，②いじめ被害者の安全確保と面接，電話，交換ノートなどによる精神的援助を行う，③同時に保護者との信頼関係形成を図り情報交換する，④「チクった」などとさらにいじめがエスカレートしないよう考慮しながらいじめ加害側を指導する，⑤いじめ加害生徒が多クラスにわたる場合には，校内で組織的に取り組む．

また，いじめの根絶は困難であるが，いじめが起きやすい状況と起きにくい状況があることは確かである．いじめが起きやすい状況として菅野は嫁・婿いじめなどの民俗学的な知見などから，①閉じられた状況，②単調な日常，③慢性的ストレスの存在などをあげている（菅野，2001）．学校教育の場で，クラスがこうした状況に陥らないよう予防的な指導体制づくりも必要である．

いじめ予防のための臨床行動学的対応法として菅野は，①子どもたちに安心感を与える：生徒の心を理解する，精神的居場所をつくる，見守る，クラスでの行動の基準を明確にする，②心のエネルギーを与える：認め励ます，わかる楽しさを与える，③社会的能力を育てる：状況判断力や問題解決力，コミュニケーション能力，思いやりの心の育成，④保護者との信頼関係の形成などをあげている（菅野，1995）．

（4）家庭内暴力

問題の現在　わが国では家庭内暴力という言葉は，子どもが家族（特に親）に対して行う暴力をさす．1960年代中期より社会的に話題になりはじめ，時においつめられたり子どもの将来を悲観した親がわが子を殺してしまうといった事件に発展してしまうこともある．また，親がわが子の暴力に怯えて親としての家庭教育義務をはたすことができなくなり，子どもの逸脱行動（非行や違法行為）を結果的に容認してしまった結果，社会的事件に発展するという例もある（女子高校生監禁致死コンクリート詰遺棄事件1989年東京，女子監禁事件2000年新潟など）．

青少年期の男子が母親に向ける暴力行為が多く，甘えと自立願望，生育歴への恨み，加虐性などが入り交じった混乱した状態での暴力であることが多い．暴力の形態は言葉による暴力（例：無理難題をいう，罵詈雑言を浴びせる）から，音の暴力（例：一晩中大音量で音楽を流す），金銭の要求，器物の破壊，身体への暴力など次第にエスカレートしていくことが多い．暴力期の後，無気力・無為な生活に入り，不登校，引きこもりの状態となったり，過食など外に向かっていた暴力が，自分の身体に向かい苦しむ例もある．

思春期の家庭内暴力に特有ともいえるいくつかの特徴がある．①暴力によって加害を加えながらも，子ども本人は被害意識を抱いている場合が多い（「オレの人生を返せ」「お前らもオレが苦しんできたように苦しめ」などいうことがある），②外面（そとづら）はきわめてよく，家庭の内と外での行動に大きな隔たりがみられる（家庭の中で執拗な暴力行為を行っていても，学校では「よく気がつく，感じのよい生徒」で教師の方では何ら問題を感じていなかったり，近所では「気立てがよく，礼儀正しい」と評判だったりする），③暴力行為を自覚していないかのようにみえる言動がある（母親を殴った翌朝，母親に自分の腫れあがった手を見せ，「オレどうしたんだろう」と不思議がったりする），④甘えと自立願望が入り交じる混乱した行動を示すことがある（母親に対して暴力を振るう一方で，憔悴していく母親の身体を心配するなど）．

原因や背景は複雑で，根が深いことが少なくない．親子関係，さらにその親の親子関係，夫婦関係などが絡みあい，受験の失敗など本人の挫折体験をきっかけにはじまることが多い．またここ数十年の文化・社会の大きな変化に巻き込まれつつ生じている家族関係や親子関係，そして子ども同士の人間関係などの大きな変化も背景にあるだろう．家庭内暴力が社会的に問題視されはじめたのがわが国のいわゆる高度成長の後である点を考えれば，経済的な豊かさが家庭や子どもにもたらしたものが必ずしも幸福ばかりではなく，教育偏重や父親の不在化，母子癒着，家庭像の混迷化など，従来なかった新たな親子関係の問題や子どもの成長上の課題を生み出したともいえよう．

臨床行動学的対応　家庭内暴力のケースには危機介入的対応が必要である．問題の根本的解決のみならず現実に生じている問題への即時対応が必要なのである．被害を受けている家族の安全と精神的安定をはかるための積極的アプローチを行う（ケースによっては別居による家族分離，友人知人など第三者のサポート的介入，ボランティアなど社会的資源の活用なども含む）．まず家族の心に少しでもゆとりをもたらすことで，関係のさらなる悪化を防ぎ，家族の問題解決能力

を引き出すのである．多くのケースは家族病理的構造を有していることが多い．認知行動療法や家族療法的アプローチなど具体的行動変容をめざす方法が有効となる． 〔菅野　純〕

<文　献>

菅野　純（1989）：学童期の心理臨床的問題．臨床心理学（岡堂哲雄編），日本文化科学社，東京，pp.43-56．

菅野　純（1995）：いじめが起こっていないときのいじめ予防指導．いますぐできるいじめ対策（月刊生徒指導編集部編），学事出版，東京，pp.26-34．

菅野　純（2001）：教師のためのカウンセリングワークブック，金子書房，東京．

菅野　純（2004）：発達障害―学校と学級担任への助言―．月刊学校教育相談，**18**（4），80-83．

菅野　純（2005）：思春期のこころとからだ．子どもと発育発達，**2**（6），262-265．

坂野雄二・菅野　純・佐藤正二・佐藤容子（1996）：臨床心理学　ベーシック現代心理学8，有斐閣，東京．

7 健康福祉を支える臨床認知・行動学
―認知・行動論的接近―

7.1 論理情動行動療法の理論的基礎

a. 認知行動療法の発展と論理情動行動療法の位置づけ

従来の行動療法と精神療法(認知的アプローチ)が融合した形といえる認知行動療法は，1970年代の初頭ごろから台頭し，今日まで着実に発展してきた．治療標的と治療効果の評価の対象が，認知，感情，行動であること，治療に，認知的，情動(感情)的，行動的技法を用いることが認知行動療法の共通点だと考えられる．このような共通点をもつ認知行動療法には多様なものがある(根建・市井,1995).

世界の臨床心理学をリードするアメリカ合衆国やイギリスでは，認知行動療法は日進月歩の感がある．日本における認知行動療法の状況は，アメリカ合衆国やイギリスには及ばないが，近年はかなり普及しているといえるだろう．ちなみに，日本臨床心理士会によれば，臨床心理士1万0076名を対象とした調査(回収された調査票は4377票)で，臨床心理面接で用いていると回答した人の割合(複数回答あり)は，「折衷的アプローチ」73.7%,「人間性心理学的アプローチ」51.3%,「精神分析・分析心理学的アプローチ」42.4%,「行動療法・認知行動療法的アプローチ」39.7%であった(日本臨床心理士会, 2006).この結果からすれば，行動療法・認知行動療法的アプローチの普及度は，精神分析・分析心理学的アプローチのそれと遜色がない．

ところで，上に述べた通り，今日認知行動療法は隆盛をきわめる感があるが，認知行動療法のさきがけとなったのは，アルバート・エリス(A. Ellis)が創始した論理情動行動療法である(Ellis, 1962).このアプローチがその後に出現したさまざまな認知行動療法に直接，間接的に影響を及ぼしたことは明白である．その意味では，論理情動行動療法は認知行動療法の原点といえるだろう．

論理情動行動療法の大きな特徴は，このアプローチの源流となった哲学や思想を重視していると考えられる点である．ただし，筆者の知る限り，日本ではこの点についての本格的な論考は存在しないと思われる．しかし，論理情動行動療法がいわば認知行動療法の原点であり，その後塵を拝する幾多の認知行動療法に影

響を及ぼし，認知行動療法が今日の隆盛を迎えたことを考えると，論理情動行動療法の源流となった哲学や思想を知り，認知行動療法とのかかわりを理解することには，重要な意味があると思われる．そこで本節では，まず論理情動行動療法の要点を記したうえで，その背景となった哲学や思想—特に，後期ストア派の哲学と一般意味論—について述べる．さらにこれらをふまえて，論理情動行動療法における後期ストア派の哲学／一般意味論の影響と，後期ストア派の哲学／一般意味論を取り入れた論理情動行動療法の意義について論じる．

b. 論理情動行動療法の要点

論理情動行動療法（rational emotive behavior therapy：REBT）は，エリスが1955年に創始した．当初は論理療法（rational therapy）という名称だったが，2度改称して今日の名称になった．

論理情動行動療法の基本的な考え方のひとつはABCDE理論である．A（activating events）はできごと・状況，B（belief system）は考え方，C（consequences）は感情や行動上の結果，D（dispute）は論ばく，E（effective philosophy）は効果的な人生観を意味する．

一般に私たちは，例えば，「友人が私に意地悪な言い方をした」（A）から，「相手に腹を立て，相手を避けるようになった」（C）と，できごとや状況のせいで結果が起こるととらえがちである．しかしABCDE理論によれば，「自分はいつも彼に親切にしているのだから，彼も僕を大切に扱うのが当然だ」などという不合理な考え方（B）こそが，できごとや状況と結果を結びつけるのである．そこで，クライエントのそのような不合理な考え方を治療者（カウンセラー）は論ばく（D）し，それによって，クライエントは効果的な人生観（E）を得るに至るのである．

論理情動行動療法における不合理な考え方とは，人の目標や価値の実現を妨げる評価的な考え方である（Ellis, 1987；成瀬監訳, 1989）．具体的には，受容欲求，失敗恐怖，非難，欲求不満，憂うつ，不安，怠惰，偏見の生育歴，現実拒否，受動的な生き方（Ellis and Harper, 1975；國分・伊藤訳, 1981）といった不合理な信念をさす．

論理情動行動療法の基本的な考え方として，ABCDE理論と並んで重要なのは，認知・感情・行動の一体論（Ellis, 1985；山上監訳, 1987）である．これは，人間の思考，感情，行動は相互に深く関連しあっていて，分けがたいとするものである．このことからもうかがわれるように，先に述べたABCDE理論では，考え方（B）すなわち認知が重要な役割を果たすが，認知を偏重するわけではなく，

感情も行動も同等に扱うのである．

　論理情動行動療法において，認知的技法，情動的技法，行動的技法を広く用いることも，認知，感情，行動という人間の3つの側面を同等に扱っていることの証左だろう．また，論理情動イメージ法（起こりうる最悪の状況をクライエントにイメージさせ，過度に不安になったり，落ち込んだりなどせずに，適度に悲しみや欲求不満などを感じるようにさせる方法）では，情動（感情）を伴いながら思考を変容することをめざしていると考えられる．この場合は，思考が感情と切り離せないことを前提としている．ちなみに，rational emotive behavior therapy（論理情動行動療法）という名称における"emotive"には，「情動を喚起する」という意味がある．

c. 論理情動行動療法の背景（1）—後期ストア派の哲学—

　エリス（1988；國分他訳，1996，p.8）は，「エピクテトスやマルクス・アウレリウス（古代のストア派の哲学者）が指摘したように，私たち人間は，主として考えるとおりに感じるのである。……「私たちは考えるとおりに感じる」というのは，私が古代の哲学者やそれ以後の思想家たち（とくにスピノザ，カント，デューイ，ラッセル）から論理療法の基本原則のいくつかを取り入れて以来30年以上も，論理療法が主張し続ける重大なメッセージである」と述べている．

　エピクテトスのことば　エピクテトス（Epictetus）（55ごろ-136）は，後期ストア派を代表する哲学者である．ところで，ストア哲学の創始者はキュプロスのゼノン（紀元前336-264）である．ストア哲学において自然に従うことは，神意にそうこと，宇宙の秩序に従うことを意味する．それは人間においては，理性に従うことである（鹿野編，1980）．

　エピクテトスの母は奴隷，父は不明である．彼は，はじめは奴隷であったが，後に解放奴隷となった．足が不自由であったという（鹿野編，1980）．エピクテトス自身の著作はないが，弟子のアリアノスによる「語録」と「要録」が残っている．ここでは，認知行動療法と接点があると考えられる記述を抜粋する．

　「要録　一

　……もし本性上隷属的なものを自由なものと思い，他人のものを自分のものと思うならば，きみはじゃまされ，悲しみ，不安にされ，また，神々や人々を非難するだろう．だが，もしきみのものだけをきみのものであると思い，他人のものを，じじつそうであるように，他人のものと思うならば，だれもきみにけっして強制はしないだろう，だれもきみを妨げないだろう」（鹿野編，1980，p.385）

　「要録　五

人々を不安にするものは，事柄ではなくて，事柄についての思惑だ．たとえば，死はなんら恐ろしいものではない，……死は恐ろしいという死についての思惑，それが恐ろしいものなのだ．だから，私たちが妨げられたり，不安にさせられたり，悲しまされたりするときは，けっして他人をではなく，自分たち，つまり自分たち自身の思惑を責めようではないか」(鹿野編, 1980, p.387)

「要録　二十
……きみを侮辱するものは，きみを罵(ののし)ったり，なぐったりする者ではなく，これらの人から侮辱されていると思うその思惑なのだ．それでだれかがきみを怒らすならば，きみの考えがきみを怒らせたのだと知るがいい」(鹿野編, 1980, p.392)

マルクス・アウレリウスのことば　マルクス・アウレリウス (Marcus Aurelius) (121-180) は，ローマの五賢帝の1人として知られる人物であり，後期ストア派を代表する哲学者でもある．父母ともに名門の出であり，養父アントーニーヌス・ピウス帝の後を継いでローマ皇帝になった．マルクス・アウレリウスが書き記したものは「自省録」として残っている．ここでは，「自省録」の中から，認知行動療法と接点があると考えられる記述を抜粋する（箇所により，神谷訳または水地訳を採用した．水地訳で「巻」となっているところは，統一するために「章」と表記した）．

「第八章　四七
君がなにか外的の理由で苦しむとすれば，君を悩ますのはそのこと自体ではなくて，それに関する君の判断なのだ．ところがその判断は君の考え一つでたちまち抹殺してしまうことができる．また君を苦しめるものがなにか君自身の心の持ちようの中にあるものならば，自分の考え方を正すのを誰が妨げよう」(マルクス・アウレーリウス, 神谷訳, 1956, p.137)

「第九章　四
罪を犯す者は自分自身にたいして罪を犯すのである．不正な者は，自分を悪者にするのであるから，自分にたいして不正なのである」(マルクス・アウレーリウス, 神谷訳, 1956, p.147)

「第九章　二七
だれかが君を非難したり憎悪したり，あるいはそれに類することを人々が表明した場合には，君は彼らの魂へ行け．内部へ踏み込め．……そうすれば，君についてこの人たちがある意見をもってくれるようにと君が心を煩わすべきでないことを，君は知るであろう」(マルクス・アウレリウス, 水地訳, 1998, p.202)

「第十一章　十八

我々を悩ますのは彼らの行動ではなく，……これにたいする我々の意見である．それを除去せよ．そしてその行動をわざわいと考えた君の判断を捨てる決心をせよ．そうすれば君の怒は消散するであろう」（マルクス・アウレーリウス，神谷訳, 1956, p. 190）

「第十二章　十二

神々を非難すべきでもないし―なぜなら神々は，故意にであれ不本意にであれ，過ちを犯すことはないから―人間を非難すべきでもない．なぜなら人間は，不本意にでないかぎり，決して過ちを犯さないからである．したがって何者をも非難すべきでない」（マルクス・アウレーリウス，水地訳, 1998, p. 270）

d. 論理情動行動療法の背景 (2)――一般意味論―

エリスは，「友人の一般意味論者たちがアルフレッド・コージブスキー理論の一部を他の誰よりも効果的に応用する技法を開発したのはわれわれであると指摘したこともあって，われわれは著明な一般意味論者たちの著作を再度読んでみた．……論理療法こそがコージブスキーのやり残したことをしているのである」（Ellis and Harper, 1975；國分他訳, 1981, p. x）と記している．

一般意味論の所説　　数学者・化学者アルフレッド・コージブスキー（A. Korzybski）（1879–1950）は，ポーランドのワルシャワで生まれた，ポーランド系アメリカ人である．彼は一般意味論（general semantics）を提唱した．

ラパポート（A. Rapoport）によれば，一般意味論とは，「人々がいかにことばを用いるか，またそのことばが，それを使用する人々にいかに影響を及ぼすかについての科学」（井上・福沢, 1996, p. 15）である．

人がことばを通して伝達する世界つまり言語的世界と，自分の経験を通じて知る世界すなわち外在的世界の関係は，地図と現地の関係に似ている（Hayakawa, 1978；大久保訳, 1985）．ここで重要なのは，言語的世界・報告・地図イコール外在的世界・経験・現地ではないことである．当然のことながら，記号は物そのものではなく，地図は現地ではなく，ことばは物ではない（Hayakawa, 1978；大久保訳, 1985）．

言語的世界については，報告，推論，断定の区別がある．報告とは，観察した事実をそのまま記述したもので，実証または反証が可能である．推論は，報告に基づくもので，知られていることをもとに知られていないことについて述べることである．断定とは，賛否をいうことであり，そこには価値判断が入っている（Hayakawa, 1978；大久保訳, 1985；井上他, 1974）．

一例をあげると,「私は先週の日曜日に友人の結婚式でスピーチをし,何度かことばにつまった」は報告だが,「今度またこのような場では,うまく話せないだろう」は推論,「こんな私はダメ人間だ」は断定である.この例からもわかる通り,報告,推論,断定は同じものではなく,区別できることを認識する必要がある.

人がある具体的な事物を表象して伝達するときには,さまざまな特性の中からの選択つまり抽象が行われる.この抽象を行う際に,抽象のレベルの混同が起こりうる.抽象のレベルの混同とは,異なるレベルの抽象を同一と扱うことである.具体的には,ことばを物と同一とみなすことや,推論を報告と区別できないことなどをいう(大久保, 1985).

「花子は臆病な人間である」というような表現は,私たちの日常においてはよくみられる.しかし,こういう表現は,報告を離れた断定であり,報告のレベルでは,「花子は,昨日遊園地で観覧車に乗らなかった」ということかもしれない.もしそうであれば,「私が知る限り,花子は臆病なようである」とか「花子には臆病な面がある」といった表現にとどめるのが適切である.

井上らの記述(井上他, 1974)においては別の例があげられているが,ここで,「花子は臆病な人間である」という表現を例にとり,井上らの記述に沿って,このような表現の問題点を示すと,次の通りである.「花子」は固有名詞であり,抽象の段階は低いが,「臆病な人間」は花子の多くの側面を捨象した表現で,抽象の段階が高い.しかし,この両者を「である」で結ぶことによって,抽象の段階の混乱が生じて,花子イコール臆病な人として,同一視やレッテル貼りをする危険がある.さらに,「臆病な人間」は,感化的内包すなわちことばが引き起こす個人的な感情の雰囲気が強く,人の反応に大きな影響を及ぼすのである.

コージブスキーのいう「正気の人」とは,抽象のレベルを混同しない人,地図-現地の関係を理解している人,独断論者でもレッテル貼りでもない,動物的反応をしない人,二値的考え方をしない人,報告と推論と断定を混同しない人のことである(井上他, 1974).

e. 論理情動行動療法における後期ストア派の哲学/一般意味論の影響

後期ストア派の哲学の影響 マルクス・アウレリウスがエピクテトスの影響を強く受けていることは,「自省録」のなかで,エピクテトスの講義のノート(アリアノス編)を家庭教師のルスティクスが貸してくれたことに言及していることから端的にうかがわれる.ちなみに,水地は,マルクス・アウレリウスの倫理的思想がエピクテトスの影響を多く受けているようにみえることを述べている

(水地, 1998). このようなことからすれば, エピクテトスとマルクス・アウレリウスの思想に共通点らしいものがあるのは自然である.

「語録」と「要録」,「自省録」は, まさに,「私たち人間は, 主として考えるとおりに感じるのである」ということを教えてくれる. このメッセージは, 論理情動行動療法の基本的な考え方である ABCDE 理論の根幹をなすものであるだけに, きわめて重要である.

エピクテトスとマルクス・アウレリウスは, 自分の心は何にも邪魔されるものではないが, 人の心は自分のものではなく, したがって, たとえ人が自分の思うように考えたり, 感じたり, ふるまったりしてくれることがなくても, どうにもならないということも教えている.

このことと関連すると考えられるのは, マルクス・アウレリウスの「罪を犯す者は自分自身にたいして罪を犯すのである. 不正な者は, 自分を悪者にするのであるから, 自分にたいして不正なのである」「人間を非難すべきでもない. なぜなら人間は, 不本意にでないかぎり, 決して過ちを犯さないからである」ということばである. 罪を犯したり, 不正な行いをする者, 過ちを犯す者は, 結局, 自分自身を最も傷つけている. そのことですでに罰を受けているだから, ことさらそのような人を非難する必要はない, といった意味だろう.

先に述べたように, エリスは, 受容欲求, 失敗恐怖, 非難, 欲求不満, 憂うつ, 不安, 怠惰, 偏見の生育歴, 現実拒否, 受動的な生き方といった不合理な信念をあげている. そのうち, 憂うつとは,「精神的な苦痛は外部の強い影響から生ずるものであるから, 自分の力では感情を制御し望む方向に変えることはできない」(Ellis and Harper, 1975；國分・伊藤訳, 1981, p. 200)とする信念, 非難とは,「人びとが自分に不快, 不正を加えた場合には断固としてその人を非難, 問責し, かれらを不正, 不徳の堕落した人間とみなすべきだ」(Ellis and Harper, 1975；國分・伊藤訳, 1981, p. 164) とする信念のことである. 紙面の都合で, 他の信念については詳述しないが, こうした不合理な信念の考え方の中に後期ストア派の哲学の影響が現れている, といえよう.

一般意味論の影響　エリスは,「……われわれが強調したいことは, 心理療法家および心理療法に関する著者たちは, 情緒的悩みの軽減法として有効性の高いことがわかってきた一般意味論を用いているということである. ……われわれは, クライエントの思考・感情・行動の変容を同時におこさせるために意味論的見地からことばの使い方を変えさせるべく, 前よりも効果的・意識的に働きかけるようになった」, と端的に述べている (Ellis, 1988；國分他訳, 1996, p. x).

先に示した「論理療法こそがコージブスキーのやり残したことをしているのである」という自負のもとに，エリスが一般意味論を論理情動行動療法に応用していることは明白である．その例として，次のようなものがある．
　「クライエントがこういったとする．「私は取越苦労がやめられないのです」とか「食餌療法は私には無理なんです」と．するとわれわれはかれらの文章記述を次のように変えさせる働きかけをする．「私は取越苦労をやめられますが，今までのところやめていないのです」とか「食餌療法は私にとって非常にむつかしいのですが，まったく不可能というわけではありません」という具合にである」(Ellis, 1988；國分他訳, 1996, p. x)．
　「こういう人がいる．「あのおかげで私は不安になった」とか「君のせいでぼくは頭にきたんだ」と．その場合われわれは「その件について私自身が自分を不安にしているのだ」とか「君の行動についてぼくが自分で自分を怒らせているのだ」と考えるようにさせる」(Ellis, 1988；國分他訳, 1996, p. xii)．
　ここにあげているいくつかの例は，「人々がいかにことばを用いるか，またそのことばが，それを使用する人々にいかに影響を及ぼすかについての科学である」一般意味論の見地からして，わかりやすい．要するに，論理情動行動療法では，その人にとって非機能的な文章記述を機能的なものに置き換えようとするのである．ところで，「その件について私自身が自分を不安にしているのだ」「君の行動についてぼくが自分で自分を怒らせているのだ」のような文章記述は，不安や怒りは状況や他人によって引き起こされるのではなく，ものごとを自分がどう受けとめるかによって，つまり自分の考えによって生じることを表現している．したがって，そこには，一般意味論の影響とともに，後期ストア派の哲学の影響もみてとれる．

f. 後期ストア派の哲学/一般意味論を取り入れた論理情動行動療法の意義

　論理情動行動療法は，後期ストア派の哲学や一般意味論そのものではなく，これらの哲学や思想を生かすための心理療法（カウンセリング）の有望なアプローチである．後期ストア派の哲学や一般意味論を観念的に理解することができても，それだけでは人は悩みを解決したり，精神疾患を治したりできないかもしれない．それゆえに，心理療法（カウンセリング）のアプローチである論理情動行動療法の存在意義があると考えられる．
　論理情動行動療法では，先にも示した通り，ABCDE 理論に従って，問題の成り立ちを整理し（A，B，C），不合理な考え方（B）を論ばくし（D），結果として，効果的な人生観（E）を得ることになる．ここでは当然，非機能的な考え方

を変えるための試みが行われるのだが，その際に，受容欲求，失敗恐怖，非難，欲求不満，憂うつ，不安，怠惰，偏見の生育歴，現実拒否，受動的な生き方 (Ellis and Harper, 1975；國分他訳, 1981)，といった不合理な信念という概念が役立つだろう．しかし，その背景にある後期ストア派の哲学や一般意味論を理解することで，これらの信念の意味や，それらの信念から自由であるための道筋がより明確になると考えられる．その意味で，論理情動行動療法において，後期ストア派の哲学や一般意味論をよく理解することは，クライエント，治療者の双方にとって重要である．特に，クライエントにとっては，自己洞察を深めること，治療者にとっては，テクニックに流れることなく論理情動行動療法を実施することにつながると考えられる．

　ところで，ハワードは，後期ストア派の哲学を取り入れたエリスの論理情動行動療法について，批判的に論じている（Howard, 2000）．その記述に沿って要点を示すと，およそ次の通りである．確かにエリスはストア派の哲学の現代版を創始したが，それは，あまりに個人主義的で，人間存在の悲観的次元のギリシャ的な理解が欠けるきらいがある．テレビ番組を見逃したとかちょっとした失望を味わったという場合には，「心配してもしかたない．それはただ人を混乱させ，気持ちをかき乱すだけだ」といった教えに従うのはよいかもしれない．しかし，自分の子どもが殺された，町で人に襲われた，職場を首になった，家を焼かれた，といったときには，そういうわけにはいかない．

　こうした批判は，論理情動行動療法で，合理的な考え方と不合理な考え方を分けることに起因している，と考えられる．実際，マホーニィは，人は個人的，社会的現実を構成するととらえる認識論である構成主義の立場から，論理情動行動療法にみられる合理主義を批判した（Mahoney, 1988）．マホーニィによれば，認識の有用性のほうが，妥当性（合理性）よりも重要である．したがって，例えば，「私は誰からも愛されなければならない」という，第三者からすれば不合理にみえる考え方であっても，ある人にとっては生きるうえで役に立つとすれば，それでよいということになる．

　しかし，ヤンクラとドライデンによれば，エリスは，認知行動療法において合理主義と構成主義の二分法が成り立つかどうかを疑問視し，構成主義者の支持を得た認知療法よりも論理情動行動療法のほうが構成主義的であるとしている（Yunkura and Dryden, 1994；國分・國分監訳, 1998）．そして彼らは，論理情動行動療法では，合理的であることの絶対的で不変の基準を仮定せず，相対主義的な立場をとっており，合理的であることを，「その個人にとって大いに意味のあ

る目標や目的を達成するのに役立つ思考，感情，行動という観点から定義している」(Yunkura and Dryden, 1994；國分・國分監訳，1998, p. 202) ことを示している．

このように見てくると，マホーニィとエリスの主張は必ずしもかみあわないものではなく，大いに接点があるように思える．少なくとも，臨床心理学においては，実証に基づくアプローチの基盤である合理主義と個性記述的なアプローチの基盤である構成主義の二分法は役に立つとは考えられない．むしろ両者を相互補完的なものとみなして，どちらも生かす道を考えるべきだろう．具体的には，双方の要素を取り入れた，「構成主義的認知行動療法」とでも称するべきものは価値があるだろうし，論理情動行動療法はそのひとつの形といえるかもしれない．

〔根建金男〕

<文　献>

Ellis, A. (1962)：*Reason and Emotion in Psychotherapy,* Stuart, New York.
Ellis, A. (1985)：Rational-emotive therapy. In *Dictionary of Behavior Therapy Techniques* (A. S. Bellack and M. Hersen Eds.), Pergampon Press, New York.［山上敏子監訳（1987）：行動療法事典，岩崎学術出版社，東京．］
Ellis, A. (1987)：The evolution of rational-emotive therapy (RET) and cognitive behavior therapy (CBT). In *The Evolution of Psychotherapy* (J. K. Zeig Ed.), Brunner/Mazel, New York.［成瀬悟策監訳（1989）：21世紀の心理療法 I，誠信書房，東京．］
Ellis, A. (1988)：*How to Stubbornly Refuse to Make Yourself Miserable about Anything-Yes, Anything!* Institute for Rational-emotive Therapy, New York.［國分康孝・石隈利紀・國分久子訳（1996）どんなことがあっても自分をみじめにしないためには—論理療法のすすめ—，川島書店，東京．］
Ellis, A. and Harper, R. A. (1975)：*A New Guide to Rational Living,* Prentice-Hall, Englewood Cliffs, New Jersey.［國分康孝・伊藤順康訳（1981）：論理療法—自己説得のサイコセラピイ—．川島書店，東京．］
Hayakawa, S. I. (1978) *Language in Thought and Action,* 4 th ed., Harcourt Brace Jovanovich, New York.［大久保忠利訳（1985）：思考と行動における言語—原書第四版—，岩波書店，東京．］
Howard, A. (2000)：*Philosophy for Counseling and Psychotherapy：Pythagoras to Postmodernism.* Macmillan Press, London.
井上尚美・福沢周亮（1996）：国語教育・カウンセリングと一般意味論，明治図書，東京．
井上尚美・福沢周亮・平栗隆之（1974）：一般意味論—言語と適応の理論—，河野心理教育研究所出版部，東京．
鹿野治助編（1980）世界の名著14　キケロ　エピクテトス　マルクス・アウレリウス，中央公論社，東京．
Mahoney, M. J. (1988)：The cognitive sciences and psychotherapy：Patterns in a developing relationship. In *Handbook of Cognitive-behavioral Therapies* (K. S. Dobson Ed.), Guilford

Press, New York.
マルクス・アウレーリウス；神谷美恵子訳（1956）自省録，岩波書店，東京．
マルクス・アウレリウス；水地宗明訳（1998）自省録，京都大学学術出版会，京都．
水地宗明（1998）：解説．マルクス・アウレリウス；水地宗明訳（1998）自省録，京都大学学術出版会，京都．
根建金男・市井雅哉（1995）：認知行動療法の意義と課題―行動医学との関連から―．行動医学研究, **2**, 29-36.
日本臨床心理士会（2006）：第4回「臨床心理士の動向ならびに意識調査」報告書，日本臨床心理士会，東京．
大久保忠利（1985）：Glossary（用語表）．大久保忠利訳（1985）：思考と行動における言語―原書第四版―，岩波書店，東京．
Yankura, J. and Dryden, W.（1994）：*Albert Ellis,* 1 st ed., Sage Publications, London.［國分康孝・國分久子監訳（1998）：アルバート・エリス　人と業績―論理療法の誕生とその展開―，川島書店，東京．］

7.2　ストレスコーピング行動に対する認知行動的介入

a. ストレスの心理学的理解

　現代社会は，ストレスに満ちているといわれている．確かに，社会で働く一般成人のみならず，家庭の主婦や老人，そして子どもたちまでもがストレスという言葉をたやすく口にしている．元来，ストレスとは物理的な歪みをさしていたが，セリエは，このストレスという語を「生体に生じる生物学的な歪み」を表す概念として医学の領域に導入した（Selye, 1936）．セリエによって提唱された「ストレス」の概念は，「外界からの刺激負荷によって引き起こされる下垂体-副腎皮質ホルモン系（コルチゾールなど）を中心とした非特異的な生物的反応」であった．そして，生体を新しい条件に適応させるための総合的努力を「全身適応症候群」と呼び，この概念によって，ストレスと身体の疾患，あるいは個人の健康状態との関係を理解することが可能であることを示した．

　しかしながら，メイソンは，ある病原体に曝露されたときに，疾患にかかる個人とかからない個人がいることに着目した（Mason, 1975）．そして，ストレスと疾患の関係についても同様に考えることが可能であることを指摘した．すなわち，ストレスは疾患の原因にはなりうるが必然的な要因ではなく，ストレスと疾患の発症との間には心理的過程を含めた個人差変数が媒介する可能性を示唆した．これ以降，ストレス研究の最大の研究目標のひとつは個人差をも含めたストレス過程の解明であるとされてきた．特に心理学や心身医学の分野においては，心理的ストレスが注目され，原因とされる事象の生起から心身の疾患に至るまで

の心理的ストレスの発生のメカニズムに関する研究が数多くなされてきた.

　この心理的ストレス研究の大きな流れのひとつは，個人が人生において経験するさまざまなできごとのストレスの程度を査定することであった．すなわち，個人が経験するさまざまなできごとの差異によって，個人の健康や疾患に及ぼす影響性を予測しようとする考え方である．そのさきがけとして，ホームズらは，ストレスを日常生活のさまざまな変化に再適応するために必要な労力としてとらえ，生活に大きな変化をもたらすようなできごとのストレス強度を客観的に標準化することによって，社会的再適応評定尺度と呼ばれるストレス尺度を作成した (Holmes and Rahe, 1967). そして，この尺度による得点が高い個人は，近い将来にさまざまな疾患にかかりやすいことが多くの研究によって明らかにされている．

　これに対して，カナーらは，生活上の大きなできごとよりも，むしろ日常生活で生じる些細で不快な苛立ちごとの方が疾患に対する説明力が高いことを指摘した (Kanner et al., 1981). さらに，ラザルスらは，これらの研究知見を整理して，できごとそのものがストレスを引き起こすのではなく，個人が経験したできごとの「受け止め方（認知的評価）」いかんによってストレスになったり，ならなかったりすることを指摘した (Lazarus and Folkman, 1984). そして，この認知的評価こそが，心理的ストレス過程に影響を及ぼす個人差変数として非常に大きな役割を果たしていることを示唆した．この視点に立てば，生活上の大きなできごとは，多くの個人に共通して，ネガティブに評価される可能性の高いできごとであると考えられる．

　現在のところ，「心理的ストレス」の定義として最も広く支持されているのは，「外的状況の特性や内的状態ではなく，環境の要求とその認知，およびそれに対する対処能力の認知との複雑な相互作用からもたらされる過程をさす」という定義である (Lazarus and Folkman, 1984). すなわち，「ストレス」を環境からもたらされる要求から解決に至る全体的相互作用の過程（トランスアクショナル・モデル）としてとらえることが提唱されている．この定義では，個人の認知的評価が中心に据えられていることから，ストレス認知理論と呼ばれることがある．また，この理論は，心理学領域で従来用いられてきた，フラストレーション，不安，コンフリクトなどといったネガティブな情動の生起をも包括的に理解できる汎用理論としても非常に意義があるとの知見も多い．

　心理的ストレス理論においては，ストレスのもつ多義的な要素を区別するために，内外の環境刺激を「ストレッサー」，そしてストレッサーが引き起こす心理

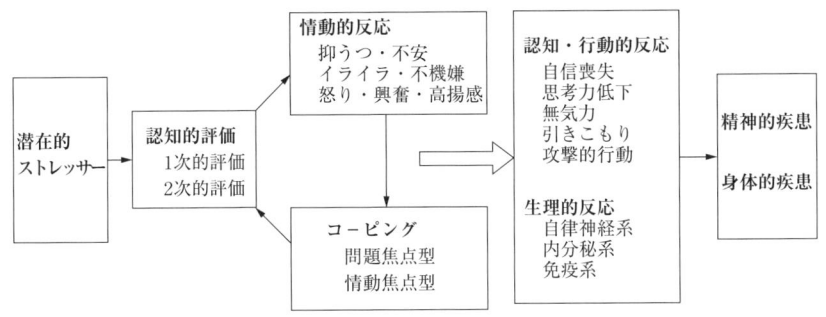

7.2 ストレスコーピング行動に対する認知行動的介入　145

```
                          ┌─────────────────┐
                          │  情動的反応      │
                          │   抑うつ・不安   │
                          │   イライラ・不機嫌│
                          │   怒り・興奮・高揚感│
                          └─────────────────┘
┌──────┐   ┌──────────┐          │          ┌──────────────┐   ┌──────┐
│潜在的│→ │認知的評価│          ↓          │認知・行動的反応│   │精神的疾患│
│ストレ│   │ 1次的評価│     ⇒    │自信喪失      │→ │        │
│ッサー│   │ 2次的評価│          │          │思考力低下    │   │身体的疾患│
└──────┘   └──────────┘          ↓          │無気力        │   └──────┘
                          ┌─────────────────┐│引きこもり    │
                          │  コーピング     ││攻撃的行動    │
                          │   問題焦点型    │└──────────────┘
                          │   情動焦点型    │ 生理的反応
                          └─────────────────┘ 自律神経系
                                              内分泌系
                                              免疫系
```

図 7.1 心理的ストレスモデル（Lazarus and Folkman, 1984 をもとに，岡安, 1997 が簡略化）

的，生理的な反応を「ストレス反応（ストレイン）」としている．なお，身体的ストレス反応は，さまざまな身体部位や内分泌系の変化などのことをさすが，心理的ストレス反応は，情動的な変化を中心とする反応であり，情動的反応に伴って生じる認知的反応や行動的反応を含んでいる．鈴木らは，この心理的ストレス反応の検討を行っており，「抑うつ・不安反応」「不機嫌・怒り反応」「無気力反応」に大きく分類できることを明らかにしている（鈴木他, 1997）．また，これらに加えて，身体的ストレス反応の「知覚」を取り扱うこともある．

そして，さまざまなストレッサーがこれらのストレス反応の表出を引き起こす過程において，個人の認知的処理が大きく関与するとされている（図7.1）．ここでは，潜在的ストレッサー（結果的にストレッサーになる事象）に直面すると，この認知的処理過程を経て生じた情動的反応は，さらに認知的反応や行動的反応，身体的（生理的）反応をもたらすとされる．そしてこれらの反応が，やがて精神的疾患や身体的疾患に至らしめると考えるのである．その潜在的ストレッサーを個人がどのようにとらえるかということ（認知的評価）については，個人的な背景（発達段階や知的水準など）や，生育歴，生活歴の過程において培われた価値観や信念体系などの影響を受けるとされている．

この心理的ストレスモデルにおける認知的処理の過程（認知的評価）には3段階があることが想定され，多くの実証的研究がそれらを支持している．それらは，①刺激を知覚したときに，個人の欲求や期待に照らしあわせて，それが重要であり意味があるものかどうかに関する認知的処理（関係性次元），②その刺激が自分にとって意味がある場合に，刺激に対する有害性に関する認知的処理（有害性次元：①と②をあわせて1次的評価とも呼ばれる），③その刺激が有害であると認知された場合に，それを（コーピングによって）取り除いたり，その影響性を

減少させることができるか（コントロール可能性）に関する認知的処理（コントロール可能性次元：2次的評価とも呼ばれる）である．

　また，ストレス反応の生起と維持にかかわるもうひとつの重要な要因は，ストレス反応を低減するために行われる「コーピング（対処）」と呼ばれる過程である．このコーピングは，ストレス反応をもたらすストレッサーに対して行われるもの（問題焦点型対処）とストレス反応に対して行われるもの（情動焦点型対処）の2つに大別される．そして，コーピングによって有効に（情動的）反応を低減できなければ，さまざまなストレス反応を長期間にわたって表出し，ストレス性疾患（精神的，身体的）に移行する可能性が高くなると考えられている．したがって，心理的ストレスの問題の解決を考える際には，個人に対していかに適切なコーピング行動を獲得，実行させるのかが重要な視点となってくる．

　ラザルスら（Lazarus and Folkman, 1984）をはじめとして，このコーピングをどのように定義づけるかに関しては従来からさまざまな研究知見があるが，コックスら（Cox and Ferguson, 1991）によってなされた「環境とのストレスフルな相互作用に続いて生じた情動を処理し，個人的な統制感を高めることを第1の目的とした意図的な行動あるいは認知であり，問題解決や再評価，回避などの効果を生むために実行される方略」という定義が最も広く受け入れられている．ここで，心理的ストレスが「認知的評価」の過程によって生じるとすれば，その解決にはやはり「認知的評価」の変容が必要であり，その点をストレス状況に対する「統制（コントロール）感」という観点に焦点化しているところが有用であると考えられている．

b. ストレスコーピングに対する認知行動的アプローチ

　心理的ストレス過程において，コーピングの機能的側面を記述しようとした取り組みは非常に多く行われており，因果関係を明確にするために心理学的な実験手法が用いられたり，複数の諸変数の関連性を動的に理解するために質問紙による調査手法が用いられたりしてきた．あるいは，レトロスペクティブにストレス過程を検討する方法や，プロスペクティブに諸変数の変化を確認していく方法などを用いて，時系列的な視点で縦断的測定などが行われてきた．心理的ストレス過程におけるコーピングの機能的側面を明確にするためには，関連するストレッサー，認知的評価，ストレス反応などを同時に扱っていく発想が必要であり，これらを多角的にとらえて分析を行った研究も多く見られる．

　それらの中でも，特にストレッサーの質的側面に着目して，コーピングとの関係性を検討した研究も見受けられる．鈴木らは，個人の努力によってストレッサー

の解決が可能であると認知した場合（エフォート次元：日常の仕事など）と，そうではないと認知した場合（ディストレス次元：喪失体験など）を区別し，ストレス反応の表出の程度を指標にしながら，エフォート次元と問題焦点型コーピング（計画立案や情報収集など），ディストレス次元と情動焦点型コーピング（思考回避やあきらめなど）の組み合わせが有効であることを示した（鈴木他，1998）．すなわち，状況に対するコントロール可能性の評価とコーピングの適合の高さがストレス反応の表出を低減するという考え方（goodness of fit hypothesis）であり，臨床心理学的援助を行う際には非常に有用な視点である．

したがって，多様なストレッサーに対して有効なコーピングを実行するためには，まずは個人に多様なコーピングレパートリーを獲得させる必要がある．そして，ストレッサーの質的側面を適切に評価しながら，ストレス反応を最大限に低減するようなコーピングを選択させるような介入が有効であると考えられる．すなわち，表出するストレス反応を低減させるためには，さまざまなストレス状況において，個人が有効なコーピングを選択する「柔軟性」を身につけていることが必要であるということになる．このような観点から，加藤は，柔軟性に関する検討を行っており，ストレス反応を有効に低減させるためには，コーピング選択の柔軟性が大きく関与することを指摘している（加藤，2001）．

その一方で，チェンは，ストレッサー，コントロール可能性の評価（認知的評価），採用したコーピング，コーピングの効果を詳細に検討する中から，ストレス反応低減に必要とされる「柔軟性」は，コーピング選択の柔軟性のみならず，ストレッサーに対する「コントロール可能性の評価の柔軟性」も重要であることを指摘した（Cheng, 2001）．この研究知見は，ストレッサーに対する評価のあり方に対する直接的な介入が有効であることをあらためて示したものであると考えられる．このように，ストレス反応の低減を考える際に，ストレッサーに対する認知的評価を変容することやさまざまなコーピングレパートリーを身につけることが有用であることをふまえると，その具体的方法としては，個人に対する認知行動的なアプローチ（認知行動療法）が有効であると考えられる．

この認知行動療法とは，クライエントの「考え方（認知）」や「振る舞い方（行動）」のスタイルを変容することによって，直面している問題を積極的に解決し，クライエントのセルフ・コントロールの獲得を促進することをめざす心理療法である．また，認知行動療法は，構造化された心理療法であり，クライエントの抱える問題を，環境の問題（人間関係や生活環境にあるさまざまな手がかり），行動の問題（振る舞いや態度），認知の問題（考え方のスタイル），情緒の問題（感

情，情動的側面），身体の問題，動機づけの問題（興味や関心）などの観点から理解する試みが行われる．そして，これらの整理された問題を具体的な「介入の標的」として明確化することが行われる．

すなわち，クライエントの抱える問題が，どのような問題から構成されており，それらの問題が症状や問題行動にどのような役割を果たしているのかに関して，行動的側面や認知的側面から明確にすることによって（機能的アセスメント），それ以降に実施される介入の見通しをもつことになる．さらに認知行動療法では，この手続きをセラピスト（カウンセラー）が行うだけではなく，クライエント自身に理解させることが重要視される（心理的教育）．これによって，クライエントは自分自身の抱える問題の理解が深まり，それを克服する過程をも学ぶことによって，セラピストのもとを離れた後も，自分自身で直面する問題を解決する能力が高まることが期待される（セルフ・コントロール）．

心理的ストレスの解決をめざした体系化された心理療法には，ストレス免疫訓練法（stress inoculation training：Meichenbaum, 1977）があり，代表的な認知行動療法に位置づけられている．ストレス免疫訓練法は，特定の単一の技法をさすのではなく，構造化された一連の治療体系をさしている．クライエントに対して，ストレスへの「コーピングレパートリーを提供する」という考え方は，医学的アプローチにおける，疾病に対する「免疫」をつけることに類似している．その原理は，さまざまな防御をしなければならないようなレベルのストレスに曝露される（接種される）ことによって，個人のストレスに対する抵抗力，すなわち「免疫」が強められるという考え方にあるとされている．

ここで曝露されるストレスは，個人を圧倒するほど強いレベルのものであってはならない．個人が新しく身につけたコーピングを用いて打ち勝つことのできる「適度の」レベルのストレスコーピングに成功するという経験を通して，学習性有能感を身につけることが可能になり，その結果，さらにストレスフルな状況においても，効果的に乗り越えるコーピングレパートリーの獲得と成功への期待（コントロール可能性の評価の向上）を形成することができるとされる．したがって，ストレス免疫訓練法の大きな特徴は，差し迫ったストレス状況を解決するだけではなく，その後直面することが予想される問題にも応用できるように，個人のストレスコーピングを養成することを目的とするところにある．

ストレス免疫訓練法は，3つの段階，すなわち「第1段階：ストレスの概念把握の段階」「第2段階：技術の獲得とリハーサルの段階」「第3段階：適用とフォロースルーの段階」から構成されている（図7.2）．大きく分類すれば，第1段

7.2 ストレスコーピング行動に対する認知行動的介入

第1段階

協力関係の確立 →　　　　　　　　　　　← ストレスに関する教育
クライエントの情報収集 → **ストレスの概念把握** ← 治療計画の立案

↓

第2段階

問題解決訓練 →　　　　　　　　　　　← 認知的再体制化
自己教示訓練 → **技術の獲得とリハーサル** ← リラクセーション訓練

↓

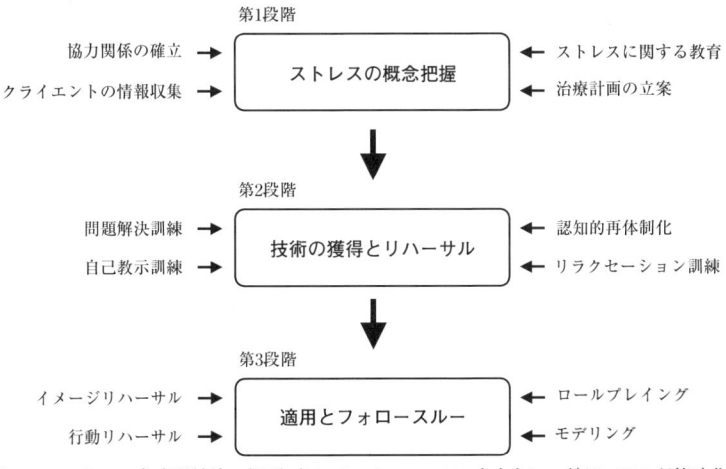

第3段階

イメージリハーサル →　　　　　　　　　　← ロールプレイング
行動リハーサル → **適用とフォロースルー** ← モデリング

図 7.2 ストレス免疫訓練法の概要（Meichenbaum, 1977 をもとに，嶋田, 1996 が簡略化）

階は，心理的ストレスや今後の見通しなどに関する心理的教育，第2段階は，さまざまな具体的なコーピングレパートリーの獲得と練習，第3段階は，実際の生活への応用，ということになる．最も重要な点は「コーピングレパートリーの獲得」であり，アセスメントされた個人の特徴をふまえ，そのストレスに対する脆弱性を克服するために，問題解決訓練法，自己教示訓練法，認知的再体制化（再構成），リラクセーション訓練などの諸技法が用いられる．

c. 有効なストレスマネジメントプログラムの構築に向けて

心理的ストレスモデルの主要な構成要素には，潜在的ストレッサー，認知的評価，コーピング，ストレス反応があげられるが，ストレス反応の生起に対応する方法は，それらの各構成要素に働きかける方法が考えられる．これまでに報告されてきたストレスマネジメントの構造は，①ストレッサーへの介入（環境調整，刺激統制など），②認知的評価過程への介入（認知療法など），③対処技法への介入（社会的スキル訓練など），④ストレス反応への介入（リラクセーションなど）に大きく分類することができる（坂野他，1995）．そしてこれらの介入が単独で用いられるというよりは，むしろ複数がパッケージとして組み合わされて用いられることが多いことが指摘されている．

この知見に照らしあわせれば，ストレス免疫訓練法の構成要素は，これらの多くを網羅していると考えられる．すなわち，認知的再体制化などは認知的評価過程への介入であり，問題解決訓練法などは対処技法への介入，そして，リラクセーション訓練などはストレス反応への介入に相当すると考えられる．また，有効と

されるストレスマネジメントプログラムには,「心理的教育」「個人のストレス耐性の強化」「リラクセーション訓練」が共通して含まれているが（嶋田, 1998），ストレス免疫訓練法はこれらの条件をも満たしており，非常に有用性が高い．このような点をふまえ，最近は一般成人のみならず，児童生徒にも「ストレスマネジメント教育」として応用されるようになった.

この児童生徒に実施されるストレスマネジメント教育は，心理療法がもつ治療的な意味合いというよりも，むしろ心理的ストレスに関連する諸問題の予防的意味合いが強い．この点は，ストレス免疫訓練法の免疫をつけるという考え方と類似している．ストレスマネジメント教育で具体的に行われる内容は，心理的教育，社会的スキル訓練，リラクセーション訓練などが多く，実施形態も個人が対象ではなく，クラスなどを基盤とした集団を対象としたものが多くの割合を占めている．これらの点は，学校をはじめとする教育現場で行われているという特徴を反映していると考えられ，コーピングのレパートリーを教えていくという考え方は，教育現場の発想にもなじみやすいということを裏づけていると考えられる.

最近の認知行動療法では，うつ病性障害，パニック障害，強迫性障害をはじめとして，特定の症状や問題行動の形成と維持のメカニズムに関するモデルが提唱され，モデルに関する実証的な研究も多くみられるようになった．これらのモデルに共通しているのは，個人の認知的処理過程が中心に据えられていることであり，標的とされる症状や問題行動の改善を考える際に，この認知的処理過程に対していかに効果的に働きかけるかに多くの研究者や心理臨床家の関心が集まっている．特に，心理臨床現場において経験的に行われてきた「認知の歪みの変容（認知的再体制化）」に対して，人間の情報処理過程に関する基礎的な研究の知見（認知の歪みを，注意バイアスや解釈バイアス，記憶などによって説明を試みることなど）が活用されるようになったこと（人間科学的アプローチ）は，今後の認知行動療法をはじめとする臨床心理学の実践的側面に関するエビデンスの収集と，理論的側面，技術的側面の飛躍的な発展に寄与することが期待される．実際に，認知行動療法は，その治療効果のエビデンスの蓄積によって，法務省の性犯罪者処遇プログラムといった国家的施策にも採用されるに至っている.

このエビデンスの収集については，ストレスコーピング行動に対する認知行動的介入においてもそれは例外ではなく，これまでに体系化されているストレス免疫訓練法を中心としながら，今以上のストレスマネジメントの適正化や効率化を図る必要がある．特に，児童生徒に代表される認知的発達が未分化，不十分な個人などを対象としたストレスマネジメントにおける認知的技法などは，今後検討

しなければいけない課題が山積している．また，ストレス免疫訓練法のようなストレスマネジメントプログラムは，さまざまな技法が包括される「パッケージ療法」とも呼ばれるが，その包括性や汎用性を強調するあまり，ともすればどの技法のどの部分がどのように効果があるのかといった観点を軽視してしまう可能性も残されている．今後これらの問題点を解決するためには，まさに学際的視点をもった「人間科学的アプローチ」が必要になってくると考えられる．

〔嶋田洋徳〕

<文　献>

Cheng, C.(2001)：Assessing coping flexibility in real-life and laboratory settings. *Journal of Personality and Social Psychology,* **80**, 814-833.
Cox, T. and Ferguson, E.(1991)：Individual differences, stress and coping. In *Personality and Stress*（C. L. Cooper and R. Payne Eds.），John Wiley, Chichester.
Holmes, T. H. and Rahe, R. H.(1967)：The social readjustment rating scale. *Journal of Psychosomatic Research,* **11**, 213-218.
Kanner, A. D., Coyne, J. C., Schaefer, C. and Lazarus, R. S.(1981)：Comparison of two modes of stress measurement. *Journal of Behavioral Medicine,* **4**, 1-39.
加藤　司（2001）：コーピングの柔軟性と抑うつ傾向との関係．心理学研究, **72**, 57-63.
Lazarus, R. S. and Folkman, S.(1984)：*Stress, Appraisal, and Coping.* Springer, New York.
Mason, J. W.(1975)：A historical view of the stress field. *Journal of Human Stress,* **1**, 6-12.
Meichenbaum, D.(1977)：*Cognitive Behavior Modification,* Plenum, New York.
岡安孝弘（1997）：健康とストレス．健康心理学（島井哲志編），培風館，東京．
坂野雄二・大島典子・富家直明・嶋田洋徳・秋山香澄・松本聰子（1995）：最近のストレスマネジメント研究の動向．早稲田大学人間科学研究, **8**, 121-141.
Selye, H.(1936)：A syndrome produced by diverse nocuous agents. *Nature,* **138**, 32.
嶋田洋徳（1996）：ストレス免疫訓練法．臨床教育相談学（内山喜久雄編），金子書房，東京．
嶋田洋徳（1998）：小中学生の心理的ストレスと学校不適応に関する研究．風間書房，東京．
鈴木伸一・熊野宏昭・坂野雄二（1998）：ストレス対処過程における effort, distress 次元が心理・生理的反応に及ぼす影響．心身医学, **38**, 597-605.
鈴木伸一・嶋田洋徳・三浦正江・片柳弘司・右馬埜力也・坂野雄二（1997）：新しい心理的ストレス反応尺度（SRS-18）の開発と信頼性・妥当性の検討．行動医学研究, **4**, 22-29.

8 健康福祉を支える工学

8.1 健康福祉医用工学

a. 健康福祉医用工学とは

福祉医用工学という呼び方がある．ある種の複合領域と考えられる．もともと福祉と医療は違う分野である．

医療または診療は，「医学的に治療することで，身体・精神をよい状態に近づけること」である．また，福祉は，人々が幸福で安定した暮らしができる環境またはその施策をいう．

このように，両者は異なる領域であるが，福祉医用工学と呼ぶことがあり，例えば大学の学科の内容を説明する場合などで便宜的に使われている．さらに，健康を加えて呼ぶ場合，学術的というよりは，やはり便宜的であるといってよい．ここでは，医用工学と福祉工学を分けて考える．

医用工学の内容は，医用計測装置（X線，CT，MRI，PET，fMRI，超音波，心電図，脳波，筋電図，眼電図など），治療装置（電気メス，レーザーメス，腹腔鏡など），医用ロボット（腹腔鏡ロボット，リハビリロボットなど）である．

医用工学は，福祉にかかわる者として当然知っておくべき，医療・診療にかかわる工学である．医用機器には，医用計測装置，治療装置，在宅関連装置などがある．福祉機器には，車椅子，環境制御装置，移乗補助装置などがある．

福祉工学は，人々が幸福で安定した暮らしができる環境またはその施策に，将来直接的にかかわるための学生に必要な基礎および応用である．福祉工学・医用工学の基盤技術として，エルゴノミクス（包括的に人間工学）がある．

以下，福祉機器のエルゴノミクス（特にマン・マシンシステムと操作性），福祉機器への社会的関心，そして期待される近未来の福祉機器について述べることにする．

b. 福祉機器のエルゴノミクス—マン・マシンシステムと操作性—

利用者からみて，常時使う福祉機器は，機器の操作性が重要である．操作性を高めるためのエルゴノミクスからのアプローチとして，音声認識システムの利用について述べたい．

8.1 健康福祉医用工学

　まず，機器の操作性とは，どのような意味をもつ概念か．機器の操作性とは，機器とそれを操作する人との関係にかかわっている．この関係については，マン・マシンシステムというコンセプト（これは，エルゴノミクスの基本概念である）が，それをよく表している．

　操作性では人間と人間が取り扱うマシンをひとつのシステムとして考える（人間機械系）．系はシステムと訳され，人間機械系はマン・マシンシステムとも呼ばれる．これが操作性全体の枠組みとして存在し，それを各方面から評価することになる．図8.1は，マン・マシンシステムのコンセプトの図解である．

　この図のマシンは自動車である．したがって，自動車の操作を前提としている．しかし，他のどのような機器でもこの基本は通用する．人間と自動車の間は，ループ（回路）で結ばれている．

　血の通った人間と金属などでできたマシンを結ぶ，あるいは回路でつなぐというのはどういうことだろうか．ドライバーは，車の進行する道路の状態と車の走行状態をスピードメータにより確認する．手や足によりステアリング・アクセル・ブレーキを操作する．車は，目的地へと走っていく．これらの過程は，図8.1の矢印にそって進行する．矢印にそってステアリングやアクセルが操作されその結果をメータや道路の状況で確認できる．ここで，矢印をつなぐと円を描き，これがループである．このループを流れるものは，ドライバーの意志に従った運転情報である．人間とマシンが情報で結ばれているという考えである．こういう考え方が世に知られ，広まったきっかけは，エルゴノミクスの登場からである．

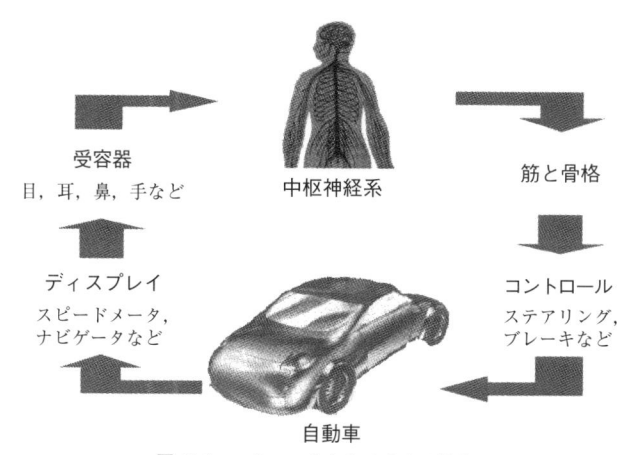

図 8.1　マン・マシンシステムの基本

かつてマシンは，常に人間が使う，人間が主人であるという考えが背景にあった．しかし1950年前後から，人間とマシンの間を上下関係ではなく同じレベルで考え，人間とマシンをある意味では平等に取り扱うという考え方が出てきた．

このことはまさに，19世紀後半にはじまり20世紀に最も盛んになった機械文明の中で，人間に対しマシンの位置づけが向上したことを意味する．またその背景としてはマシンそのものの性能が高くなり，ある意味で人間と同じレベルで扱うようになったということである．そのため人間とマシンの間を，図8.1に表されるように関係づけてとらえることができるようになったのである．

これは非常に大事な考え方である．エルゴノミクスが，このような考えを提案したことは，現在のような，コンピュータやロボットと共存する社会を50年前に予見していたといえるだろう．エルゴノミクスが，その後の社会へ与えた影響は，はかりしれないものがあるといえよう．

このようなコンセプトに基づいた操作性の評価の手段として，人間とマシンとの調和（適合性）に関する設計思想の確認，人間の特性，特に生理・心理および運動面の観察・測定が重要である．

マン・マシンシステムを考えるとき，医用工学・福祉工学の特殊性にふれなければならない．図8.1では，マンとマシンが1対1の対応であった．しかし，医用工学・福祉工学の適応分野では，マンが少なくとも2通りとなる．すなわち，患者とサービス提供側である看護師・ケアサービス担当者・医師などである．両者の最終の目的は同一で患者の安全安楽と健康増進である．しかし，その過程においては，利害が一致しない場合もあることを認識する必要がある．例えば，病室・寝室のベッドサイドの物品置き台（床頭台）の位置決めでは，患者にとって楽な位置は，サービス提供側にとっては，邪魔な位置であるとも考えられる．

c. 福祉機器への関心

福祉において，それにかかわる機器にどのような関心が寄せられるのか．いまから約10年前の興味深い調査がある．すなわち，1995年当時にまとめた論文（末田，1995）によれば，福祉機器への関心は，表8.1のようになる．

これらの項目は，いずれも現在実用化しつつある．95年当時のニーズを実現するのに，その後の10年を必要とするといえる．また，いずれの国の調査でも，代替コミュニケーションについての関心が高いことがわかる．

代替コミュニケーションとして長年最も期待されまた研究されているものが，音声認識システムである．現在までに，さまざまな障害者支援技術（assistive techonology）が実用化されている．実際それらの多くは，単体としては，完成

表 8.1　福祉機器への関心（末田，1995）

日本の関心	欧州の関心	アメリカの関心
1. 車椅子	1. 車による移動とシーティング	1. 車による移動とシーティング
2. 姿勢保持	2. 代替コミュニケーション	2. 代替コミュニケーション
3. 代替コミュニケーション	3. 感覚補助機器	3. 援助ロボットと電気機器
4. 自立支援	4. サービスの供給と公共政策	4. サービスの供給と公共政策
	5. 量的・機能的調査研究	5. コンピュータ活用

表 8.2　音声認識装置の歴史

1980 年代	倉庫での発送荷物の選別，大規模システムの開発
1990 年代	PC 用低価格システムの開発
2000 年代	電話用音声認識

度が高いものが多い．ところが，音声認識システムは，少し事情が異なる．

音声認識装置の歴史は，表 8.2 の通りである．これをみると，10 年どころか 20 年以上昔に実用化が実現しているにもかかわらず，その後の普及に手間取っていることがわかる．しかし，最近かなりの進展が期待されている．それについて述べてみたい．

d．期待される近未来の福祉機器——音声認識——

近未来の福祉機器のためのインターフェースに求められるシステム要件は，①できるだけ音声ですべての処理が可能，②利用者の発声の特性によくあわせられる，③普段利用している他の障害者支援技術と組み合わせての利用が容易なことである．前述のように音声認識装置は，実用化されてから，20 年以上経過している．しかし，認識エンジンの誤認識率が高く，上記の要件を満たすものではなかった．しかし最近，新たな音声認識システムと称するものが使われはじめている．

(1) 新たな音声認識システム　高性能音声認識エンジンを搭載したシステムが，特に，電話に組み込まれるシステムとして，実用化されつつある．これをテレフォニー音声認識（computer telephony interface）と呼んでいる．2006 年には，PCI テレフォニーボードをサーバーに実装した時代から，USB 経由でアドインする時代へ移行する機種が公表された．サーバーや設置スペースの制約，拡張ボードの適合性を気にすることなく，手軽に設置・増設が可能な新発想のテレフォニーボックスが誕生した（マルチメディアボックス VS–411 MB/412 MB）．例えば，音声認識テレフォンガイドシステムがある．Voistage を例として高性能音声認識エンジンを説明する．

新音声認識ロジックと高精度汎用音響モデルの採用により，認識性能を飛躍的に向上．最大登録語彙数を従来の10万語から50万語に拡大された（不特定話者の連続音声認識，同時認識単語数最大1000単語×4連続，最大登録語彙数50万単語）．高精度バージイン（割り込み発話）機能をサポートする．発話中のガイダンス音声停止をハードウェア（DSP）で処理することで，より自然で高感度な会話環境を実現している．圧倒的コストパフォーマンスのシステムである．

また，汎用音響モデルによりトレーニングは不要．追加ライセンスも一切不要で，短期間・低コストで音声認識システムが構築できる．

豊富なオプションをもち，専門スタッフがシステムの構築をサポートする「チューンアップサービス」や，数字/氏名/住所/企業名/金融機関名などの「専用音響モデル」をオプション設定し，高度で多彩なシステム構築をサポートする．

1回の認識で複数候補（第3まで）のアプリケーションに通知可能．よく似た候補語を聞き返していくことで絞り込みを行い，認識の確度を高める．

(2) 音声認識システムの操作性　　システムの操作性は，次の通りである（一般利用者を対象に，音声認識とプッシュ入力双方への評価や操作測定の調査結果）．音声認識の操作時間は，プッシュ入力の約半分である．また，プッシュ入力では約2割が未完であるのに比べて，完了率（目的の情報までたどりつけた確率）は，97.4%である．

(3) 利用例　　各種公共情報案内システム，音声認識交通情報サービス，救急医療情報システム，音声認識医療照会テレフォンガイドがある．

これらのシステムが認識率をあげるためには，認識エンジンの性能を高めるだけではなく，周辺技術による援護も無視できない．その例を2つあげてみる．

N-BEST：1回の認識で複数（第3）候補までアプリケーションに通知が可能．よく似た候補語を聞き返していくことで絞り込みを行い，認識の確度を高める．

ワードスポッティング：前後の不要語を除き，特定のキーワードのみ認識する．（例）「えーっと，山田です」→「山田さんですね」（山田だけ認識）

(4) 音声認識関連技術に根ざしたアプリケーションの今後　　通信分野の調査分析を専門とし，詳細なビジネスおよび市場情報を提供するThe Pelorus Group発行の最新調査報告書（http://www.gii.co.jp/press/pg10155_jp.shtml）によると，音声認識関連技術に根ざしたあらゆるアプリケーションは，世界中の無数の市場および業界で旋風を巻き起こしているという．音声認識市場の総額は，2006年までには38億6900万ドルにまで成長する見込みであった．

このテレフォニー音声認識の究極の目的は，障害者・高齢者などにとって使い

やすい情報通信機器・システムの開発および実証・評価実験を支援することにより，障害者・高齢者などがIT社会に積極的に参画できるような環境をつくることである．携帯電話の普及は，目覚ましいものがあることから，「病気や年齢とともに目が見えにくくなった高齢者にも，携帯電話やパソコンなどの情報機器を生活に取り入れてもらおうと指導するボランティアグループ」(http://www.mainichi.co.jp/universalon/clipping/200203/336.html) も出現しはじめた．

(5) 利用者 最新のシステムは発声の特性によくあわせられることから，対象となる障害者の方には，発声が困難であったり，明瞭でない人が，新音声認識システムの利用者である．もうひとつの利用者は，一般の高齢者である．

e. まとめ—そして，近未来はどうなる—

音声認識システムを円滑に利用するためには，音声合成システムを利用することが大切である．Voistageでは，テキスト音声合成エンジンとして，漢字かな混じりのテキストを音声に変換，局所歪最小化波形編集合成方式，テキスト解析辞書27万語（基本12万語，人名5万語，地名8万語，英語3万語）となっている (http://www.voistage.com/)．

表8.3は，ルートガイダンスの場合の代表例である．このような高度な音声認識システムにより，近未来は，飛躍的に障害者や高齢者の活動領域が拡大されるであろう．

(1) 人間寄りのインターフェースの必要性 人間と機器の境をインターフェースと呼ぶ．このインターフェースが使いにくいことが多い．そのことが，エルゴノミクスの重要な研究・開発対象である．このインターフェースは，機器操作の都合からつくられている．機器設計者としては当然だが，使用者にとっては「使いにくい」ことになる．そこで，福祉機器のインターフェース（機器寄りのインターフェース）に，人間寄りのインターフェースを追加する．この人間寄りのインターフェースとして期待されているのが，音声認識技術である．最近になって，優れたシステムが開発された．ロボットをはじめさまざまな支援技術は，このような音声コマンドの利用が実現すれば，飛躍的に利用可能となる（大杉，2000）．

(2) 人への負担—多重情報処理環境とデュアルタスク— 図8.1で示

表 8.3 音声合成システムの併用（ルートガイダンスの場合）

ソフトウェア機能	音声認識	音声合成
現在地の表示機能	○	○
地図情報の検索	◎	○
目的地へのルート設定	○	○
ルートガイダンス	◎	◎
マップマッチング	—	—
VICS情報	◎	◎

◎必要度が高い，○必要である

した操作性のためのマン・マシンシステムは非常に古典的なものである．今は，自動車の操作についても，運転操作だけとは限らない．オーディオの操作もあれば，カーナビゲーションもある．ドライバーは前を見ながら，オーディオの操作をすることがある．これをわれわれはデュアルタスクと呼んでいる．

2つのタスクともに，視覚を用いることはよくあるが，それは身体負担の上からいうと高くなりがちである．その結果，操作ミスを起こすこともなる．2つのタスクのうちのひとつを，視覚以外の感覚に移すことで，身体負担が軽減されることとなる．これが，音声認識システムを採用する利点といえる． 〔野呂影勇〕

＜文 献＞
野呂影勇（2006）：図説エルゴノミクス入門，培風館，東京．
大杉 淳（2000）：車載 HMI における音声コミュニケーションの人間工学的研究．2000 年度早稲田大学大学院人間科学研究科修士論文．
末田 統（1995）：福祉機器開発の動向と欧米事情―ノーマライゼーション―．障害者の福祉，**15**（171），24-26．

8.2 健康福祉産業工学

"健康福祉産業工学"は一般的に広く使われる表現ではないが，これまで 20 世紀の多くの産業を支えてきた各種の工学に比べて，細分化された分野を再度"統合"する学際的な工学として位置づけられる．

例えば，20 世紀には，機械工学（自動車産業，鉄鋼業などの重工業），応用化学（素材産業），電気・電子工学・応用物理工学（電機産業，半導体産業），情報工学・通信工学（コンピュータ産業，ネットワーク産業）などが，それぞれ対応する産業を生み出してきた．

これに対し，21 世紀にわが国が注力するべき分野としては，経済産業省が 2005/06 年度に策定した技術戦略マップが参考となる（経済産業省，2006）．具体的な策定分野としては，①情報通信分野（半導体，コンピュータ，ネットワークなど），②ライフサイエンス分野（創薬・診断，治療機械，再生医療など），③環境・エネルギー分野（CO_2 対策，化学物質総合対策など），④製造産業分野（ロボット，航空宇宙，ナノテクノロジー，バイオテクノロジー，人間生活など）の 4 分野があげられている．

20 世紀は，「物」が中心の時代であり，「単一の目的（移動や加工）」をいかに効率よく，高速・高精度で大量に行うかが技術開発の課題であったが，21 世紀は「人」が中心の時代としてパラダイムがシフトしつつあると考えられる．この

ため,「複数の目的 (環境に配慮して, 仕事をしつつ, 健康管理を行うなど)」を, 達成するために多分野を統合した技術開発が重要となり, "医療・健康・福祉" と "工学" などの融合がキーとなっている.

"健康福祉産業工学" は, こうした立場から複数の技術分野を横断的に取り扱い, "医療・健康・福祉" 分野に貢献することをめざしている. また, 市場性の観点からみると, "在宅医療機器" は 2003 年に 1 兆 3000 億円, 2015 年に 4 兆 4000 億円以上の市場規模になると予想されている (日経産業新聞, 2004 年 11 月 26, 29 日付記事). さらに, 再生医療から機能性食品に至るまで, 幅広い分野で高い市場成長率をもつ製品群の登場が期待されている.

一方, "福祉機器" は, 毎年秋に開催される国際福祉機器展で数百社の多種多様な製品・サービスが出展されているが入れ替わりが激しく, 福祉機器の製造・販売・レンタル大手でも, 年商 100 億円程度であり, 大規模な開発投資ができるほど, 売り上げ規模が確保できていないと考えられる.

このような状況から, "医療・健康・福祉" 分野と "工学" の融合を進めるには, 従来から進められている "医療機械", "手術用ロボット" に加えて, "健康福祉用 IT・ネットワーク機器", "福祉用ロボット" の開発など, 技術の裾野を広げる取り組みが重要となる. とりわけ, 機械技術・コンピュータハードウェア・ソフトウェア・センサ・ネットワークなど, さまざまな技術の集合体であるロボットを健康福祉分野に活用して, 応用技術も含めて開発することは, 融合を促進するものとして期待される.

a. ロボット技術の役割

20 世紀に, 自動車や家電・半導体などの工場に, 多くの産業用ロボットが導入され, 多様化するユーザニーズに応えつつ, 多品種少量生産を行う "生産ライン" の主役となった. 産業用ロボットは,「自動制御によるマニピュレーション機能または移動機能をもち, 各種作業をプログラムによって実行でき, 産業に使用される機械」と定義されている.

図 8.2 は, 6 自由度を有する多関節の産業用ロボットの事例である. 各自由度を実現するアクチュエータを駆動することにより, ロボットの先端に取りつけられたハンドを, さまざまな 3 次元位置と方向に向けることができ, メカ的な動作範囲の制約内であれば, プログラムによって多種多様な作業を行うことができる.

また, ロボットに関する広義の考え方として, ①センサ, ②アクチュエータ, ③何らかのインテリジェンスを有し, 自律的に動作する機械システム, ととらえることもできる.

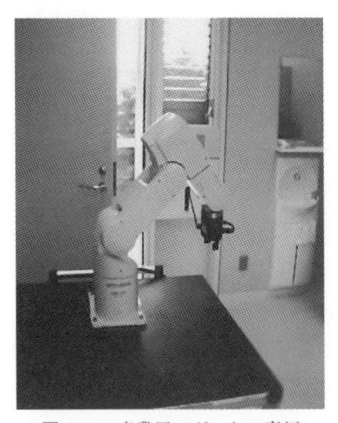

図 8.2 産業用ロボットの事例
ロボットの先端から順に,自由度6:手首の回転,自由度5:手首の上下,自由度4:上腕の回転,自由度3:ひじの回転(上下),自由度2:肩の回転(前後),自由度1:腰の回転(左右).

産業用ロボットの場合は,①のセンサには生産ラインを流れる部品の番号などを読み取り,また生産された製品に欠陥がないか精査する"ビジョンセンサ",ロボットの動作範囲内に人が入った場合に緊急停止させるための"赤外線センサ"などがあげられ,②のアクチュエータには,ロボットの各関節軸を動作させるサーボモータなどがある.さらに,③としては,ロボットを制御するコントローラに,ロボットを制御するための"サーボ制御","数値制御"などの基本機能に加え,"スポット溶接","アーク溶接","塗装","組み立て","加工","ハンドリング"などのさまざまな応用機能を搭載している.

次に,この広義の考え方を健康福祉分野に適用してみると次のようになる.①のセンサは,人間の状態や,周囲の環境条件を計測するセンサ,②のアクチュエータには,人間に働きかけたり,共同で作業するロボットの駆動部分に加えて,周囲の環境条件を制御するデバイスなどもアクチュエータとしてとらえることができる.さらに,③としては,医療分野の"手術支援"などに加えて,福祉分野の"リハビリテーション支援","歩行支援","食事介助","パワーアシスト","見守り","コミュニケーション支援","軽作業支援"などさまざまな応用機能が開発されはじめている(Kabe, 2001;保健福祉広報協会, 2004).

このように,21世紀における"ロボット技術"の新しい役割は,人間を直接サポートする新しいタイプのロボットを開発し,"医療・健康・福祉",人間の住環境制御,ロボット工学が融合した新しい分野を切り開くことである.

b. ロボットによる応用機能の実現

見守り・コミュニケーション支援 独居の高齢者の生活状況を見守り,何らかの異状があった場合に連絡できるように支援するシステムは,寝室・居間・トイレなどに人感センサなどを配置し,生活パターンを遠隔地の家族が把握できるように表示するものや,ポットを使用することで最低限の所在確認ができるものがある.

これに加えて,ロボットの機能として,ビジョンセンサによる"人の動きの検

知"やそれに対応した"遠隔地への電話の自動連絡"，および"ロボットがハンズフリー電話になり通話できる機能"，センサに対応した"録音した音声の再生"なども市販レベルで実用化されており，これらを応用して介護の現場で使える機能にブラッシュアップする段階にきている（図8.3）．

例えば，都会から郷里に頻繁に帰省して介護を行う働き頭の世代にとって，遠隔地の家族の状況をこうしたロボットがパートナーとして把握してくれることは，メリットがあると考えられる．

課題として，郷里にいる家族の状況を特定するセンサ技術の開発と，郷里にいる家族が自ら電話操作ができない状態を検知して，都会にいる家族に自動的に電話してコミュニケーションを開始する機能など，実用アプリケーションの試作改善が必要である．

軽作業支援　介護・福祉分野で，ロボットによる軽作業支援の手本となるものは介助犬などの行う基本動作である．

車椅子で生活する身体障害者のためにすでに実働している介助犬の作業内容をあげると下記のようになる（木村・毎日新聞阪神支局取材班，2003；日本介助犬アカデミー，2004）．介助犬は，図8.4～8.7に示すように，マスターの声による簡単な指示により，落としたものを

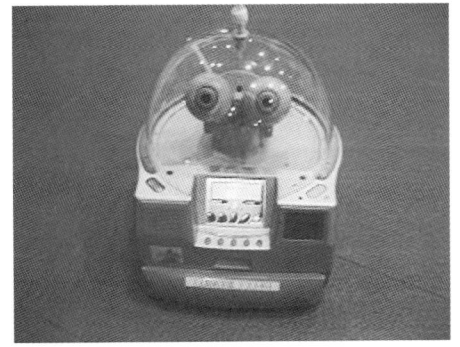

図 **8.3**　家庭用サービスロボット
主な機能：車輪駆動式，CCDカメラによる"動きの検知"，赤外線による家電リモコン操作，音声の録音・再生，電話の受信・発信，携帯電話・PCによる遠隔操作．

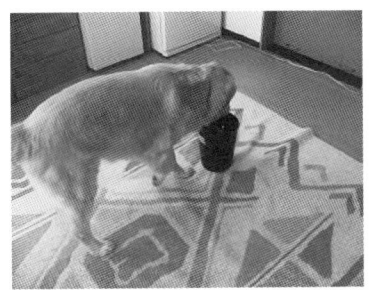

図 **8.4**　落としたものを拾い，指示により捨てる動作

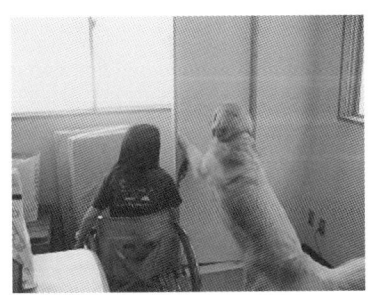

図 **8.5**　ドアノブを引っ張り，ドアを開ける動作

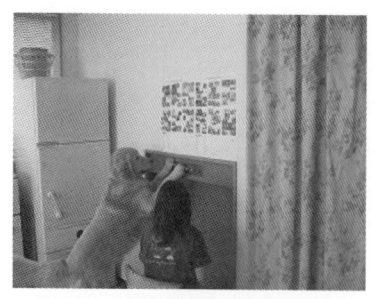

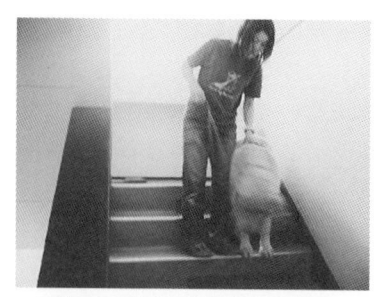

図 8.6 スイッチを押す動作　　　図 8.7 階段で歩行支持する動作

拾う，拾ったものを渡す・捨てる，指示されたものを運ぶ・取ってくる，タオルを引っ張ることによるドアの開閉，スイッチを押す，起立および階段などの歩行時の支持，緊急時の電話機などの連絡手段確保，着替えの手伝いなどの介助作業を行う．現在日本では，マスターと一緒に電車に乗るなどの試験をパスした介助犬が数十頭以上実働している．こうした介助犬の訓練には1年半程度かかるが，約1万5000人とみられる潜在ユーザすべてには行きわたらない状況となっている．

これに対して，同様の機能を図8.8，8.9に示すような動物型ロボットで実現を試みると，以下のような課題を解決する必要がある（加瀬他，2004）．

ユーザがいる介護ベッド周りで作業する場合を想定すると，①作業の対象物の位置を，データや操作などで教示する，②その位置まで移動させ，手でつかむなどの作業を実行させる，③作業後に，ユーザの位置まで移動させる，④最終的に，ユーザに渡すなどの動作を実行させるなど，細かい作業をステップごとに教示しながら，そのつど実行状態をセンサで確認しながら実行するよう，プログラムを作成する必要がある．

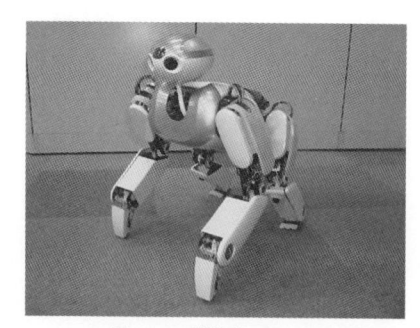

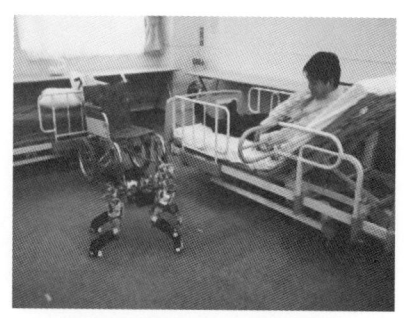

図 8.8 動物型ロボット　　　図 8.9 介護ベッド周りの軽作業

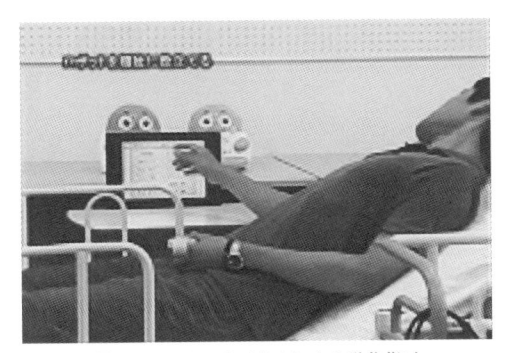

図 8.10 タッチパネルによる動作指示

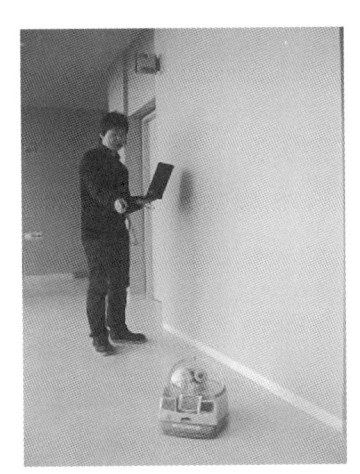

図 8.11 音声による動作指示

　また，ユーザがロボットに指示する方法として，タッチパネルによるメニュー選択レベルの簡単な操作や，音声による指示で動作するようユーザインタフェースを向上させる必要がある（図 8.10，8.11）．

c. ロボットと統合する各種センサ，IT 機器，デバイス

見守り・緊急通報用センサ　図 8.12，8.13 に示すような，腕時計型のセンサを装着し，皮膚の温度・導電率・体動・微動などを検出することにより，人間のアクティビティの状態を演算して，緊急時には室内の端末まで無線で通知し，端末を経由して外部の見守りセンターに自動通報する．

　このセンサ自体は，フィンランドのメーカーによるものであるが，国内のメーカーが輸入して，看護師経験者をそろえた見守りセンターを 24 時間稼動させて，緊急通報のサービスを行っている．こうしたセンサと連動して，異常が発生した場合にロボットが応急の対応を行うなどの応用機能なども，今後の開発対象である．

家庭内に張り巡らせる IC タグ　図 8.14 に示すように，家の中でロボットが人間のパートナーとして自由に動きまわるようになると，家の中での位置や，人間との位置関係，家具との距離，家庭用エレベータの操作などに，さまざまな位置情報が必要となる．

　図 8.15 のように，家の中の位置を埋め込まれた IC タグから読み取り，位置の把握などを行うようになる．また，IC タグが普及し，家の中のものに多く貼りつけられるようになれば，ロボットの周りの物の認識に役立つ．

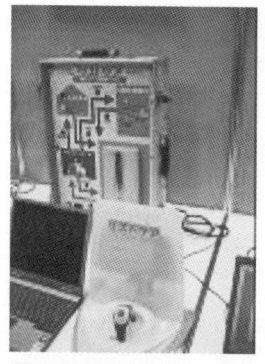

図 8.12　腕時計型センサを用いた緊急通報システム

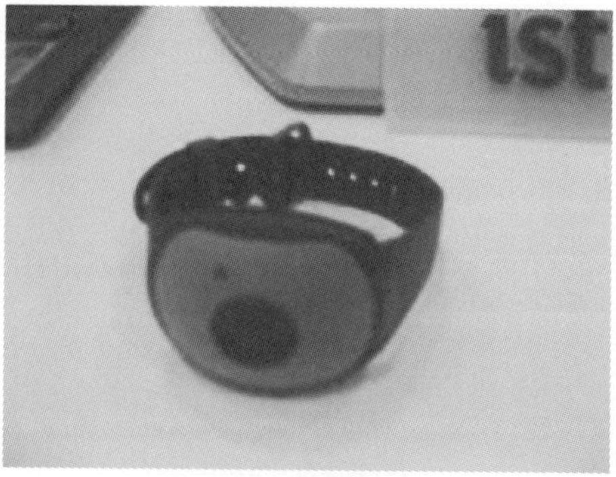

図 8.13　腕時計型センサ

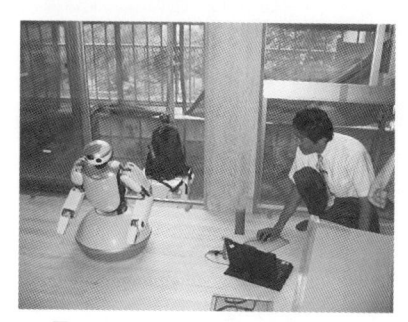

図 8.14　家の中で動作するロボット

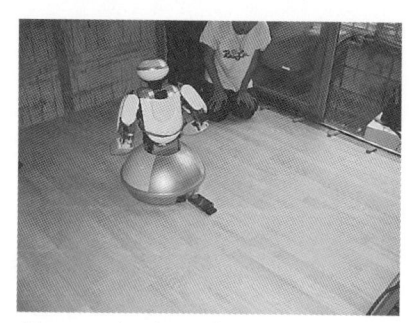

図 8.15　家の中での位置を IC タグから読み取る

"スヌーズレン（五感の刺激）"デバイス　欧州の医療・福祉機関から広がりをみせている"スヌーズレン"という考え方は，「気持ちよく心地よい空間で，リラックスし穏やかな時を過ごす」ためのデバイスで空間を構成し，図 8.17 に示すような光るデバイスに加えて，スヌーズレンの音楽なども使用する（図 8.16～8.19）．

2005 年国際ロボット展に，早稲田大学が出展したシステムでは，次のような機能を実現し，オフラインながらユーザの状態をセンサで計測して，バイオフィードバックにつながる基礎的なシステムを構築した．

①ユーザの音声指示のキーワードを，音声認識ソフトが認識
②システム全体の統合コントローラである PC に搭載したミドルウェアから，スヌーズレンルーム全体の制御シーケンスを実行

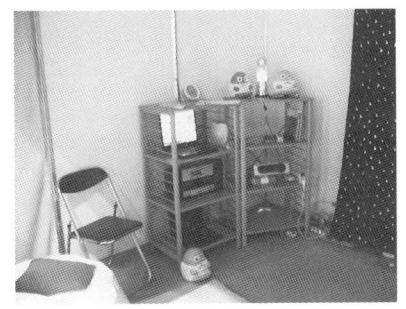

図 8.16 スヌーズレンルームを制御するコントローラなど

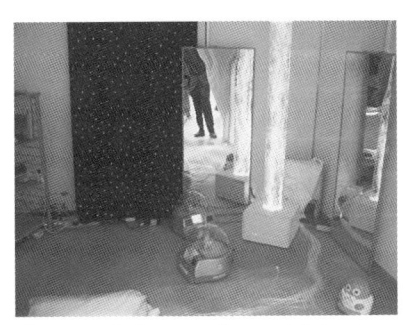

図 8.17 各種スヌーズレンデバイスとロボット

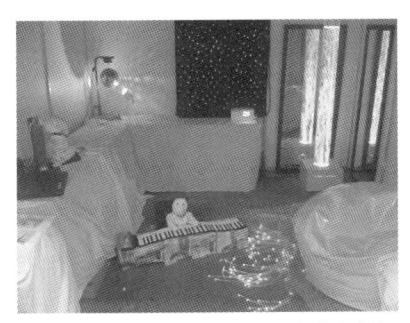

図 8.18 スヌーズレンルームで操作を行うロボット

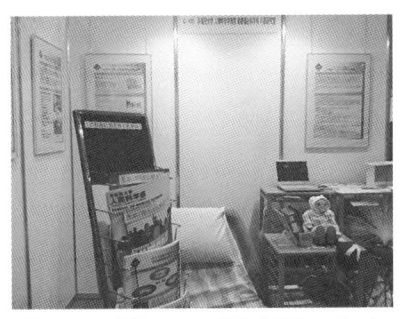

図 8.19 介護ルームで操作を行うロボット

③ミドルウェアが，スヌーズレンデバイスの電源を赤外線リモコンによりONするよう，ロボットに指示
④ロボットがデバイスの操作を実行
⑤ミドルウェアが，スヌーズレンの音楽や映像を流すように，ロボットに指示
⑥ロボットがCDプレーヤーの再生や，プロジェクタの操作を実行

ユーザは，①で音声によりキーワードを指示するだけでシステム全体を稼動させることができ，実際にこのスヌーズレンルームに入る前と後で，ポータブル型の簡易装置によりストレスの度合いを計測し，バイオフィードバックシステムを構築するための予備検討を行った（可部他, 2005）．

また，2006年に開催された国際次世代ロボットフェアにおいては，スヌーズレンルームにおける操作と，介護ルームにおける簡単な操作をロボットに行わせ，システム構築の事例を拡充した． 〔可部明克〕

<文 献>

保健福祉広報協会（2004）：第31回国際福祉機器展　福祉機器カタログ.

Kabe, A.(2004)：Expected main features and business model of healthcare partner robot based on the market analysis. International Conference on Machine Automation, pp. 95-100.

可部明克・柿本亜紀・加瀬隆明・横田善夫・長澤夏子・加藤英理子・渡辺仁史(2005)："スヌーズレン：五感の刺激"デバイスとロボットを用いたバイオフィードバックシステムの予備検討．バイオフィードバック研究, **32**, 9-18.

加瀬隆明・西山茂樹・窪田隆行（2004）：ライトユーティリティロボットコンセプトモデル Maple の開発，日本ロボット学会学術講演会, 3 D 23.

木村佳友・毎日新聞阪神支局取材班（2003）：介助犬シンシア，新潮社，東京.

日本介助犬アカデミー（2004）：日本介助犬アカデミーホームページ：http://www.jsdra.jp/

9 健康福祉を支える福祉 (1)

9.1 健康福祉における「福祉」の位置づけ

「人間科学とは何か」については0章で詳しく書かれているので，そこを読んでいただきたいが，「福祉」と「人間科学」との関係を説明するうえで，はじめに簡単にふれておきたい．「人間科学」とは，一言でいってしまうと，「人間とは何か」を解明しようとする科学であるということができる．そういってしまうと，「なんだ！ そんなことなら，わざわざ仰々しく人間科学などという必要はないではないか」と思うかもしれない．たしかに，「人間とは何か」という疑問は科学へつながる好奇心の出発点であり，この疑問を解こうとするアプローチはあまりに幅広く，人間科学などという固有の分野をつくる必要はないようにみえる．しかし，「人間とは何か」という疑問が，科学の対象となったのはそれほど古いことではない．中世ヨーロッパでは，世界は神によって秩序正しく形づくられていると考えられており，その秩序を証明することが科学の役割だった．人間は神の秩序をこの世に実現すべく創られた存在であって，「人間とは何か」などということは問うまでもないことであった．

このような形で発展してきた西欧の科学（それはすなわち明治以降日本が導入した科学でもあるが）は，客観的な事実から法則を導き出すという姿勢に貫かれてきた．それは，そうした法則が，ついには神の存在そのものを超えたものであることを明らかにした後も変わらなかった．客観的事実は人間の外側に存在する．「人間とは何か」という問いは，人間そのもの，人間の内に向かって発せられる問いである．人間が神の秩序を実現するために創られた存在であると考えられていた時代は，「人間とは何か」を問うことは「神学」の役割であった．科学が神の法則を超え，人間が神から解放された後も，それは「哲学」の領分とされ，「科学」の対象とはならなかった．なぜなら，神から解放された人間は，千差万別な恣意的存在であり，そこから客観的な事実，すべてに通用する法則を導き出すには適さないと考えられたからである．

こうした姿勢に貫かれた「科学」は，発展とともに専門化し細分化していった．森羅万象すべてに客観的な法則があるとしても，それをすべて明らかにすること

は困難であり，解明しようとする分野を限定する必要があったからである．さまざまな分野で「科学」は発展し，人間の外の世界は美しい秩序のもとにみわたせるようになっていった．しかし，「科学」の発展は，それまで対象外としてきた「人間」が実は「科学」そのものの基礎であるということに気づかせることとなった．「科学」が人間の仕業である限り，その価値を決めるのもまた人間である．「科学」が，神が創った秩序を明らかにすることを超えたことで，科学の成果は人間に属することとなり，人間はそれを自由に使うことができる存在になった．例えば，原子核の分裂や融合のエネルギーの法則を明らかにするのは「科学」であるが，それを大量殺戮の手段に用いるか発電に用いるかは，人間の決めることである．人間がそれをどのように決めるのかは，「人間とは何か」にかかわることである．このような場合の「人間」が，千差万別，恣意的な存在であっては困るわけで，「人間」を普遍的な尺度から測ることができる「何か」が求められるようになる．「人間とは何か」という問いは，個人が自省的に発するものにとどまらず，人間そのもの，あるいは，人間の内的な世界の客観的な法則を明らかにする第1歩であり，それは人間の外側の世界のみを対象にしてきた「科学」の存在そのものの立脚点でもあるということに気がついたのである．

こうして，「人間科学」という固有の分野の必要性が認識されることとなった．しかし，すでに諸科学が発展した段階では，「人間とは何か」を探求する「人間科学」といえども，まったく新たに創造されることはなく，既存の諸科学から形成されざるをえない．「人間科学」が人間の外側の世界の法則を明らかにしようとする「科学」（「人間科学」に対応するものとして，とりあえず「自然科学」と名づけることとしよう）とは異なる分野から形成されてきたことは，その経緯からして当然でもあった．日本のいくつかの大学で「人間科学部」あるいはそれに類した名称の学部が創られてきたが，多くの場合，その中心になったのは，人間の内面である「心」の問題を扱う心理学，人間の「発達」の問題を扱う教育学，それに，人間の「営み」を扱う社会学であった．しかし，看板で「人間科学」が形成されるわけではない．既存の諸科学は，細分化して発展し，人間のある側面，部分を細かく探求するという姿勢を踏襲してきた．それぞれの分野の研究者はそれぞれの分野の学会に属し，それぞれの専門分野で業績を上げようとする．「人間科学」という看板のもとに既存の諸科学を集めたとしても，それらが「人間科学」というアイデンティティを共有しない限り，「人間とは何か」を総合的にとらえようとする「人間科学」という固有の分野の形成は難しい．少なくとも日本の現状をみる限り，「人間科学」が，自然科学や哲学から発展した諸科学と同様

の固有領域を確保したとはいいがたい．

a．人間科学としての健康科学

「人間科学」のアイデンティティを確立するには，既存の諸科学を単に集めるだけでなく，「人間とは何か」という目標に向かう道筋を明らかにすることが必要である．むろん，山に登る道がひとつではないように，「人間とは何か」を解明する道筋は1本とは限らない．しかし，それがあまりにも多ければ，「多岐亡羊」となってしまう．早稲田大学人間科学部では，「人間とは何か」の解明をめざす道筋を，「環境」，「情報」，「健康福祉」という3つのキーワードで表している．「環境」とは人間の「営み」，外的な世界とのかかわりから「人間とは何か」を解明しようとする道であり，「情報」は情報系としての人間を明らかにしようとする道であり，「健康福祉」は存在としての人間を明らかにしようとする道である．

存在としての人間を明らかにする道が，なぜ「健康福祉」というキーワードで表されるのだろうか．人間は身体的な存在であると同時に，精神的，社会的な存在でもある．存在としての「人間とは何か」を探求することは，人間のあるべき姿，身体的，精神的，社会的に良好な状態とは何かを明らかにすることでもある．WHO（世界保健機関）が1946年の宣言で，「健康とは，完全な身体的，精神的および社会的安寧の状態であり，単に疾病または病弱でないということではない」と定義したことは有名であるが，存在としての「人間とは何か」を明らかにすることは，WHOのいう「健康」=「完全な身体的，精神的および社会的安寧の状態」とは何かを求めることでもあるといってよいだろう．それゆえ，存在としての人間を明らかにしようとする道は「健康科学」=「health science」と名づけることができる（なぜ「健康」ではなく「健康福祉」なのかについては後述する）．「環境」や「情報」が，価値観をもたないニュートラルな言葉であるのに対し，「健康」は，望ましい状態という一定の方向への価値観をもった言葉である．それは，客観的な事実だけを対象としてきた自然科学の抑制的な姿勢とは異なる．しかし，人間とは価値観を剥ぎとった客観的な存在として研究対象とすることが難しい存在であり，名称にそうした方向性を示す言葉が用いられること自体が，「人間科学」の固有領域を表しているといってもよいだろう．

身体的存在としての人間はさまざまな生理的活動を行う．それらを総合的に解明するのが「健康科学」である．しかし，身体的存在としての人間は「環境」によって影響され，それは「情報」として伝達されて生理的作用を引き起こす．同様に，精神的存在としての人間は「心」を働かせ，それがさまざまな生理的な作

用を引き起こし，あるいは，社会的な存在としての自己を位置づけようとする．それらの関係から「人間とは何か」を探求するのが健康科学であるが，「心」を内部に伝達するのは「情報」であり，「心」の動きに影響を与えるのは「環境」である．社会的な存在としての人間を探求することは健康科学であるが，それは，社会的な「環境」の中における人間を考えることであり，社会的な存在としての人間の活動は「環境」そのものでもある．このように，「環境」，「情報」，「健康」という3つのキーワードは，さまざまに相互にかかわりあっている．「環境」，「情報」，「健康」は互いに交わりながら「人間とは何か」という頂上に向かう3本の道ということができよう．

　健康科学は人間の身体や精神の作用を研究の対象とする．それは自然科学，とりわけ医学とはどこが違うのだろうか．たしかに，医学は人間を対象としてきた．しかし，自然科学としての医学は，人間をトータルにみて「人間とは何か」を解明しようとしてきたのではない．人間を「もの」とみて，その中に客観的な法則を見いだそうとしてきたにすぎない．よく，医者は病気を診て病人を診ないという批判があるが，医学とはまさに病気＝ものとしての人間の機能不全を解明する科学であり，病人を対象にしていないのは当然ともいえる．医学が対象としてきたのは，臓器や細胞といった「もの」であり，その機能であって，人間そのものではない．例えば，人間そのものの存在に関する最も重要な判断である「死」についても，医学の判断は臓器の停止をもって「死」とするだけである．それは，人間が人間でなくなることを意味しない．いわば「もの」の集合体である人間がその機能を保持できなくなったというにすぎない．「身体的，精神的および社会的」な存在としての人間がその存在を終えるということはいかなることかということに対する答えを，医学は与えてくれるわけではない．人間の機能の不可逆的な停止の客観的な時点を示してくれるだけで，それを人間の死として受け入れるかどうかは，人間の仕業であり，「人間科学」の領域なのである．

b．なぜ「健康福祉」なのか

　さて，長い前置きをこのあたりで終えて，本題に入ることにしよう．早稲田大学人間科学部の，存在としての人間を研究対象とする学科は，「健康」ではなく「健康福祉」という名前をもっている．それはなぜなのだろうか．

　「福祉」を国語辞典で引くと「満足すべき生活環境」と書かれている（Microsoft Bookshelf Basic Version 3.0）．「福祉」が人間そのものの状態ではなく，人間をとりまく生活空間の満足さを表すものであるならば，「福祉」は「環境」の一部としてとらえられることになるはずである．また，「福祉」を制度や活動，すな

わち人間の「営み」と考えるならば，やはりそれは「環境」というキーワードのもとで扱われるべきであろう．にもかかわらず，われわれが，「健康福祉」というキーワードで，広い意味の健康科学の一部として「福祉」を考えているというのは，「福祉」を，人間をとりまく生活空間としてでも，人間の「営み」としてでもなく，人間の存在そのものにかかわる問題として扱おうとしているということにほかならない．

　先に引用したWHOの健康の定義，「身体的，精神的および社会的安寧の状態」のうち，「福祉」は主に「社会的安寧」にかかわる．ここでいう「社会的安寧」とは，社会が安寧な状態にあるのではなく，社会的存在としての人間が安寧な状態にあるということである．社会的な存在としての人間というのは，社会関係を内包した人間であり，社会システムを創り，参加する人間でもある．従来，社会福祉が対象としてきた，子どもや高齢者やハンディキャップをもった人々という存在や，それを支える社会システムも，そうした社会的存在としての人間に包含される．

　健康科学としての福祉は，そのような社会的な存在としての人間の安寧の視点から社会システムにアプローチする．例えば，先天的に重い障害をもって生まれてきた子どもがいるとする．人間を「もの」とみる視点からは，それは脳や四肢の機能不全としてしかとらえられない．「環境」の視点からは，その子とどうつきあうかが問題とされる．すなわち，障害をもった子は自分の外の世界の一部として認識され，その子と自分とのかかわりが，直接あるいは制度や活動を通じて間接に認識されるだけである．しかし，社会的存在としての人間という視点からは，障害をもった子は，確率的な存在としての人間そのものとして認識される．すなわち，社会的な存在としての人間というのは，具体的な個々の人間ではなく，すべての社会関係を確率的に内包した人間であり，同時に，一定の確率で必ず発生する障害をもった子にとって必要なサポートシステムを創り，これに参加する人間でもある．そういう視点からみれば，障害をもった子の安寧は，人間そのものの安寧と重なる．それを支える社会システムも人間そのものの安寧に反映される．このようなアプローチから，社会的な存在としての人間とは何かを明らかにしていこうというのが，健康科学としての「福祉」なのである．

　このように，われわれは，「福祉」を，社会的な存在としての人間そのものとしてとらえようとする．福祉のシステムも諸活動も，そうした人間の反映としてとらえられる．それは，WHOの定義のように，広い意味では「健康」に含まれるかもしれないが，身体的，精神的な意味だけの「健康」ではないということを

明らかにする意味も含め,「健康福祉」と名づけることとしたのである.

c. 健康福祉科学としての福祉

では,「健康福祉」という視点から研究を進める「福祉」は,従来の社会福祉学部などにおける福祉研究とどこが違うのか.

従来の福祉研究は,主に2つの面から進められてきた.ひとつは制度としての福祉研究であり,福祉の理念や国家の責任などが論じられてきた.もうひとつはソーシャル・ワークや介護,療育などの技術的な研究である.前者は,法学,政治学,社会学,経済学などの応用分野としての福祉研究であり,どちらかといえば後者が福祉固有の分野の研究といってよいだろう.これらの分野では,すでに多くの業績や実践があり,「健康福祉」という視点からの「福祉」研究も,基本的にはこれらの研究の積み重ねのうえに進められるべきものである.しかし,「人間科学」としての「福祉」は,単に制度や技術を深く探求するというものではない.制度や技術を社会的な存在としての人間の反映ととらえ,そこから「人間とは何か」を探求しようとする.例えば,「ノーマライゼーション」という言葉がある.これを,ハンディキャップをもつ人々が普通(ノーマル)の生活ができるようにすることと解すると,それは制度や技術の問題ととらえられる.しかし,さまざまなハンディキャップをもつ人々が存在すること自体が社会のノーマルな状態で,そういう社会に存在する人間としてノーマルな人間とは何かという視点で考えようとすると,それは「人間科学」の問題となる.

先に述べたように,われわれの「福祉」は,安寧な存在としての「人間とは何か」を明らかにしようとする.「身体的,精神的および社会的安寧の状態」というのは,「人間」の健康の側面であるから,それぞれが切り離されて存在するわけではない.「福祉」は,「身体的,精神的」な健康と一体のものとしてとらえられる.だから,「健康および福祉」ではなく,「健康福祉」なのである.身体的な健康を解明するには,医学,生理学,栄養学,工学などの知見と手法が用いられる.精神的な健康を解明するには,心理学,精神医学,行動科学などの知見と手法が用いられる.福祉はそれらとは異なる知見と手法で社会的な健康を解明しようとする.しかし,それらは人間の健康の各側面であるから,知見と手法は異なっても,それぞれがばらばらに行われるのではなく,統一した目的に向かって研究が進められることになる.

例えば,「寝たきり老人」という存在は,体が動かないという面では身体的な問題であり,それを改善できないという面では精神的な問題であり,社会システムや人間関係がそうした状態をつくってしまっているとすれば,それは社会的な

問題である．「寝たきり老人」の問題は社会的な存在としての人間の安寧の阻害要因であることで，「福祉」の問題として提起される．「寝たきり老人」はなぜ生じるのか，どのようにすればなくすことが可能なのかということは，「福祉」の研究テーマである．しかし，それは，社会システムと対人援助技術という既存の福祉研究の知見と手法だけでは答えを出すことができない．身体的，精神的な問題でもある以上，医学や心理学や生理学などといった諸科学を結集してはじめて取り組むことが可能なテーマである．そのような意味で，「健康福祉」の視点からの「福祉」は，学際的な総合科学であるということができる．

十数年前から，政策の分野では，保健・医療・福祉の連携がいわれるようになり，行政組織の再編も進んだ．研究分野でも，身体的な存在としての人間をものとして扱う医学と，心の機能不全を解明しようとする心理学と，援助技術としての福祉が，それぞれ分立しているという状態が続いていたが，医科学が健康科学という視点から見直され，心の問題が行動科学と結びつき，社会システムとしての福祉研究が政策の動きを受けて保健・医療に手を広げ，というように，研究範囲の拡大や互いの連携が進んでいる．「健康福祉」の旗のもとに，保健・医療・福祉にかかわる諸科学が結集し，総合科学として構成されるというのは必然的な流れであろう．「福祉」も，従来の知見や手法を基礎としつつも，単なる制度研究や援助技術にとどまらない，総合的な視点からの研究が求められるようになっている．

d. 福祉を学ぶということ

日本の社会福祉制度は実質的に戦後期にGHQ（連合軍総司令部）の指導のもとに創られたものであるが，GHQが強調したのが，公的責任と専門性であった．アメリカでは，社会福祉第一線従事者はソーシャル・ワーカーと呼ばれ，大学院卒業程度の資格をもち，社会的な評価も高かった．GHQはその仕組みを日本にも持ちこもうとしたが，民間篤志家にまかせっきりであった戦前の社会福祉（当時は社会事業と呼ばれた）の世界で，そのような専門家は育っていなかった．ソーシャル・ワークの専門家を養成することが急務とされたが，現実はそれを待っていられない状況であり，公的部門の社会福祉第一線従事者は他部門の職員の配置転換か，専門外の新卒者で埋めざるをえなかった．しかし，その結果，専門家がいなくても何とかなる状況がつくられ，福祉専門教育の普及が進まない結果になってしまった．この状況が大きく変わったのは，「社会福祉士」の資格がつくられてからのことである．折からの資格ブームと，高齢化の進展，介護保険の導入などによる福祉人材需要の急増のなかで，「社会福祉士」の養成を主な目的と

する福祉系大学や福祉系学部が次々とつくられ，福祉専門教育は，「社会福祉士」養成とほぼ同義になっていった．

しかし，日本版ソーシャル・ワーカーというべき「社会福祉士」資格が制度化されても，公的部門の社会福祉第一線従事者は，異動によって各部門を渡り歩く一般公務員が充てられるという現状は変わりなく，介護保険導入以降は，むしろ公的部門のソーシャル・ワーク自体が後退する傾向さえみられるようになった．一方で，民間福祉事業は「金になる」直接サービス部門に力を入れざるをえず，ソーシャル・ワークに力を注ぐことに積極的にはならない．ソーシャル・ワーカー養成をめざした福祉専門教育の場は急速に増えたにもかかわらず，ソーシャル・ワーカーが独立した専門家として活躍する場面は増えていかない．優秀なソーシャル・ワーカーを世に送り出すことは，ソーシャル・ワーカーの地位を高め，その専門性を確立することにつながる．しかし，公的な制度として発展してきた日本の社会福祉の仕組みのもとでは，「報酬」として制度的に評価されない限り，専門職種が成り立つ途はない．華々しくスタートした「社会福祉士」も，医療保険，介護保険や支援費制度の財政的な行きづまりの中で，確たる方向を見いだせないままである．未来に活路を求めるならば，福祉専門教育は，「社会福祉士」資格の取得，ソーシャル・ワーカーという専門職種の養成という枠をもちつつも，それ以上をめざさなくてはならないだろう．

「福祉」を標榜する以上，われわれ人間科学部も「社会福祉士」国家試験受験に必要なカリキュラムを用意している．それは学生の要請に応えるための必要条件である．しかし，われわれは，必ずしも社会福祉の第一線で活躍する人材の養成のみを目的としているわけではない．「健康福祉」は総合科学である．福祉システムを学んだものは福祉行政へ，援助技術を学んだものは福祉の第一線へというように，職業に直結する教育を求めるなら，総合科学にアドバンテージはない．とはいえ，大学の教育目的のひとつは，健全な社会人を養成することである．社会人とは社会に貢献できる能力をもった人間であり，職業的な能力も当然それに含まれる．今日のような就職難の中で，大学で学んだことが職業や社会活動にまったく活かせないようでは社会的な要請には応えられない．

では，総合科学としての「福祉」は，どのようにして職業的能力と結びつくのか．多くの企業は即戦力を求めている．しかし，即戦力＝専門家ではない．例えば，心理学を学んだものがすべて専門のカウンセラーになるわけではない．人の心理や行動について学んだことを商品の企画や営業に活かせるならば，それは企業にとって即戦力となりうる．「福祉」も同様である．少子高齢化の中で，「健康

福祉」は企業戦略のキーワードになりつつある．行政，特に市町村行政では「福祉」は中核的な存在である．企業で新しい商品の開発を行う場合，「福祉」の視点からのマーケティング・リサーチが重要になる．一方，行政で住民のニーズをトータルにとらえようとするなら，「福祉」の専門知識だけでは足りない．例えば個々の障害者のニーズに応えるためには，その人が何ができるかを判断し，生活環境の改善，最新の機器の導入などとあわせて福祉サービスを提供していく体制を整える必要がある．そのためには，「福祉」の知識だけでなく，工学や生理学などの知識もあわせもつことが求められる．現在は，これらを1人で対応するのではなくチームで対応する方向が指向されている．しかし，チームをまとめるリーダーには，こうした総合的な知識が求められるはずである．

「福祉」は人々が望む状態であり，それは企業や行政にとって最も重要な「需要」につながるものである．人々が安寧な状態を実現するために求めるものは何かを認識し，そのために何が必要かを考えることができる能力，それが人間科学部における総合科学としての「福祉」のめざすものである．そうした能力は，今日の社会が必要とする能力であり，まちがいなく職業的能力につながるものでもある．

9.2 健康福祉を支える社会保障

a. 社会保障とは何か

社会保障という言葉は，英語の social security という言葉の訳である．日本で「社会保障」という言葉が使われるようになったのは戦後のことであるが，英語の social security という言葉も公的に用いられるようになったのは1930年代以降のことであり，比較的新しい．social security という言葉が意味するものは国によって異なり，日本語の「社会保障」と同義に用いられる用語も social security という言葉が一般的に用いられているとは限らない．しかし，年金給付，医療保障，失業や労働災害の給付，家族手当，公的扶助，社会福祉などの諸制度をひとくくりにしてとらえ，同一の概念で理解されていることに関しては各国とも共通である．これらの諸制度は，生成，発展の歴史も異なるし，その対象とする者も異なっている．これらの諸制度が，なぜ「社会保障」という統一の概念で理解されているのだろうか．

今日，先進国といわれる国は，ほぼ完備した社会保障制度をもっている（アメリカだけは一般国民を対象とした医療保障制度がない）．しかし，社会保障制度が広く普及するようになったのは戦後のことである．その契機となったのは，1942

年に，ILO（国際労働機関）が出した「社会保障への途（Approaches to Social Security）」と題する報告書である．その中で，「社会保障」は，社会保険と社会扶助（公的扶助と社会福祉をあわせた概念）を統合した概念で，「社会が適切な組織を通じて，その構成員がさらされている一定の危険に対して与える保障である」と定義された．この報告書において，ILOは，社会保障の促進こそ国家の本来の活動であると位置づけ，社会保険の適用対象の拡大，対象となるリスクの拡大，最低生活の保障という観点からの給付水準の向上，拠出と給付の関連性をゆるめることなどにより，社会保険と社会扶助を統合した国民全体を対象とする公的サービスの体系を構築することを提言した．「社会保障への途」と並んで社会保障制度普及の思想的な柱となったのが，同じ1942年に，イギリスの「社会保険及び関連サービスに関する各省委員会（ベヴァリッジ委員会）」が提出した「社会保険及び関連サービス」と題する報告書（「ベヴァリッジ報告」）である．「ベヴァリッジ報告」では，貧困，病気，無知，不潔，怠惰を社会の進歩を阻む5つの巨人と位置づけ，それぞれに対し，社会保障（この場合の社会保障は主に所得保障を意味する），医療保障，住宅対策，教育，完全雇用対策によって対応する必要があるとした．なかでも「貧困」の対策が最も重要であるとされ，所得保障を中心とした，普遍的な国民保険と国民扶助からなる社会保障制度が計画された．

このような考え方は，戦後のヨーロッパの国家形成に大きな影響を与えた．戦争による荒廃からの再生をめざしたヨーロッパの国々は，軍備の拡張と他国への進出によるのではなく，貧困を撲滅して国民全体の所得を増やし，民間の需要を喚起することで，豊かな社会を築いていく途を選択した．「社会保障への途」や「ベヴァリッジ報告」で示された，社会保障を国の政策の大きな柱として社会的な統合と発展を図る政策を進めていくことが合意された．こうした考え方のもとに，西欧，北欧の先進諸国において，「福祉国家」が共通して成立した．「福祉国家」がめざした貧困の撲滅と完全雇用の実現は，社会的な統合と経済の拡大をもたらし，1950年代から60年代に，西欧，北欧の先進諸国は安定的で持続的な経済成長を達成し，豊かな社会を実現させた．「社会保障」は，このような福祉国家政策の中心として確立され，大きく発展したのである．

日本では，戦後，社会保障は，憲法に定められた「生存権」との関係で理解されてきた．すなわち，社会保障は，「生存権」の内容である「健康で文化的な最低限度の生活」＝ナショナルミニマムを実現するための制度であると説明されてきた．しかし，国家の目標や人々の共通した理解がないところに，「生存権」が空から突然降ってくるわけではない．社会保障が普及したのは，それを必要とす

る社会的な背景があったためである．また，社会保障の水準が相対的に低いレベルにとどまっていた時代には，「生存権」との関係で社会保障を説明することが可能であったかもしれないが，今や，社会保障が実現する生活の水準は「健康で文化的な最低限度」を超え，また，対象となる人々も，最低限度も満たせない社会的弱者だけでなく国民全体へ広がっている．もはや，「生存権」を保障するという観念的な権利論だけでは，社会保障を説明することはできなくなっている．

社会保障とは，「生涯のうちに遭遇する，あるいは遭遇する可能性のある，さまざまな生活上の危機や困難を回避，あるいは軽減するために用意された制度である」ということができる．人生にはさまざまな生活上の危機，すなわち，普通の生活を維持していくことが困難になるような事態に遭遇する可能性がある．病気になって働けなくなるうえに莫大な医療費がかかって，生活が困難になるかもしれない．事故でケガをして障害者になるかもしれない．年をとって働けなくなり収入が途絶えることもある．寝たきりになって介護を受けることが必要になるかもしれない．人間は，その危機の可能性を予見し，そうした危機を避けるためにどうすればよいかを考える．社会保障は，そうした人間の自然な欲求によって成り立っている．

b. 人間科学としての社会保障

前節で述べたように，「健康福祉」とは，人間の良好な状態を示す言葉である．社会保障は，生活上の危機を回避し，早期に通常の生活に戻すことで，安定と安心を保障する．その意味で，社会保障は「健康福祉」を支える社会システムであるということができる．しかし，社会システムは人間の心理や行動と無関係に存在しているわけではない．社会保障を支えているものは，生活上の危機を避けたいという，きわめて人間的な動機である．人間は想像力をもっている．病気や失業や障害などの生活上の危機が他の人に訪れることで，そうした危機が自分にも訪れるという可能性を予見し，危機を避けるためにどうすればよいかを考える．他の人の情況を自分の可能性に置き換えて理解し，自分の将来にも訪れるかもしれないと想像できるということは人間だけに与えられた能力である．しかし，そうした能力のゆえに，人は不安になり，危機を避けるための方法を考えないわけにはいかなくなる．

まず考えることは，収入をすべて使うのではなく，お金を貯めていざというときのために備えるということであろう．例えば，病気になって費用がかかるようになっても，年をとって働けなくなっても，その蓄えたお金で対応しようとする．しかし，生涯に遭遇する危機，困難はどれだけあるのか，個人では確定的な予測

はできない．元気で医者にかかることさえないかもしれないが，生きるか死ぬかの大手術を受けることになるかもしれない．定年退職して収入がなくなるということは予測できても，退職後いつまで生きるかはわからない．老後は健康に暮らせるか，寝たきりになってしまうかということも，事前には予測できない．あらゆる可能性に対応できるように蓄えておこうとすれば，とんでもない大金を用意しなければならない．個人の蓄えで危機に備えるということに限界があることはすぐに気づくだろう．次に考えることは，個人ではなく集団で対応することである．まずは，家族や親戚，近隣というような身近な小集団で，互いに困ったときに助けあうことを考える．しかし，そういう助けあいは，家族や近隣社会が生産の主体であり，密接に関係しあっているようなところでは有効かもしれないが，都会の勤労者には難しい．勤労者は職場の仲間で互いに助けあうということを考える．しかし，勤労者はある年になると一斉に退職してしまうし，景気が悪くなると職場ごと苦しくなることもある．そういう職場に自分の生活上の危機を回避する仕組みを任せることにも限界がある．そう考えていくと，もっと大きな集団，あるいは社会全体で対応する方が，確実で安全ということになる．こうして，制度としての社会保障が必要となる．社会保障はそうして生まれてきた．このように，社会保障の生成は人間の心理と行動から理解することができる．

　社会保障は，生活上の危機＝リスクを大きな集団あるいは社会全体で分散して，確実に，しかも個人の負担を軽くしてリスクを避ける合理的な仕組みということができる．たくさんの人でリスクを分散する仕組みを「保険」という．民間の会社が行う生命保険や損害保険も同じ仕組みである．わが国でも，他の多くの国々でも，社会保障の多くの部分は保険の仕組みを利用して行われている．しかし，保険といっても民間会社の保険とは少し異なっている．それは，一定の要件に該当した人はすべて加入しなくてはいけない「強制加入」となっていることである．また，民間の保険では，リスクの発生確率に応じて保険料が異なる．例えば民間の自動車保険では，事故を起こす可能性が高い人は保険料も高くなっているが，社会保障の医療保険では，病気がちの人も，元気な人も，そのことで保険料の差が設けられてはいない．それは，病気とか老齢など，社会保障が対象とするリスクは個人の責任によって起こるのではないことから，みんなで平等に負担をしようという考え方に立っているためである．強制加入となっているのも同じ理由で，そうでないと元気な人は保険に入らず，保険に入るのは病気がちな人ばかりになって，保険が成り立たないためである．このような保険を，民間保険と区別して，「社会保険」と呼んでいる．

しかし，生活上の危機を避けるといっても，保険の方法によることが難しい場合もある．保険というのはリスクの発生を予測して事前に備えるものである．リスク発生の可能性が低くて，一般の人は事前に備えようというふうには思わない場合や，先天的な障害のように事前に備えるということが難しい場合もある．そのようなリスクに対しては，事前に拠出して備えておくよりも，リスクが発生した後で対応する仕組みを公的な制度としてつくっておく方が適している．生活保護とか社会福祉などはそのような仕組みである．このように，生活上の危機に事後的に対応する仕組みを「社会扶助」と呼んでいる．この場合は，事前の拠出で対応するわけではないので，費用は税金で賄われる．社会保障は，このように，「社会保険」と「社会扶助」の2つの仕組みから成り立っている．

では，なぜ，生活上の危機を避けたいという利己的な欲求に基づく仕組みが，「強制加入」とか税金による事後的な対応にまで広がっていくのだろうか．リスクを避けたいというのは合理的な欲求である．だが，人間は合理性だけで行動し，人と人との関係は利害関係だけで成り立っているわけではない．リスクを避けたいという個人の利益だけでなく，集団の利益というものを個人の価値基準に置くのも人間の自然な感覚である．「みんなが幸せなら自分も幸せ」という気持ちである．例えば医療保険でいうなら，病気にならなかったなら保険料は掛け捨てである．しかし，病気になって保険があったおかげで助かった人がいる．集団全体としてみるなら，保険のおかげで効用が高まったということができる．それなら，自分もよかったじゃないかと思える，そういう気持ち，集団として効用が高まったことを個人の効用として理解できる感情，これを「連帯」というふうに呼ぶことができる．身近な例でいえば，仲間で飲みに行って，みんなで楽しく騒いだ．自分は酒が飲めないからほとんど飲まなかったけれど，費用は割り勘だった．それは，自分の飲み食いに払ったのではなく，みんなで楽しい時間を過ごしたことに支払ったのだからそれでいいじゃないか，そういうふうに思える気持ちである．社会保障は，リスクを回避したいという欲求によって成り立つ．それは，リスクを集団で分散して，確実に，効率的にリスク回避をするものであるが，もともとは自らの努力でリスクを避けるという「自助」の精神によって成り立っている．けれども，集団の効用を個人の効用として理解する「連帯」という価値観によって補強され，支えられなければ社会保障は成り立たない．

前述のように，社会保障は，保険の手法を用いてリスクの分散を行う「社会保険」と，税金で生活困難に陥った人々の支援を行う「社会扶助」とから成り立つ．保険の仕組みを使うか，税金による事後的な支援の仕組みを使うかは手段にすぎ

ず，社会保険も社会扶助も，リスクの分散であると同時に，リスクの生じない人々からリスクの生じた人々への所得の移転であって，大局的にみれば両者は本質的に同じものだということができる．手段の違いはリスクの性格の違いに由来するものであり，そこに「自助」と「連帯」のウエイトの違いが存在する．例えば，病気になって多額の医療費がかかるとか，高齢になって所得がなくなるとかいったリスクは，多くの人にとって身近に感じられ，事前に備えておきたいと思うのが自然であり，このようなリスクに対しては，保険の手法を用いた社会保険の仕組みによって対応するというのが自然である．一方，リスクが多くの人にとってまれなもので，自分にはそうしたリスクが発生することはまずないであろうと感じられるけれど，現に困難に直面している人がいて，その人たちが困難から脱却できるということが集団全体としての効用を高めることだと納得できる，そういうリスクに対しては，「連帯」という面が強く出て，事後的な対応を中心とした社会扶助の仕組みを用いている．ただ，社会保険は「自助」によるリスク分散の仕組みで，社会扶助は「連帯」による所得移転の仕組みというように，単純に割り切れるわけではない．社会保険は，保険という手法は使っているけれど，私的な保険とは違って，「連帯」の要素が相当入ってくる．先に述べたように，医療保険では，普段から健康で疾病のリスクの小さい人も病気がちな人も一緒に含めて，強制的に加入が求められ，保険料も疾病にかかりやすいかどうかとは無関係に設定されている．これは，リスクの確率の高い人を保障から排除しないようにという「連帯」の精神からそうなっているということができる．

このように，社会保障の成り立ちや，それを支える理念にまで遡って考えていくことが，人間科学としての社会保障の立場である．

c. 社会保障を学ぶということ

社会保障を学ぶということは，社会保障の制度や仕組みをただ覚えるということではない．社会保障に限らず，社会制度は，人々の生活上の必要と国家の政策目標から導き出されるものである．民主主義国家では，国家目標というのは人々の社会的意思の集合にほかならない．つまり，社会制度は，人々の個々の生活上の必要と集合的な社会的意思によって成り立つ．社会保障でいうなら，それは生活上の危機を避けるという必要性＝「自助」の精神と，集団の効用を個人の効用と同視できる社会的な理念＝「連帯」である．社会保障を学ぶということは，この「自助」と「連帯」という2つの理念がどのようにバランスをとって社会が成り立っていくかを学ぶことでもある．

社会保障は，給付を受けるのも国民であるが，そのための費用を負担するのも

国民である．負担するだけの人と給付を受けるだけの人がいるというような一方的な関係ではなく，人々は社会保障のために負担をし，同時に，生活上の困難に遭遇したときには給付を受ける．国は，制度をつくり，負担と給付を管理してはいるが，国がどこかから費用を捻出してくる訳ではない．負担するのも給付を受けるのも国民という制度がなぜ必要なのか．それは，人々が自分にリスクがあることを知っているからである．リスクに対して備えるためなら，人は負担に合意する．公的に保障するシステムが働かなければ，自分で備えなければならない．それも負担であることに変わりない．公的な保障と自己責任と，どちらが安心か，合理的に考えれば答えは自ずと出てくる．同時に，人は，集団で協力しあってしか生きていけない存在である．だから，貢献に応じた分配を主張するだけでなく，みんながよくなることを素直に自分の効用として受け止められる．また，そうでなければ人間の生存に不可欠な協力関係が維持できないことも知っている．この2つをうまくミックスして，社会の安全装置をつくっていこうというのが社会保障である．

「連帯」とは「集団の効用＝個人の効用」と思える気持ちである．そういうふうに思えるのは，その集団に自分がいるということを認識できるからである．自分が構成員である集団だから，その集団全体がよくなることは，自分がよくなることと同じと思える．自分にとってのメリットと感じられなければ，「連帯」という気持ちは湧いてこない．これと似て否なるのは，自分を抑えて集団の利益に尽くす，「滅私奉公」とでもいうものである．自分が犠牲になっても集団がよくなればよいという気持ち，これは，集団の効用重視のウルトラ化状態といってもよい．もう一方の極にあるのは，集団の効用なんて考えない，自分のことだけを考えればよいという考えである．集団に足手まといのやつがいると自分の効用が下がる．医療保険で高齢者がいると医療費が増え，保険料が上がる．だから，保険集団から追い出そう，われわれとは分けてくれという．分離，排除する．これが進んでいくと，1人1人がばらばらになる「孤立」に行き着く．

日本ではこの両極が強調される傾向がある．一方で，「みんなのために我慢しなさい」「自分のことを主張するのはわがままだ」といわれ，他方では，「世の中は競争だ」「人と人とは互いに争ってよくなるのだ」といわれる．ヨーロッパでは，市民革命というものを経験して，社会契約ということが実感をもって理解できる．自分たちがこういう社会をつくると決めて，自分たちが選び取ったものだという意識があるから，社会がよくなることは自分がよくなることでもあると思える．だから，「連帯」といっても理解できる．日本では，この社会はわれわれ

がつくったもので，われわれが構成しているものだという意識が乏しい．「社会連帯だから我慢しなさい」という側と，「そんな損なことはまっぴらだ」という側が対立することになってしまう．

　歴史的にみると，日本では，高度経済成長の時代に，産業構造と就業構造の急激な変化があった．地方から若い人が大量に都会に出てきてサラリーマンになった．そして，地方には，相変わらず農業に従事する老人が残った．「地方・老人・農業」対「都会・若者・サラリーマン」という構造が生まれた．都会に出てきた若者は，会社に勤めて，収入を得て，それなりに便利な生活を手に入れた．高度経済成長で収入は上がっていき，便利なものが次々に手に入る．ところが，地方に残った老人は，成長から取り残された昔ながらの貧しい暮らしのままであった．都会の若者からすれば，地方は自分たちの出身母体，自分たちが見捨ててきた世界である．「地方・老人・農業」が経済成長の恩恵を受けなくては社会はよくならない．これが当時の連帯意識だった．そこで，都会の若者が稼いだものを地方に流し込む，こういう財政構造が生まれた．典型的なのが公共事業である．地方を便利にし，同時に雇用を創り現金収入が得られるようにする．このために，都会の人々が稼いだものを公共事業に流し込んだ．これが日本型の福祉国家であった．

　社会保障も，若者から高齢者へ，そして若者が多いサラリーマンの制度から，高齢者の多い自営業者，農業者の制度への財源の移転という構造をもっている．日本が右肩上がりの成長を続けていたとき，高齢者は相対的な弱者だった．貧しい時代に働いて，十分な蓄えのできない世代の人たちだった．だから，それまでの負担は少なくとも，世間並みの生活ができるようにということで年金も引き上げられ，医療費負担の軽減も図られた．その費用は，次の世代が順々に払っていくことになった．先の世代は苦労した．だから今の現役は先の世代へ仕送ろう．これからの世代はもっとよくなるはずだから，その分は，これからの世代に負担してもらおう．そうやって，給付の先食い，負担の先送りが行われた．これが高度成長期における福祉充実の形だった．成長が永遠に続き，若い人たちが増えていくなら，負担の先送りは永遠に可能なはずであったが，現実はそうはならなかった．少子化で若者の負担は増える．経済成長が終わって高齢者は成長に取り残されたかわいそうな人ではなくなった．代わって若者が雇用から追われる時代がやってきた．しかし，制度の構造は，社会的な背景が変わっても変わらない．社会保障は若者から高齢者への一方的な所得移転の性格をもちつづけている．社会連帯だから文句をいってはいけないというけれど，一方的な移転なら社会連帯で

はない．これでは，「滅私奉公」と同じである．昔は自分たちが一方的に恵まれていた．だから「滅私」でも納得ができた．しかし今は違う．そういう中で，「連帯」という言葉で「滅私」を押しつけるから，「われわれはいやだ」となり，自分たちの損得だけを考え，一気に「分離」，「孤立」の方にいってしまう．

しかし，「分離」，「孤立」では社会は成り立たない．自己責任と競争，弱肉強食，優勝劣敗の社会では，人は安心して暮らしていけない．今こそ，「連帯」の本来の意義を考えなければならない．「連帯」というのは，自分がよくなると同時にみんなもよくなることである．自分がよくならなければいけない．「我慢しなさい」，「損得をいってはいけない」，そういう道徳論ではない．自分がよくなるということはどういうことかというと，困ったときには社会保障がちゃんと役に立つということである．自分が年をとって，いざとなってみたら年金がもらえない，こんなはずじゃなかったということでは，納得もできないし，「連帯」も成り立たない．自分が得をする，しかし，その分誰かが損をするのではなく，みんなが得をする．ということは，給付とか負担が一方的にどこかに偏ってはいけないということでもある．みんなが公平に負担する．そして，その中で，一番困っている人が一番多くを受け取る．これが，みんなが得をする方法である．誰でもが，一番困った状態になったら，一番たくさんもらえるわけだから納得できる．困った状態にならなければもらえないが，それはそれでよかったわけで，損をしたわけではない．こう思えることが「連帯」である．

今，私たちの前に2つの途がある．ひとつは，経済発展のために競争社会をつくるという途である．この途では，経済発展を阻害する「負担」を減らすために社会保障給付を削っていくことが求められる．それは常に不安を煽って競争させる途でもある．もうひとつの途は，構造改革を「コスト」抑制として進めつつ，それによって生まれる「痛み」を和らげ，生活安定と社会の「連帯」を維持しようとする途である．後者の途を選択した場合，最も重要なことは，公平で，経済に中立的で，納得ができる「負担」を注意深く選択することである．そうでないと，不公平感や不満が高まり，途は閉ざされることになるだろう．日本はいずれの途を選択するのか？　社会保障を学ぶことで，それを考えてほしい．

〔植村尚史〕

10 健康福祉を支える福祉 (2)

10.1 児童福祉論

a. 子どもたちの健全育成に向けて

日本の社会・経済,および国民の生活は,第2次世界大戦後の復興期から,その後の高度経済成長期を経て,目覚ましい発展を遂げ,今では,文化的にも精神的にも豊かで,ゆとりや生きがいのある生活が求められるようになってきた.つまり,わが国は,国民1人ひとりの生活の質(quality of life)を重視する成熟社会へと歩みはじめているのである.その中で,子どもたちが健やかに生まれ育っていくことを願う「児童家庭福祉」施策も,それぞれの時代のニーズに即応しながら,内容の充実と,さらなる発展に向け,変化・改革されてきた(表10.1).

この児童家庭福祉施策は,昭和20年代の児童の保護活動,いわゆる家庭で十分な養育が受けられず,保護・教育・療育を必要とする「要保護児童」や,法律に触れる行為をした「非行児童」の保護活動を原点として,昭和30年代には,「障がい児」,「情緒障がい児」,「母子家庭」などに対し対策の幅を広げて,昭和40年代には,急速な都市化や高度産業化社会に起因するネガティブな影響から,子どもたちを守るための「健全育成活動」が重視されるようになった.あわせて,「母子保健の予防施策」も積極的に展開されはじめた.

昭和50年代には,物質的に豊かになる一方で,人々の精神的なストレスの増加,家庭・地域の児童養育・教育機能が低下し,「家庭内暴力」や「いじめ」など,家庭や地域社会のひずみを象徴するような子どもたちからのシグナルが増加した.

平成時代に入り,子どもへの「虐待」をはじめとして,保護者の「育児力」の低下や「無責任さ」が顕著さを増すにつれて,子どもたちの心やからだに異変が顕在化してきた.夜型の生活,出生率の低下に伴う少子化,女性の社会進出,特に,乳幼児をもつ母親の就労が進む中,わが国の子どもたちの睡眠リズムは乱れて遅くずれ(石井他,2002;前橋他,2002),食事も真の豊かさに欠け,さらに,友だちと遊んだり,運動したりするための環境が保障されないなど,家庭での規則正しい生活習慣と生活のリズムが築きにくくなってきた.

表 10.1 児童家庭福祉施策や関連事項の流れ

昭和 20 年代	「要保護児童」「非行児童」の保護活動を児童家庭福祉施策の原点とする．
昭和 22 年	児童福祉法：「児童が人として人格を尊重され，健全に育成されなければならないこと」，および「次代の社会の担い手として，児童の資質の一層の向上が図られなければならないこと」を理念とする．
昭和 26 年	児童憲章：「日本国憲法の精神にしたがい，児童に対する正しい観念を確立し，すべての児童の幸福をはかる」ことを目的とする．「児童福祉法」の精神を広く国民に理解してもらうための国民的協約であり，法律ではない． 　三つの柱 　　①児童は，人として尊ばれる． 　　②児童は，社会の一員として重んぜられる． 　　③児童は，よい環境の中で育てられる．
昭和 30 年代	「障がい児」「情緒障がい児」「母子家庭」などに対する対策の幅の拡大．
昭和 34 年	児童権利宣言：国連総会において採択された．「世界人権宣言」を具体化したものであり，「人類は，児童に対し，最善のものを与える義務を負う」としている．
昭和 40 年代	子どもたちを守るための「健全育成活動」が重視される「母子保健の予防施策」の積極的な展開．
昭和 50 年代	「家庭内暴力」や「いじめ」など，子どもたちからのシグナルの増加．
平成時代	「虐待」，保護者の「育児力」の低下や「無責任さ」が顕著さを増す．子どもたちの心やからだの異変の顕在化，夜型の生活，出生率の低下に伴う少子化，女性の社会進出が進む中，子どもたちの睡眠リズムは乱れて遅くずれ，家庭での規則正しい生活習慣が築きにくくなる．
平成 6 年	エンゼルプラン：社会全体による子育て支援の気運を作り出し，企業・職場，地域社会などの子育て支援の取り組みを推進する． 　　①子育てと仕事の両立支援 　　②家庭における子育ての支援 　　③子育てのための住宅・生活環境の整備 　　④ゆとりある教育の実現と健全育成 　　⑤子育てコストの軽減
平成 9 年	児童福祉法の改正 　保育施策の見直し 　児童自立支援施策・母子家庭施策の充実（平成 10 年 4 月施行）
平成 10 年	睡眠不足や運動不足，朝食の欠食・夜食の摂取，朝の排便のなさ，冷暖房に頼りすぎの生活など，「生活習慣・生活リズム」の乱れが顕著となる．子どもの「精神的安定」と「健全な発育発達」の場を取りもどすことが求められる．
平成 11 年	新エンゼルプラン：若い世代が安心して子どもを産み，育てることのできる「環境整備」に取り組む． 　　①保育サービスの整備 　　②子育てに関する相談・支援体制の整備 　　③母子保健医療体制の整備 児童買春禁止法（年齢規定なし）制定
平成 12 年	児童虐待防止法
平成 13 年	児童福祉法の改正・公布：乳幼児の事故に対する環境整備のための「認可外保育施設に対する監督の強化」「児童委員の職務の明確化と資質の向上」を図る．

平成15年	国をはじめ，地方公共団体，国民各自や家庭が，相互に連携をとりつつ，総合的に協力して推進していくことが求められている．
平成16年	児童福祉法の改正
	①児童相談に関する体制の充実
	②児童福祉施設，里親などのあり方の見直し
	③要保護児童に関する司法関与の見直し
	児童虐待の防止等に関する法律の改正
	①児童虐待の定義の見直し
	②国や地方公共団体の責務の改正
	③児童虐待に係る通告義務の拡大
	児童買春禁止法の改正
平成18年	児童手当法の改正
	特例給付の支給期間の延長
平成19年	少年法の改正

　そして，問題は，低体温や高体温という体温異常として，身体にも現れてきた（注1）．それは，自律神経の調節が適切に行われなくなったことを物語っており，睡眠不足や運動不足，朝食の欠食・夜食の摂取，朝の排便のなさ，冷暖房に頼りすぎの生活などが原因となっている（前橋，2001a，2001b）．これは，子どもたちの健全育成の基盤を根底からゆるがす，国家的な危機と呼んでも過言ではないであろう．

　注1　以下を参照．
　朝日新聞社：子どもが壊れる．AERA, pp. 27-30. 2000年4月17日．
　毎日新聞：医療リポート．朝の体温高めの園児大幅増．2000年7月1日．
　山陽新聞：幼児の高体温．2000年8月23日．
　フジテレビ：スーパーニュース．子どもの体が危ない．2000年7月14日．
　NHK：クローズアップ現代．子供のからだに異変．2000年8月1日．
　テレビせとうち：ナイス5．幼児の高体温．2000年10月2日．
　東京テレビ：ニュースアイ．子どもの心と体に異変．2001年2月13日．
　NHK：教育フォーカスシリーズ生きる力って何ですか？　第3回カラダの危機はココロの危機．2002年4月18日．
　日本経済新聞：異変子どものからだ（上）体温不安定で元気なく．2002年5月17日．
　NHK：子どもたちの体温異常．2002年6月11日．

　今こそ，将来の日本を担っていく子どもたちの健康福祉の諸問題を真剣に考えていき，子どもたちの成長発達の基盤となる生活リズムの悪化に歯止めをかけ，健全育成をめざす時期である．子どもの生活環境を適切に整えて，規則正しいよ

い生活リズムをつくり，子どもの精神的安定と健全な発育発達のための基盤をとりもどすことが急務である．子どもの生活習慣には，保護者自身の生き方や育児の姿勢が表れているからこそ，幼少児期はなおさら，親が子どもの相手になって，子どもたちを十分に遊ばせ，早寝早起き・顔をあわせて食べる心かよう食事につきあっていく努力が必要なのである．

　また，都市化の進行をはじめとして，子どもたちをとりまく環境がさらに悪化してきたことにより，保育サービスに対する需要がより増大して，社会には，保育所と同様の業務を目的とするが，都道府県知事から認可を受けていない認可外保育施設が増えてきた．その中で，子どもたちの健やかな成長を脅かす乳幼児の事故が社会問題化し，それに対応するための環境整備のために，「認可外保育施設に対する監督の強化」と，子どもたちの健やかな育成と妊産婦の保護・保健，福祉に関し援助・指導を行う「児童委員の職務の明確化と資質の向上」を図るべく，平成13（2001）年に児童福祉法が改正，公布された．

　しかしながら，その後も，子どもの生命が奪われる重大な事件が後を絶たず，なかでも児童虐待については，児童相談所への相談件数が，平成15（2003）年度には2万6000件を超える事態となり，児童虐待問題は早急に取り組むべき社会課題としてクローズアップされた．このため，「児童虐待の防止等に関する法律の一部を改正する法律」が，平成16（2004）年4月に公布され，10月より施行されるに至った．その後，平成17（2005）年度は3万4000件と，依然と増加の傾向をたどった．

　このような背景の中，今日の児童家庭福祉の施策体系は，昭和22（1947）年公布の「児童福祉法」を基本とし，「児童が人として人格を尊重され，健全に育成されなければならないこと」，および「次代の社会の担い手として，児童の資質の一層の向上が図られなければならないこと」を理念として，各ライフステージに応じた多様な施策の整備に努力がなされている．

　こうして，今は，少子化の進行や母親の社会進出，子どもたちや家庭をめぐる環境の変化などに伴って生じる子どもの心とからだの諸問題に対処すべく，児童家庭福祉施策は，さらに新たな展開を迫られているのである．また，児童家庭福祉施策は，国をはじめ，地方公共団体もさることながら，家庭や国民各自にも期待される面が多く，相互に連携をとりつつ，総合的に協力して推進していくことが求められている．

b. 子どもたちの身体に起きている異変とその対策

　子どもの抱える問題　　「園児の中に，朝の登園時の体温が36.0℃に満たな

表 10.2 2時間における幼児の体温の変動幅

年	1℃以上低下	1℃内	1℃以上上昇	変動幅1℃以上
1996（平成 8）年	0	97.3%	2.7%	2.7%
1997（平成 9）年	2.5%	88.5%	9.0%	11.5%
1998（平成10）年	3.1%	85.0%	11.9%	15.0%

＊変動のない子どもが7.2%出現.

かったり，病気でもないのに37.5℃近くあったりします．しかも，そのような子どもが，クラスの4割ほどいるのです．そして，昨年より約3割程度，増えています．どういう理由で，増えているのでしょうか？　また，どうしてあげたらよいのか，わかりません」と，保育園保育士の先生から質問が寄せられた．

登園時の幼児の体温を測定してみると，1998年，37.0℃以上の幼児の出現率は15.5%であったが，2000年には35.5%に増加した地域が出現した（毎日新聞，2001年3月10日付記事）．さらに，その生活状況は，36℃台の子どもに比して悪いことを確認した．その子どもたちの特徴は，「睡眠時間が9時間程度と短いこと」「排便の実施率は27%ときわめて少なく，朝，排便をせずして登園している子どもが73%もいること」「1日の歩数が平均3651歩と少ないこと」であった．

また，朝の2時間で体温変動1℃以上の子どもの出現率が増加してきた（表10.2）．さらに，体温には，日内リズムがあるはずだが，変動のない子どもも7.2%出現した．

体温調節の不具合に歯止めをかける実践　基本的には，子どもの生活が夜型化して，生活リズムが大きく乱れてきたこと，便利で豊かな生活をして運動刺激が少ないことで，自律神経，本来の働き方を無視することになったのであろう．つまり，生活のリズムが悪いと，反射的に行われていた体温調節ができにくくなったのである．

このように，これまで問題視されてきた「低体温」の子どもに加えて，1日に体温が2℃近く変動する幼児もみられるようになった（毎日新聞，2001年3月10日付記事；日本経済新聞，2002年5月17日付記事）．そこで，問題解決のカギは，運動量にあると考え，体温調節がうまくできない子どもの生活リズムを立て直す努力をするとともに，子どもたちを戸外で思いきり遊ばせる実践を行った．

その結果，登園時の体温が36℃台と36℃未満の低体温の子どもたちは，午前中の運動的なあそびの後に，いわゆる筋肉活動を通して産熱し，体温は上昇した（図10.1）．それに対し，登園時の体温が37℃以上であった幼児の体温は低下し

図 10.1 の説明：登園時の体温が37℃より低いBとCグループの幼児は，午前中の運動的なあそびの後に，いわゆる筋肉活動を通して産熱し，体温は上昇した．それに対し，登園時に37℃以上のAグループでは，午前中に3209歩の歩数を確保し，B・Cの幼児よりも歩数が200～400歩程度多いにもかかわらず，その体温は低下した．
　このことにより，登園時の体温が37℃以上であった幼児の放熱機能は，登園後の身体活動により活性化され体熱放散への対応が速く，体温の低下を導いたものと推測された．

図 10.1　登園時（午前9時）の体温別にみた5歳児の体温の園内生活時変動
a）：午前9時の体温に対する差，b）：午前11時30分の体温に対する差.
（***：$p<0.001$，**：$p<0.01$）

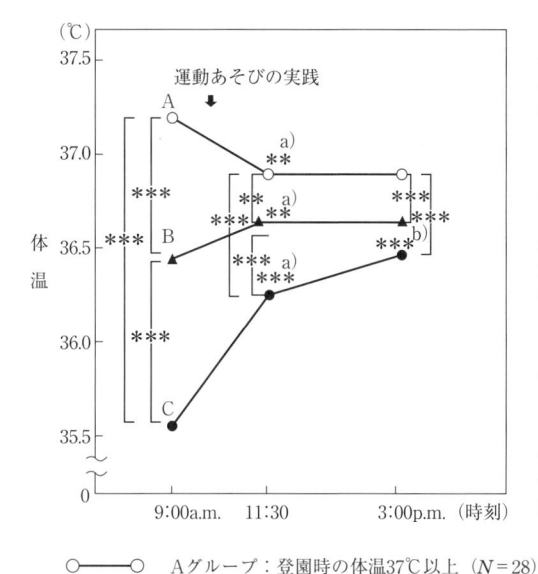

○——○　Aグループ：登園時の体温37℃以上（$N=28$）
▲——▲　Bグループ：登園時の体温36℃以上37℃未満（$N=127$）
●——●　Cグループ：登園時の体温36℃未満（$N=26$）

た（前橋，2002）．これは，幼児の放熱機能が，身体活動により活性化されて体熱放散への対応が速く，体温の低下を導いたのであろう．つまり，低体温の子どもの体温が上がるだけでなく，高体温の子どもの体温は下がって，どちらも36℃から37℃の間に収まっていった．遊ばせることで，体温調節能力が目を覚ましたのである．

　これらのことより，自律神経を鍛え，幼児がより快適な生活を営むことができるように援助するためには，次の2点が大切であると考える．
　①生活に規則正しいリズムをもたせること．登園時の疲労の訴えのレベルを低く維持するために，遅くても午後9時までには就寝させ，夜に少なくとも10時間以上の睡眠時間を確保させる．
　②戸外での積極的な運動や運動あそびの実践を取り入れた体温調節のトレーニングを行う．
　つまり，今の幼児には運動が絶対に必要で，子どもたちのために，大人が意識的に運動の機会を設けていく努力が求められているのである．

190   10. 健康福祉を支える福祉 (2)

	■ 36℃未満　□ 36℃台　▨ 37℃以上

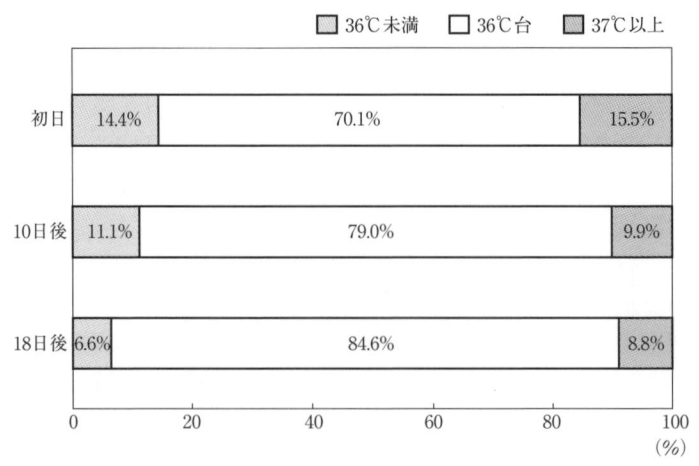

	36℃未満	36℃台	37℃以上
初日	14.4%	70.1%	15.5%
10日後	11.1%	79.0%	9.9%
18日後	6.6%	84.6%	8.8%

図 10.2　5歳児181名に対する18日間の運動実践による体温区分割合の変化

保育者の役割とは　では，保育者は，どうすればよいのだろうか．といっても，何も難しく考えることはない．要は，とにかく戸外で元気に遊んでもらえばよいのである．子どもたちが，飛んだり，跳ねたり，転がったり，逆さになったり，走り回ったりすることで，筋肉は無意識のうちにバランスよく鍛えられ，体温も上がる．その結果，ホルモンの分泌もよくなり，自然に活動型の正常なリズムになっていく．

　ただ，今の子どもたちは，集団でのあそびを苦手としている傾向があるので，ここにひと工夫が必要である．このため，保育園や幼稚園では，例えば，古タイヤやロープ，柱などの廃材を利用して遊具をこしらえて興味づくりをしたり，保育者が，子どもたちといっしょになって遊び，昔のガキ大将のようにあそび方を教え，子どもたち自身が体を動かすことが楽しくなるように努力と工夫をしてもらいたいのである．

　さて，前橋は，体温異常の子どもを含む181人に，毎日2時間の運動をさせる実験（前橋，2000）を行ったわけだが，それは，1日のことだけでなく，運動実践は継続的にさせることが重要と考え，引きつづき，実験を18日間行った（前橋，2004）．この運動の継続によって，体温調節のうまくできない子どもが半減したのであった（図10.2）．

　つまり，自律神経を鍛え，幼児がより快適な生活を営むことができるようにするためには，生活リズムを整える努力をするだけでなく，運動実践の継続が必要ということであった．言い換えれば，子どもにとって，運動はそれくらい重要な

のである．

なお，保育現場における運動プログラムとして，計画した主な条件設定を列挙しておこう．

①朝，8時50分になったら，外に出る
②保育者も，子どもといっしょに遊ぶ
③運動における各自の目標をもたせ，それに取り組む姿を認めたり，みんなの前で紹介したり，ほめたりする（自分の存在が認められている実感をもたせることを意図する）
④興味のもてることに集中できるようにするために，子どもたちの意見を聞きながら，みんなであそびのルールをつくったり，あそびの場を設営していく
⑤基本となるあそびや運動の仕方を，保育者が子どもたちに実際に紹介する機会も設ける．ただし，そのとき，子どもたちが自発的にあそびを展開したり，バリエーションを考え出して，あそびを発展させるきっかけをつかんだら，保育者はできるだけ早い時期に，主導権を子ども側に移行していく
⑥異年齢で活動する機会を多く与える
⑦あそびに必要な手づくり遊具をつくって，子どもたちが活動的に遊ぶことができるように工夫する（遊具を保育者がつくるプロセスを，子どもたちも見ることができるように配慮する）
⑧あそびが終わって保育室にもどる前には，みんなで片づけをする
⑨毎日，正しい生活リズムで過ごすように，子どもたちと確認しあう

しかし，保育者だけでは，どうしても超えられない壁がある．それは，子どもに変調をもたらしている「家庭での生活リズムを，いかに改善するか」という問題である．こればかりは，保育者側でいくらがんばっても，すべてを解決しきることはできない．

そこで，年に数回，家庭に対して，子どもの1日の生活調査を行い，結果を通知して役立てることが有効である．その子どもの生活時間が，他の子どもと比べてどう違うのか，それによって，どのような影響が現れてきているのかなどを具体的にわかりやすく知らせ，子どもの成長発達を，保護者のよき協力者として援助するのである．「朝ご飯を食べていないから，元気がなく，独りぼっちになることが増えています」といったコメントもつけるとよい．子どもの昼間の様子や問題点などを，きめ細かな誠意とともに伝えていく．そうすることによって，家庭の協力が得られるであろう．

ただし，保護者の負担となるような無理はいけない．何回も何回も，アンケー

ト調査を行ったり，調査項目が多すぎて時間がかかりすぎたり，せっかく調査結果が出ても，悪いことばかりを言って嫌がられたりすることは，禁物である．十分に園内で検討して，スリムなアンケートで，保護者との信頼関係を築きながら，できそうなことをみつけてアドバイスをしてあげてもらいたい．

保護者や家庭の役割とは　では，親や家庭は，どうすればよいのだろうか．それは，できそうなところから，1つずつ取り組んでいくことである．個々の家庭の状況に応じて，課題を1つ設定して，あきらめないで，取り組んでみよう．

例えば，早寝・早起きの大切さは，いわれなくても十分にわかっていることである．でも，できないのである．だったら，まずは二刀流は止めて，一刀流にしよう．つまり，「早寝」「早起き」の2つの目標を掲げずに，「早起き」の1つだけを目標にするのである．絞り込むように工夫することが大切である．

次に，「時間よ．早く起きなさい！」と，子どもに口うるさく怒りながら言わなくても，子どもが自然に起きることができるような環境を工夫することで解決することは多い．例えば，「朝になったら，カーテンを開け，陽光刺激を受けさせる」「窓を開けて外の新鮮な空気を入れる」「子どもが寝ているベッドの位置を窓の近くにして，朝の戸外の音（小鳥の鳴き声や朝の生活音）が自然な形で入りやすくする」「おいしい朝食をつくり，子どもが楽しみに起きてきやすいようにする」「子どもの好きな音楽をかける」などの試みが考えられる（杉岡・前橋，2003）．

c. 現代っ子の「心身ともにすこやかで，生き生きとした暮らし」づくり

生体のリズムにあった早寝早起きの睡眠のリズムを整え，朝食を食べて排便をし，歩いて登園・登校させることで，子どもたちの体温は登園（校）時に高まる．この体温の高まりが，心身のウォーミングアップとなって，登園（校）してからの活動効率は上がり，エネルギー発揮がよくなる．

特に，午前中の運動あそびや諸活動はもちろんであるが，1日の中で最も体温の高まった時間帯である，午後3時以降の運動あそびの充実を図れば，夕食前におやつを食べることや遅寝の問題は，解決に向かうであろう．遊んだ後はお腹がすき，夕食に専念する．そして，夜には心地よい疲れが生じ，幼児であれば，午後8時ごろにはクラリクラリと睡魔を生じる．いつも，テレビをみながら，保育園でお迎えを待ったり，家でおやつを食べながらゲームをしたりする子どもの習慣を改善することが，現代の子どもの健康法であろう．

さて，保育園や幼稚園では，園児の生活リズムを立て直すために，「早く寝て，夜の睡眠時間を10時間以上とる」，「早く起きてしっかりと朝食をとる」ことを，

保護者の方への啓発するとともに，戸外で活発に運動する機会を，子どもたちに十分与えていただきたい．そうすると，身体機能の活性化が図れるだけでなく，それらの変化に伴って，少しずつ子どもたちの集中力や意欲にも変化がみられるようになる．

子どものからだの異変には，運動したり，遊んだりするための環境や，家庭での生活習慣などが密接にかかわっている．たしかに，夜型の生活，少子化，母親の社会進出が進む中，親が子どもの相手になって十分に遊ばせ，早寝早起きにつきあっていく努力が必要なのである．現実問題としては，難しいであろうが，今，安易に見過ごしてしまうと，将来，とりかえしのつかないことが起こるであろう．いや，もう，起きはじめている．

子どもの心と体は，みえないところで想像以上に深く結びつき，生活状況や身体状況の悪さを通して，大人に危険信号を送っているのである．

d．児童虐待の起こる背景と対応

近年の少子化の進行と並行して，日本では子どもたちの心身に深い傷を残す児童虐待問題が顕在化しており，将来を担う子どもたちにとっては，きわめて深刻な状況となっている．

児童相談所において対応した虐待相談処理件数は，平成2（1990）年度は1101件，平成13（2001）年度には2万3274件となり，平成13年度は平成2年度の約21倍と，相談件数が急増している．そして，平成15（2003）年度には2万6000件を，平成17（2005）年度には3万4000件を超えた．

児童虐待については，その家族の社会的・経済的・心理的背景が複雑に絡みあって生じるが，その主な要因は，親の側の要因（家庭の状況）として，親自身の被虐待体験や経済的困難，親族・近隣・友人からの孤立，夫婦の不和，脳内セロトニン量の減少（セロトニン系を分泌する神経細胞の衰退）などがある（前橋，2003）．また，子どもの側の要因としては，望まぬ妊娠から生まれたことや，頑固で育てにくいなどという育児に負担を感じやすいこと，低体重，多脂など養育に苦労が多いことなどがある．そして，親子関係の要因としては，親または子どもが，病気などで長期入院していたため，親子関係が形成されにくい，あるいは，出産直後から，子どもを母親から離すことが増え，母親の母性行動が育たないなどがあげられる．

これまで，児童虐待防止に向けて，児童相談所の機能を強化することをはじめ，児童虐待の早期発見や，早期に適切な対応を図るために，虐待を発見した場合の通告義務の周知や，地域における相談体制の充実，児童福祉施設に保護された児

童へのケアの向上などの取り組みが積極的に行われてきた．

その主な取り組みをまとめると，①虐待の予防の内容として，子育てに関する小冊子や虐待防止のためのビデオ作成などによって国民への啓発を行う．②早期の発見・対応ができるよう，児童相談所への早期の通告を促すための手引きの作成や，児童相談所における具体的対応マニュアルの作成，メディアを通しての広報を行う．③子育てに関する相談・支援体制の整備として，保育所の地域子育て支援センターや児童家庭支援センターの整備促進，また，児童相談所における児童委員への虐待に関する専門的研修などを行っている．そして，④児童相談所の体制の強化と関係機関との連携の強化として，児童の一時保護・施設入所などの実施についての指導通知を行っており，また，平成12（2000）年度からは，児童相談所への児童虐待対応協力員や児童福祉司の増員のための地方交付税の増

表 10.3　児童虐待の防止に関する法律（主な内容）

1. 児童虐待の定義を定めるとともに，何人も児童に対して虐待をしてはならないと定めた．
2. 国および地方公共団体は，児童虐待の早期発見と児童虐待を受けたと思われる児童の迅速かつ適切な保護を行うため，関係機関の連携の体制整備，児童の保護に携わる人材の確保と資質の向上，通告義務という広報・啓発の実施などの責務を規定した．
3. 学校の教職員，児童福祉施設の職員，医師，保健師，弁護士，その他，児童の福祉に職務上関係のある団体および個人は，児童虐待の早期発見に努めるだけでなく，予防・防止ならびに虐待を受けた児童の保護・自立の支援に関する国および地方公共団体の施策に協力するように努めなければならないものとした．
4. 児童相談所が児童虐待の通告を受けた場合，必要に応じ，近隣住民，学校の教職員らの協力を得つつ，速やかに当該児童との面会，その他の手段により，当該児童の安全の確認を行うよう努めるとともに，必要に応じて一時保護を行うこととした．
5. 都道府県知事は，児童虐待が行われているおそれがあると認めるときは，児童の福祉に関する事務に従事する職員を，児童の住所，または居所に立ち入り，必要な調査を行うことができるとした．また，児童の安全確認や一時保護，立入調査に際し，必要に応じて適切に警察官の援助を求めなければならない義務があるとした．
6. 家族関係の回復を促進する観点から，児童虐待を行った保護者に対して，児童福祉司による指導を行う措置がとられたときは，その指導を受けることが義務である旨を定めた．
7. 児童虐待を受けた児童について，その保護者の同意に基づく施設への入所措置がとられた場合であっても，児童相談所長，または，児童福祉施設の長は，必要に応じて当該保護者と児童の面会，または，通信の制限ができることとした．
8. 児童の親権を行う者は，児童のしつけに際して，その適切な行使に配慮しなければならないものとした．
9. 児童福祉司，および，児童相談所長の任用資格に社会福祉士を追加するとともに，他の任用資格を有する者に準ずる者であって必要な学識経験を有する者に替えて，他の任用資格を有する者と同等以上の能力を有すると認められる者であって，厚生労働省令で定めるものを規定する．
10. 幼稚園，小学校などの学校および保育所などの児童福祉施設は，児童や保護者に接する機会が多いことを踏まえ，児童および保護者に対して，児童虐待の防止のための教育または啓発に努めなければならないとした．

額,市町村児童虐待防止ネットワーク事業の実施がなされている.平成16(2004)年度からは,児童相談所が児童虐待の通告を受けた場合,必要に応じ,近隣住民,学校の教職員らの協力を得つつ,速やかに当該児童との面会,その他の手段により当該児童の安全の確認を行うよう努めるとともに,必要に応じて一時保護を行うこととした(表10.3).さらに,⑤児童へのケアの充実として,心理治療の必要な児童が一定数以上入所している児童養護施設に対して,心理療法担当職員を配置し,子どもへのケアの充実をめざしている.

今後は,虐待を受けた子どもたちのより適切な保護とともに,虐待の再発防止と子どもたちの家庭復帰の促進のため,虐待を行う保護者への指導や家族再統合後のアフターケア,身近な地域社会における専門機関のネットワークによる対応の一層の充実が求められている.また,脳科学の知見も誠実に受けとめ,適切なる育児方法や子どもへのかかわり方などの具体的な指導や援助を保護者に対して行っていくことも考えなくてはならない.

さらに,虐待に関しての中心的な対応機関は,児童相談所であるが,児童相談所の対応だけでは十分でなく,児童相談所の体制の強化を図るとともに,医療機関や保健機関,警察,地域社会の身近な相談機関,民間虐待防止団体,児童委員など,地域のボランティア活動との緊密な連携を図ることが必要不可欠である.そして,児童虐待の発生の予防,早期の発見と早期の対応,必要に応じた分離と保護,児童・保護者への治療,家族の再統合,アフターケアという連続した対応を,より一層充実させていくことが必要である. 〔前橋 明〕

<文 献>

石井浩子・渋谷由美子・前橋 明(2002):幼児の睡眠習慣と健康生活に関する研究.教育学研究紀要,**47**(1),510-515.

前橋 明(2001a):子どもの心とからだの異変とその対策について.幼少児健康教育研究,**10**(1),3-18.

前橋 明(2001b):幼児のからだの問題と運動実践の効果.教育学研究紀要,**47**(1),540-545.

前橋 明(2002):日本の子どものからだの異変とその対策.韓国幼児体育学会誌,115-138.

前橋 明(2003):健康福祉科学からの児童福祉論.チャイルド本社,東京.

前橋 明(2004):子どものからだの異変とその対策.体育学研究,**49**(3),197-208.

前橋 明・渋谷由美子・石井浩子・中永征太郎(2002):幼児の生活習慣に及ぼす就寝ならびに起床時刻の影響.運動・健康教育研究,**12**(1),12-18.

毎日新聞:医療リポート.体温調節できない子どもたち.自律神経の機能低下.2001年3月10日

日本経済新聞:異変子どものからだ(上)体温不安定で元気なく.2002年5月17日

杉岡直美・前橋 明(2003):幼児期の望ましい生活習慣づくりに関する研究―生活リズム改善

方法モデルの作成—. 日本幼少児健康教育学会第 21 回大会（春季：青山大会）発表抄録集, pp. 72–73.

10.2 介護保険改革とケアマネジメント —国際比較からの展望—

2005 年介護保険法改正により，厚生労働省は，ケアマネジメントの内容に規制を加えることで，介護保険財政上の問題を克服しようと試みている．しかし，介護サービスを効果的・効率的に提供するためには，むしろケアマネジメント本来の機能が発揮できるような制度上の位置づけをすることが必要である．本節では，ケアマネジメントの国際比較を行い，日本におけるケアマネジメントの課題が独立性の確保，医療と介護の連携強化，ケーススクリーニングの実施であることを明らかにする．

a. 在宅ケアとケアマネジメントの登場

社会制度は，医療，介護，福祉などシステムごとにつくられているが，個人の日常生活は，衣食住から医療を受けることまで，切り離すことのできない一連の営みである．また，患者の身体状況や介護者の状況の変化にあわせて，ケアの焦点を変えることで，効率的なケアが可能となる．体調の悪いときには，多くのサービスを活用し，回復すれば縮小するなど，時宜にかなったサービスと支援の体制が運営できれば，人々の在宅生活を効率的に支えることが可能となる．

このようにして，在宅ケアの効果と効率を高めるため，個人の事情にあわせて，サービスと支援のネットワークをつくり運営する方法が，1970 年代半ばに登場した．この方法は，ケースマネジメントと呼ばれ，もともとは，精神障害や知的障害をもつ人々の在宅ケアのために使われたものであった．しかし，1980 年代になって，高齢者の医療と長期ケアに社会的関心が集まるようになると，徐々にケアマネジメントとも呼ばれるようになる．ケアマネジメントは，複数のニーズをもち，複数の専門職がそのケアにかかわるような人を対象に行われる，在宅ケアのチームケアにとって欠くことのできない技法である（Moxley, 1998）．

b. 先進諸国におけるケアマネジメント

長期ケアの費用を抑制するという目的のために，先進諸国が共通して行った政策のひとつは，施設や入院によるケアから在宅ケアへの転換であった．したがって，在宅ケアを統合的に提供する方法であるケアマネジメントが各国で実施されている．

アメリカ　　アメリカでは，開業しているケアマネジャーを高齢者や家族が雇う場合も多い．しかし，公費による在宅ケアの利用者には，Area Agency on Aging (AAA) と呼ばれる民間機関によるケアマネジメントが提供される.

1965年アメリカ高齢者法の成立とともに, 地域で高齢者のためのサービスを行うため連邦政府が支出を行うことになり, AAA が各地に設立された. 予算は, Administration on Aging を通じて AAA に分配され, AAA が契約したサービス事業者に対価を支払うかたちで執行される. 集会型食事サービスや家事サービスなどが提供されていたが, 1980年代にメディケイド (医療扶助) を在宅ケアに支出できるようなり, AAA がケースマネジメントを担当するようになった (AAA については, http://www.aoa.dhhs.gov/を参照).

イギリス　　イギリスでは, 1980年代には国立病院のベッドが高齢者に占有され, 緊急医療に支障をきたす状況が深刻化し, 在宅ケアへの移行が求められるようになった.

地域・在宅ケアへの移行をめぐっては, それまで公務員が医療と介護の直接サービスを担ってきたものを, 民間事業者によるサービス提供をめざす方針がとられた. 1990年の国民保健サービスおよびコミュニティケア法により, commissioner と provider が分離され, アセスメントとケアプラン作成については地方自治体が責任をもち, サービス提供については民間事業者が担当することになった. イギリスでは, 公費を使用して提供される在宅ケアの場合, サービス事業者は, 大部分が民間非営利団体であるが, アセスメントとケアプラン作成を行うのは, 公務員の仕事である (National Health Service and Community Care Act については, http://www.opsi.gov.uk/acts/acts1990/ukpga_19900019_en_7#pt3-pb2-l1g47 を参照).

オーストラリア　　オーストラリア政府は, 70歳以上の人口に対し10%のナーシングホーム定員を有していたような, 施設中心の長期ケアを行っていたが, 1985年に Home and Community Care Act (HACC) を制定し, 地域ケアへの政策転換に着手した.「早期の不適切な施設入所を削減するために」Geriatric Assessment Team が地域ごとに編成され, 施設入所の適否を高齢者専門医療の立場からアセスメントするようになった. このチームは, 現在では Aged Care Assessment Team (ACAT) となり, オーストラリア全土に121のチームがある (ACAT については, http://www.health.gov.au/internet/wcms/publishing.nsf/Content/ageing-publicat-qcoa-01info.htm#top を参照).

HACC が制定されて以後3年間の間に, 各地でケースマネジメントを行う組織が登場した. ビクトリア州では linkage, ニューサウスウェールズ州では community option と呼ばれ, 在宅サービスを高齢者が効果的効率的に使えるよう,

ケアマネジャーが支援を行うものである．

カナダ　カナダでは，多くの州で日本の地域包括支援センターに類似するCommunity Care Accessment Centre（CCAC）が設立され，アメリカのAAA同様の民間独立組織によって運営されている（CCACについては，http://www.ccac-ont.ca/Content.aspx?EnterpriseID=9&LanguageID=1&MenuID=1 を参照）．CCACは，病院からの早期退院と入院患者の外来治療への移行を実現し，病院数を削減するという医療政策の目標に沿って，設置されたものである．サービス提供業者から独立してCCACの職員によりケースマネジメントが行われ，在宅サービスについては，Call for Proposalとよばれる業者入札制度により，提供業者が決定される．

c. 各国におけるケアマネジメントの共通機能

上記のようにケアマネジメントは，在宅ケアを推進しようとすれば必ず必要となる，在宅ケアを効果的・効率的に統合する方法である．その目的を遂行するため，在宅ケア先進国のケアマネジメントには，いくつかの共通する機能が見受けられる．

(1) サービス提供体からアセスメントを分離する機能　在宅ケアを効率的に提供するために，ケアマネジメントの必要性が認められてきたと述べたが，その背景には長期ケアにかかるコスト問題が存在する．1980年代以降，多くの国が新自由主義を取り入れ，財政を効率的に運営するため，プライバタイゼーションの一環として，各種サービスの民営化が図られた．健康福祉サービス分野でも，イギリスの国営医療に代表されるような行政機関によって提供されていたサービスは，民間団体に移行された．アメリカでは当初より民間会社や非営利民間団体によって健康・福祉サービスは提供されていたが，80年代に公費による在宅ケアが行われるようになった．

公費による在宅ケアではあるが，直接のサービスは民間団体から購入するとなると，サービスの査定・監視が必要である．実は，アメリカではサービス提供者の不祥事に対して利用者からの訴訟などが生じており，在宅サービスのモニタリングが公正に行われることが不可欠であった．

こうして，多くの国では，ケアマネジャーはサービス提供者とは区別され，その独立性・中立性を保つため行政や第3セクターなどの組織に属している．イギリスのケアマネジャーは，ソーシャルサービス当局の公務員，オーストラリアのACATは病院などに属している公務員である．カナダのCCACとアメリカのAAAは第3セクターの非営利民間団体の職員である．

(2) 医療と介護を連携させる機能 どこの国でも，医療と介護福祉サービスは異なるシステムで運営されてきた歴史をもち，双方のシステム間の橋渡しをする方策について工夫が重ねられてきた．ケアマネジメントは，システム間の連携を促進する現実的な手段である．

イギリスのケアマネジメントの指針では，イギリスにおける入院医療と在宅ケア，および入所施設の関係が大きく変化したと述べている（イギリス保健省スコットランド庁編，1996）．「入所施設やナーシングホームへの公的資金による措置にかかわる退院に関しては，大きな変化が生じている．すなわち，病院当局は地域保健サービスに退院を知らせると同時に，地方自治体に公的資金によるケアが必要なケースについては可能な限り報告することが，義務づけられた」「入所施設ケアの支援を受ける地域保健サービスの柔軟な展開は，病院でのケアへのニーズを減少させる．アセスメントに責任をもつ実践者は，現在と将来のニーズを念頭において，それぞれの措置を通じて達成されるケアの継続性に重点を置くべきである．その目的は，施設間の移動が患者・利用者に分断状況をもたらすことを少なくすることである」．

また，イギリスのケアマネジャーは，利用者が施設に入所したときには，一定期間内に施設を訪問し，契約通りのサービスが提供されているかモニタリングを行う．生活の場が変化しても，利用者の生活が一定レベル以上に保たれることを保障することが，ケアマネジメントの重要な機能と考えられているからである．

カナダ・オンタリオ州のコミュニティケア・アクセス・センター協会の報告書（2004）によると，ケアマネジャー（カナダではケースマネジャーという）はスペシャリストのチームとともにあって，効果的役割を果たせるとしている．

「ケースマネジャーは，在宅ケアと，プライマリケアの専門職チーム（おそらくこれは，家庭医をリーダーとする）を統合的につなぐことを行う，慢性病マネジメント・モデルの中で，強力な役割を果たすことができる．ジェネラリストのケースマネジャーは，糖尿病，高血圧，脂質異常症（高脂血症），変形性関節症のある患者のために，チームとともに働くことができる」．

(3) スクリーニングされた対象をできる限り在宅でケアする機能 ケアマネジメントの対象となる高齢者は，入院や入所の危険性の高い，チームによるケアが効果的なケースに限られている．

オーストラリアでは，施設入所の申し込みがあると Aged Care Assessment Team（ACAT）が派遣され，在宅生活維持の可能性についてアセスメントが行われる．このチームは，老年科医，看護師，ソーシャルワーカー，理学療法士，

作業療法士その他の専門職からなり，申請者が在宅で暮らせない状況であれば，軽度の介護施設（ホステル）か，高度の介護施設（ナーシングホーム）が適切かを判定する．

在宅での生活を続けることが適当と認められれば，ACATは在宅で暮らす方法についての助言を行い，在宅およびコミュニティケア（HACC）のサービス機関に送致する．軽度の介護施設の利用対象者であるが，在宅生活が可能なレベルの高齢者に対しては，Community Aged Care Package または Extended Aged Care at Home（EACH）Package と呼ばれるサービスにつなぐ（EACH Package については，http://www.health.gov.au/internet/wcms/publishing.nsf/Content/ageing-commcare-comcprov-eachdex.htm を参照）．これらのサービスは，1997年の Aged Care Act によって在宅で施設にいるようなケアが利用できるように工夫されたもので，ケアプランの作成を含む統合的に提供される在宅サービスである．

また，アメリカのメディケイドによる Program of All-inclusive Care for the Elderly（PACE）も，ナーシングホーム入所レベルであるとアセスメントされた高齢者で在宅生活を選択した人々を対象に在宅サービスが提供され，ケースマネジャーが調整を行う（PACE については，http://www.npaonline.org/website/article.asp?id=4 を参照）．同じメディケイドの在宅ケアでも，ミシガン州などの AAA はケースマネジメントを電話による連絡調整に代えようとしている動きがあるが，入所を防止することを主目的とする PACE についてはケースマネジメントを在宅ケアから切り離すことは起きていない．つまり，ナーシングホームに入所するようなレベルの人々は，多くの在宅サービスを利用し，サービス間の調整が不可欠であるため，ケースマネジメントを切り離すことができないからである．

イギリスでは，ケアマネジメントのレベル分けを行っており，デイケアやショートステイなどの単純な利用で済む利用者については，ケアマネジャーは訪問しない自治体もある．表10.4 は，「ケアマネジメントの指針」によって推奨されたアセスメントのレベル分けである．これによると，住宅改修は専門職による複合的アセスメントが必要となっている．

このように，各国がケアマネジメントの対象をスクリーニングしているのは，ケアマネジャーの人件費が十分生かせるような効果の期待できるケースを選定するためであり，ニーズが単純な軽度のケースや重度で状況が変わらないケースについては，ケアマネジャーは派遣されないことが多い．ケアマネジメントを行う

表 10.4 ケアマネジメント・アセスメントのレベル（Care Management and Assessment；Practltioner's Guide, HMSO, p. 42）

アセスメント	ニーズ	サービス	関係機関	スタッフ	提供サービスの例
1. 単純アセスメント	単純・定式的	既存・普遍的	単一	窓口・事務的	バス乗車券 障害者用自動車証
2. 限定的アセスメント	限定的・定式的・低リスク	既存・明確に定式化された基準によるもの	単一	職業的資格者	低レベルの在宅支援
3. 複合的アセスメント	限定的・定式的・低リスクの範囲	既存・2, 3 の機関によるもの	複数	職業的資格者・または同等のもの	食事介助・足のケア 基本的看護
4. 専門職アセスメント a. 単純 b. 複雑	定式的・専門職的低リスク 非定式的・複雑・高リスク	既存・専門職による 既存かつまたは新規の専門職によるもの	単一または複数 単一または複数	専門職など 専門職 専門家	単純な障害用補助具 住宅改修
5. 複雑なアセスメント	非定式的・相互作用的 急変性・高リスク	既存かつまたは新規の個別的に組み合わせたサービス	単一または複数	専門的資格者	言語療法
6. 包括的アセスメント	非定式的・複合的 相互作用的・高リスク・重度	既存かつまたは新規の個別的に組み合わせたサービス	複数	専門的資格者かつまたは専門職・専門家	家族療法 緊急ケア 集中的在宅支援

＊specialist は専門職，professional は専門家と訳出した．

余地がないからである．

d. 日本におけるケアマネジメントの特性

2000年4月より日本で実施された介護保険では，サービス利用に際しては，利用者1人に対し，1名のケアマネジャーが任命されるようになった．ケアマネジャーが，利用者の特性にあったケアプランを立て，それに沿った介護サービス提供がなされるべきとの考え方によるものであった．このケアプラン策定は，介護支援サービスと呼ばれ，利用者が自宅でサービスを利用する場合は居宅サービス計画，施設に入所している場合は施設サービス計画が策定される．介護支援サービスは，介護支援専門員の資格がある者が行わなければならず，ここにはケアマネジメントの考え方が応用されている．

しかし，介護保険における介護支援サービスはケアマネジメントの考え方に基づくものであるにもかかわらず，実際には介護保険によって提供できるサービス

の調整に終わっていて，入院医療や保健サービス，またインフォーマルな支援の総合的活用を実現できる体制とはなっていない．

　サービス提供体からアセスメントを分離する機能，医療と介護を連携させる機能，スクリーニングされた対象をできる限り在宅でケアする機能という，在宅ケア先進諸国のケアマネジメントに共通の機能は，日本の介護保険ケアマネジメントにおいては十分な位置づけを与えられていない．

(1) 給付管理業務としてのケアマネジメント　　介護保険における居宅介護支援専門員（ケアマネジャー）の役割は，ケアプランを作成することと，ケアプランどおりサービスが提供されているかどうかをモニターして国民健康保険連合会に報告することである．ケアマネジャーから報告された利用票とサービス事業者の請求書が一致する場合に，介護保険報酬が事業者に支払われる．

　このことは，一見するとケアプランを作成し，サービス提供を監視・査察するという各国のケアマネジメントに共通の機能を担うようにみえる．しかし，逆に給付管理業務を行うため，すべての介護保険利用者に対してケアマネジャーをつけなければならず，本来ケアマネジメントの必要ではない利用者に対しても，ケアマネジメントを行うことになってしまう．

　さらに，次に述べるように実質的にサービス提供体からの分離がなされず，アセスメントの統一基準を行政が指導・監査し，ケアプランを画一的なものとしている．

(2) ケアマネジメントとサービス提供体の不分離　　介護保険においては，居宅介護支援専門員（ケアマネジャー）は民間の居宅介護支援事業所に所属する．居宅介護支援事業所は保険報酬が低額に設定されているため，同事業所を経営する法人の他事業からの利益を繰り入れなければ運営ができない．

　したがって，上記のように日本のケアマネジャーには，給付管理機能が求められているにもかかわらず，実質的には，施設や訪問介護事業所など介護サービスを提供する経営体に依存している．つまり，commissionerでありながら，providerであるという矛盾を抱えている．そのためケアマネジメントとサービス提供体との不分離が起こり，不適切なサービス提供が生じ，介護保険財政に困難を生じさせる原因となった．

　2004年12月22日に厚生労働省が明らかにした「介護保険改革の全体像」によると，効果的でない不適切なサービスとして「福祉用具の貸与」があげられている．確かに，要介護度別の福祉用具の利用状況をみると，要支援レベルの利用者が，最も多く特殊寝台を利用している層で，その割合は58%にも及んでいる．

ちなみに2003年度の福祉用具貸与の不正受給は2億円と，前年度が700万円であったことと比べると不正受給が激増していることが報道されている（朝日新聞，2005年3月7日付記事）．

このような状態に対し，厚生労働省が召集した高齢者リハビリテーション研究会の報告書（2004；http://www.mhlw.go.jp/shingi/2004/03/s0331-3e.html#5-1）は，「現状は，福祉用具の種目・機能情報の誤り，個々の要介護者などの生活機能に適合させる技術の不足，実際の訓練や指導の未実施などが想定される．このような状況では，福祉用具・住宅改修の目的である要介護者などの自立支援に十分な効果をあげることは困難である」と述べている．

つまり，不適切なサービス提供が行われた原因は，ケアマネジメントの内容にあると考えられたわけであり，厚生労働省は介護保険ケアマネジメントに対し，方法上の指導・監査を強化した．

(3) 画一化されるケアマネジメント　厚生労働省は，従来からケアマネジメントの方法に細かい指導を行ってきた．その内容は，介護保険ケアマネジメントすべての利用者宅をケアマネジャーが月1回以上訪問すること，また特定の事業者やサービスに偏らないケアプランを作成すること，ケアプランの「課題」に利用者の希望を書き込むことなどであった．利用者宅を月1回以上訪問することができていない，あるいは3種類以上の介護サービスがケアプランに盛り込まれていないと，居宅介護支援事業費としての介護保険報酬は減額されるようになった．また，多額のサービス費支出となる福祉用具貸与については，ケアプランなどの「適正化」をはかるためのガイドラインを作成し，介護保険報酬の引き締めを図っていった．

2005年改正以後は，介護サービスの内容に対する行政指導が一層強化され，監査の中で禁止されていたサービスが提供されていれば，介護報酬の不正受給として返還が請求された．家族のいる高齢者には生活援助は認めない，要支援レベルの高齢者には介護予防の目的でも訪問介護は週2回まで，などの行政指導が行われ，定型化されたケアプランが求められる現状である．

e．介護保険改革の鍵としてのケアマネジメント

(1) 介護保険法の財政的困難　2000年4月に149万人であった介護保険のサービス利用者は，2004年1月には297万人に，金額では，3.6兆円から7.1兆円に倍増している．

厚生労働省は，このまま介護保険給付が増加しつづけるのであれば，公費負担を増額するか，高齢者以外の加入者を増やして保険料収入を増額する途以外に，

打開策はないと判断した．そこで20歳以上の国民が被保険者となり，毎月保険料を払うことにより介護保険を改革する方策を審議会に諮問した．

しかし，社会保障制度審議会介護保険部会は，最終的に保険加入年齢を20歳にするという意見をまとめきれず，社会保障審議会介護保険部会は，報告「介護保険制度に関する意見」(2004年7月30日)において，20歳からの加入について将来検討するべき課題とし，当面の介護保険改革については，介護保険「見直しの基本的視点」の第一番に「制度の『持続可能性』」をあげ，「将来の急速な高齢化」に備えるため「給付の効率化・重点化」を進めることを提言している．

(2) 改革の3課題と「ケアマネジメントの見直し」　上記の社会保障審議会介護保険部会は，報告「介護保険制度に関する意見」(2004年7月30日)の中で「高齢者の『自立支援』と『尊厳の保持』を基本とし，制度の『持続可能性』を高めつつ，①介護予防の推進，②痴呆ケアの推進，③地域ケアへの展開という新たな課題」に取り組む，と介護保険制度見直しの趣旨を説明している．

この3課題を達成することが，介護保険を持続する途であると判断したわけである．しかし，もう少し論をすすめるならば，3課題を達成するためには，介護保険下の「ケアマネジメントの見直し」が鍵であることがわかる．

(3) 介護予防ケアマネジメント　第1に，「介護予防」を行うためには，生活の全般にわたるケアプランが必要となる．表10.5は，松江市が行った高齢者の日常生活状況調査の結果である．要介護度の重度化の引き金となる転倒は，要支援レベルの高齢者の3割が過去1年以内に経験している（乙部, 2007）．こうした事実をもって厚生労働省は，転倒を予防することによって，介護保険対象者を

表 10.5　健康な高齢者と要支援者等の差異（日常生活状況）

評価項目 \ 一次判定	非該当相当者 ($N=170$)	要支援 ($N=105$)	要介護1 ($N=103$)	要介護2 ($N=21$)
交通機関の利用「自立」	80.7%	26.3%	30.2%	10.0%
外出頻度「週4日以上」	62.8%	31.4%	30.4%	20.0%
過去1年間の転倒「あり」	14.8%	30.8%	45.5%	52.4%
転倒に対する不安や外出を控えること「あり」	25.0%	47.1%	60.8%	66.7%

減らし，要介護度重度化を予防することができると主張している．

転倒予防を実現するには，筋力強化や体のバランスのとり方を練習することが効果的である．しかし，それだけでは十分とはいえず，認知症などのために服用している薬の調整をすることによって，歩行の安定を図ることが転倒予防に効果があるといわれている（Eccles et al., 1998）．そのような生活全体にかかわる個別的アセスメントと，各専門職の連絡調整を行うケアマネジメントが，介護予防のリハビリテーション・アプローチには必要である．

(4) 継続的・包括的ケアマネジメント　地域ケアを促進するということは，要介護度の高い人々や医療依存度の高い人々が地域で暮らすということである．「介護保険改革の全体像」も認めているように，高齢者の生活を在宅で支えるということは，入院や施設への短期的入所など，生活の場が変わっても，一貫して同じケアマネジャーが責任をもって援助し，在宅生活を維持することが必要である．これを同報告書は，「継続的・包括的ケアマネジメント」と呼び，その必要性を「ケアマネジメントの見直し」の中で提言している．

確かに，継続的・包括的にサービスをマネジメントすることこそ，ケアマネジメント本来の意味である．しかし，現状を考えてみると，高齢者が入退院するときには，相談や手配など入院医療との連携は，依然として家族の責任であり，一時的にせよ在宅現場から利用者が離れてしまえば，ケアマネジャーの仕事の範囲ではない．その意味では，本来のケアマネジメント機能は，未だに家族が担っているといえる．

しかし，少子化により家族がいない，あるは後期高齢者世帯のように，家族がいてもケアマネジメント機能は担えない世帯が増えてきている．家族を前提とするケアマネジメントは，いずれ破綻することは，明らかである．

(5) 地域包括支援センター　介護保険の総合相談とケアマネジメントを担うセンターとして，2005年介護保険法改正により地域包括支援センターが新設されることになった．以前からあった在宅介護支援センターとの業務の違いは，「介護予防ケアマネジメント」「包括的継続的ケアマネジメント」「地域のサービスやインフォーマルな支援の組織化」「高齢者虐待への対応など権利擁護」などの事業が明記され，明らかにケアマネジメント強化の方向を打ち出したことである．

また，地域包括支援センターは，在宅介護支援専門員（ケアマネジャー）を支援し，対応困難なケースへのケアマネジメントを行い，スーパーバイザーの機能をあわせもっている（表10.6）．

表 10.6 地域包括支援センターの基本機能

共通的支援基盤構築	地域的に，総合的・重層的なサービスネットワークを構築する
総合相談支援・権利擁護	高齢者の相談を総合的に受けとめるとともに，訪問して実態を把握し，必要なサービスにつなぐ．虐待の防止など高齢者の権利擁護に努める
包括的・継続的ケアマネジメント支援	高齢者に対し包括的かつ継続的なサービスが提供されるよう，地域の多様な社会資源を活用したケアマネジメント体制の構築を支援する
介護予防ケアマネジメント	介護予防事業，新たな予防給付が効果的かつ効率的に提供されるよう，適切なケアマネジメントを行う

f. 介護保険におけるケアマネジメントの課題

　介護保険におけるケアマネジメントは，欧米の在宅ケア先進国のケアマネジメント制度に似て非なるものであり，アセスメントとサービス提供を分離する機能，医療と介護を連携させる機能，スクリーニングされた対象の在宅ケアを維持する機能については，十分な役割を果たせていない．

　しかし，財政的な問題を解決していくためには，効果的効率的ケアプランに基づくサービス提供が必要であり，「介護予防ケアマネジメント」「包括的・継続的ケアマネジメント」を実現することが政策課題のひとつとなっている．

　この「介護予防ケアマネジメント」「包括的・継続的ケアマネジメント」が政策課題となった事実は，本来のケアマネジメントが日本の介護保険のもとでも必要とされていることを示唆するものである．しかし，その実現のためには，ケアマネジメントと給付管理業務を混在する形で，民間事業者に任せている現状を改革する条件整備が必要である．

　つまり，上記したケアマネジメント本来の機能を発揮できるための条件整備であり，具体的には，第1にケアマネジメントの独立性を確保できる介護報酬の保障であり，第2にケアマネジメントに適したケースのスクリーニング，第3にモニタリングの強化，特に病院・施設訪問に対する報酬を保障することが，早急に検討されるべきであろう．　　　　　　　　　　　　　　　　　〔加瀬裕子〕

<文　献>

Eccles, M., Clarke, J., Livingstone, M., Freematle, N. and Mason, J.(1998)：North of England evidence based guidelines development project：Guideline for the primary care management of dementia. *BMJ,* **317** (7161), 802-808.

イギリス保健省・スコットランド庁編；小田兼三・青木佳之・杉本敏夫監訳（1996）：ケアマネジメント―実践者とマネジャーの指針―，学苑社，東京，pp. 190-192.

加瀬裕子（2005）：アルツハイマー型痴呆ケアマネジメントガイドライン．老年精神医学雑誌，**16**（増刊号Ⅰ），110-118.
Moxley, D. P.(1989)：The Practice of Case Management, Sage Publications.
Ontario Association of Community Care Access Centre (2004)：Caring for Adults with Long-term Health Needs in Ontario, p. 8.
乙部有紀郎（2007）：地域包括支援センターの手引き（厚生労働省編，http://www.mhlw.go.jp/topics/2007/03/dl/tp0313-1c-02_01.pdf）.

10.3　障害者福祉論　—障害をもつ人々との共生—

a. はじめに—共感と理解を—

ノーマライゼーションの理念と現実の落差　障害の原因はさまざまであるが，人類社会にある確率で必然的に生じるものである以上，障害をもつ人々とともに生きる社会こそが正常な社会である．したがって障害の有無にかかわらず平等に地域社会に参加し，家族や友人に囲まれて暮らすあたりまえの生活を保障することは国家・社会の責務である．

1950年代末に北欧に生まれたこのノーマライゼーションの理念がわが国にも採り入れられ，1990年代から障害者の「社会参加」や「自立」が盛んに語られるようになった．しかし，高邁な理念とは裏腹に，わが国の障害者福祉の現実は貧しく，依然として理念と現実との落差が埋まらない．

わが国では成人後も親と暮らしている障害者の割合が高く，親が年とって介助が無理になれば親と別れて施設に入所することを余儀なくされた．ようやく在宅福祉が重視されて脱施設化が始動したものの，施設を出た後の地域での受け皿は著しく不足したままなので，障害者の「自立」や地域社会への「参加」がいつになったら実現するのか，本人たちは苛立ち，親たちはいまだに「親亡き後の不安」を抱えたままである．

共生のためのふれあい体験　このように，ノーマライゼーションの理念が実体を伴ってしっかりと根づいていくのか心もとない現状では，この落差を埋め共生社会の実現に寄与することが，健康福祉科学を学ぶ人々に期待されている．

障害者を遠くから眺めていたときと，名前と顔をもつ1人の人として接した後では，障害観はまったく異なったものとなることは多くの人が経験することであるが，これまでのわが国の学校教育は，障害児と健常児が別々に学ぶ「分離教育」が主流であったため，小・中・高校を通じて障害をもつ子と一緒に過ごした経験をもつ学生はわずかである．彼らにとって障害をもつ人は異邦人どころか異星人のように遠い存在でしかなかったことが，実際に授業に招いて出会った後に省み

られることとなる．

　21世紀の社会福祉は「利用者主体の福祉」へと大きな変革期にさしかかっており，障害者福祉を学ぶにあたっては，障害をもつ人や家族が生活の中で直面する困難やそのときの心情に理解と共感を寄せられるようであってほしい．それには，知識として障害者福祉を学ぶのと併行して当事者とふれあう経験が不可欠であろう．そのうえで，私たちにとって障害者とともに生きる社会とはどのようなものかを足元から地道に探っていくこととしよう．人間科学部という，多様な専門家と意欲的な学生の集まる場は，それには格好の環境であり，筆者が受けもっている児童福祉論や社会福祉論の授業の中では，障害をもつ人ともたない人との生活の差異を具体的にイメージし，互いを尊重しながら適切な支援ができるように理解と共感を育むことを意図している．

　このため，障害者福祉の知識を系統的・俯瞰的に講義することは別に開講されている障害者福祉論に委ね，筆者はまず，障害にまつわるいくつかのテーマをとりあげ，障害当事者の声や映像を通じて実情を伝えようとしている．これまでに携わってきた「知的障害者の本人活動の支援」や「出生前診断」のフィールドワークのほか，ゲストスピーカーによる講義中の試みのいくつかを具体例をあげて紹介しながら，目下《本人活動の支援》に行きついた筆者の障害者福祉の視点を述べたい．

b．本人活動の支援—障害者福祉の視点—

　知的障害者の本人活動支援への道のり　　ダウン症は染色体異常に起因する知的障害の一種であるが，その平均寿命が近年飛躍的に延びて50歳以上に達している（Masaki et al., 1981）．老化が早いので一般の人以上に生活習慣病への警戒が必要であり，肥満予防の手立てを早期療育の段階から取り入れていくことが望ましい．そこでまずダウン症幼児の栄養調査を実施して健常児との比較を行い，学童期，成人期と順次進めてきた．その過程で，児童期は親も若く肥満予防にも熱心に取り組むが，30代，40代の利用者が主体の成人施設では親は60代，70代と高齢化が進み，家族に託すことは無理になりつつあると気づいた．しかし外部研究者の介入はプライバシー保護の観点から警戒され，現場で信頼関係を築くまでに時間がかかるし，利用者の常態を把握したうえでの助言・指導が難しいという限界もある．今後は本人の自覚を促し，施設職員の支援を受けながら各自が取り組む必要があると思い至り，本人活動支援のモデル事業にとりかかった．

　知的障害者通所作業所と入所更生施設の利用者の体脂肪率，腹囲，血圧などを測定しながら調査したところ，ダウン症でない知的障害者にも共通して肥満に起

因する生活習慣病などが懸念された．そこで現在はダウン症に限らず知的障害者の健康管理を中心とした生涯にわたる支援システムを地域に築くことを目標にフィールドワークを行っている．年2回の巡回測定調査を10年続けてきて，利用者とも世間話を交わすほど顔なじみになり，知的障害はあっても楽しみながら肥満の改善に取り組むことは可能であると予測がつくようになった．また，それを支えたいとの熱意をもつ職員が幾人も現れた．施設の看護師・栄養士・生活支援員などの職員が日常的に本人活動を支えられるよう，研修と情報交換の場を設けてバックアップする体制をつくり，研究成果を現場に還元しようとしている．

「たのしい健康学習会」 ちょうど横浜市の知的障害者更生施設「てらん広場」で管理栄養士が利用者の本人活動に取り組んでかなりの手応えを感じており，私たちの自主研修グループと合流してその活動を発展・継続させていくことになった．利用者本人たちが肥満や生活習慣病予防の「たのしい健康学習会」を行い，学習成果を発表する会を開催している．この取り組みは地域の栄養士会からも注目され，写真入りで食事指導の本に収録された（和智, 2004）．その学習会・発表会の場では，利用者は「仲間」と呼ばれている．知的障害をもつ幾人もの仲間が 10 kg, 20 kg の減量に成功し，励ましあってその状態を維持している．ここでは《本人の自己決定を職員が支援する》関係が成り立っている．またサービスを受ける一方であった仲間たちが，他所から招かれて発表会を行う晴れがましい体験を通じ，自己効力感を高めている．

この「てらん広場」の本人活動をプログラム化し，肥満予防・改善に難渋している都内・近県の施設で発表会を開いて本人同士の交流による打開を図り，ひいては各地に普及させる構想は実現しつつある．

c. 社会参加と自立生活―地域で暮らす障害者たち―

障害者をゲストスピーカーとして招く授業 ある日の授業では本人をお招きし，プロフィールや暮らしぶりを具体的に提示するように努めている．ゲストスピーカーの印象が強烈すぎて障害者像がひとつに収斂されがちな弊害を避けるために，なるべく性・年齢・職業などの異なる複数の事例を提示し，あとは学生の想像力に委ねて多様性の理解に導く配慮をしている．

障害者の自立とは 脳性まひで重度の肢体不自由と言語の表出に障害がある50代の村岡咲子さん（仮名）は，「死んでもいい．3日でいいから施設を出て自分らしい暮らしがしたい」と決死の覚悟で施設を飛び出し，10年余．現在は都内A区にある「自立生活センターA」代表兼「NPO法人トータルサポートA」理事長として「誰もが自立をしようと思うときに必要なサポートを地域で受けられ

る社会を築いていく」という意思を実行している．本人を招いた授業で，介助者に24時間支えられて辛うじて成り立っているスリリングな1人暮らしの有様を喉から絞り出すように語りながら，障害者の自立とは何かを次のように学生に問いかけた．

事例：村岡咲子さんの場合
　重い障害をもつ私は「就職できず収入を得られない」「人の手を借りないと寝返りも打てず，着替えもできない」．それでも自分の意思で生活をしたい．自分で考え，自分で選び，自分で決め，その実行に際しては他人にサポートをしてもらい，意思を形にする．そして形になった結果には自分で責任をとりたい．たとえばカレーライスをつくるにしても，自分で食材を選び，好みの味つけをしてもらい，食べてみて思い通りにできていなかったら介助者への意思伝達がうまくいかなかったと反省します．ほかにも日常のあらゆる場面で，思春期の異性への関心，好みの服などについて自分の意思を他者に伝え自己実現をしていくこと，それが自立ではないでしょうか．

　このように問いかけられると，親元を離れて自炊をはじめたり，就職活動を控えたりしている学生たちに，誰もがもつ自立願望とその実現を阻む障壁，両方の存在が如実にみえてくるようだ．
　もう1人，40代の男性 池田一男さん（仮名）は村岡さんと同じく脳性まひで重度の肢体不自由だが，都内B区で両親と同居し，B区肢体不自由児（者）父母の会青年部長として街のバリアフリー化，ボランティアの組織化などに取り組んでいる．また放送大学教養学部経済社会学コースを10年かけて卒業した．筆者のe-schoolの授業では本人の手記と，リフォーム工事後のお宅を訪問してインタビューした折の録画ビデオを併用して紹介している．

事例：池田一男さんの手記とビデオの縮約
放送大学と青年部の活動　　高校卒業のころから大学で学ぶということにあこがれ放送大学で学んでいます．10年がかりで，あと少しで卒業証書がもらえる段階になり，がんばっています．
　青年部の活動は20年くらい前からはじめ，部員は約36名で30～40歳のすべて車椅子の重度障害者です．役員とボランティアで話しあって活動内容を決めています．親も高齢になり買い物にもなかなか一緒に行けない人たちばかりなので，

行事のほとんどが「買い物会」になります．役員が下見に行って，車椅子用トイレ，広いレストランなどがある場所を調査してきて，池袋，お台場などに決定します．

難航したリフォーム　私の家は1階に6畳の和室，風呂場，台所，2階に和室6畳，4.5畳の2部屋があります．父母はともに70代後半になり，家にエレベーターをつけることがリフォームの目的でしたが，条例に定められたスペースを敷地内に確保しなければ違法建築になると業者にいわれました．また車椅子の出入りをよくしたいので，区に玄関改修費用の補助を申請しようと思いましたが，20年前に補助を受けたので，生涯に1度しか使えないそうです．

そして，完成間際にまたひとつ困ったことが起きました．最初の浴槽は幅が大きすぎて洗い場が小さくなり，私の介助をする人のスペースがなくなってしまいました．とりかえて欲しいと頼みましたら，2回目は本当に体を丸めて入らなければならない小さい浴槽をもってこられ，なんだか障害者の生活がよく理解できない会社と気づきました．そんなことがあり，3カ月くらい週2回ボランティアの介助を依頼して，近くの銭湯をすいている昼間のうちに利用しなければならない状態になってしまいました．

エレベーターはあきらめ，半年くらい先に階段昇降機をつけたいと思っています．そうして家族ともども，この住み慣れた場所でずっと生活できればと思っています．

このほか，視覚障害をもつ福原明子さん（仮名）から4児の子育て中のエピソード（ミルクをどのように調合したか，子どもの体調を何で判断したかなど）やインターネットを駆使した人間関係の広がりについて学生たちと質疑応答をしていただいた．全盲の高山幸夫さん（仮名）とその同居世話人佐藤浩一さん（仮名）から，全盲者・晴眼者・失聴者間の意思疎通の実際的方法を教わり，コミュニケーションの保障と創造について考えた．

このような授業を通じて学生たちの障害者像は「何かができない人」あるいは「何もできない人」から，「生活上のさまざまな工夫をして生き生きと暮らしている人」へと見る目が変わる．こうして障害者の現実的な像を得るほか，困難があっても何かを成し遂げていくモデルを得て，わが身を振り返るきっかけにもなっているようだ．すなわち，障害者はストレングス（意欲や積極性，治癒力や回復力）をもった存在であることが実感され，そのエンパワーメントに乗り出す態勢が形成されていく．

d. 出生前診断—命の選別と自己決定—

《生きるに価しない命があるのか》．このように重い問いが，現代を生きる私たちには否応なく課せられている．《障害はあるよりもないほうがいいに決まっている》という否定的価値観がごく普通にまかりとおっている現代社会では，安価で侵襲の少ない出生前検査（血清マーカーテスト：ダウン症などの染色体異常，二分脊椎などの神経管異常の確率が出る）の出現により，妊婦は，①血清マーカーテストを受けるか否か，②確定診断として羊水検査を受けるか否か，③妊娠中絶をするか否かの3つの選択を迫られることになった．そして，出生前の胎児診断は障害児の選択的中絶につながりやすいことが知られている（松田，1998）．

妊婦健診や遺伝相談の場で妊婦やカップルが納得のいく自己決定を下すためには，どのような援助が必要であろうか．「適切な情報の提供」「非指示的カウンセリング」「自己決定の尊重」が原則である（人類遺伝学会，1994）ことを知識として学ぶが，提供された情報が適切なものであったか，十分なカウンセリングを受けることができたか，どのようにして自己決定に至ったのかなどを，実際の事例を通して検討することにより，この知識は得心がいくものとなり，実際の支援の場で活用しうるものとなるであろう．

身近にあった3つの事例を介して考える授業を行った．

事例：血清マーカーテストを受けた鈴木亜希子さん（仮名）の場合

高齢出産のため医師の勧めで何気なく血清マーカーテストを受けた亜希子さんは，「ダウン症児出生の確率が高い」と知らされ動揺した．仕事の都合で遠くにいる夫に伝えると，互いに「うちの家系にはそんな障害はない」と責任のなすりあいになり，十分な話しあいもできないうちに中絶可能な期限は過ぎてしまった．出産の日まで悶々と悩みつづけたが，生まれた男児はダウン症ではなかった．

事例：筋ジストロフィーの着床前診断の是非

大田令子さん（仮名）は，数年前に筋ジストロフィーの息子を亡くし，夫，高校生の娘と3人暮らしである．「鹿児島大で着床前診断（出生前診断の一種で，受精卵の段階で染色体や遺伝子の異常を検査し，選別することが可能）」が新聞のトップ記事になった日，筆者は，「どう思う？」と話しかけた．

令子さんは，「あんなもの，なければいいと思う」とつぶやいた．彼女の息子は，間欠的に入院しながら小・中学校をたくさんの友だちとともに普通学級で過ごし，念願の高校進学を果たして3カ月後に亡くなった．「息子は最後まで精一

杯がんばって満足して逝ったと思うので，長く生きるだけが幸せじゃないと，私には思えるの．今度また筋ジスの子が生まれても，私は幸せに育てる自信があるわ」．……「でも，一緒に息子の夢をかなえるために力をつくしたのに，夫の考えは違うの．夫は，やはり息子はかわいそうだった，というの．それに私だって，娘が検査を受けて異常がないとわかれば，やっぱりうれしいと思ってしまうでしょう．……だから，着床前診断なんて，ないほうがよかった」．

しかしその技術がすでに実用化されてしまった今，令子さん一家は着床前診断を受けるか否かの問題に向きあわざるをえない．デュシャンヌ型筋ジストロフィーは，X染色体上の遺伝子異常による伴性劣性遺伝病で，保因者である母親から男児に伝わると発症し，女児は保因者である確率が5割だからである．

事例：ダウン症と確定診断されたが産んで育てている夫妻
羊水検査で胎児はダウン症と確定診断されたが産んで育てている田中高子・正男夫妻（仮名）からの聞き書きを授業中に読みあげる．また夫妻から折々に送られてくる写真，ビデオを教室のスクリーンに映し，生まれてきた美香ちゃん（仮名）の成長と一家の暮らしぶりを知らせている．以下は聞き書きの抜粋である．
- 不妊治療を断念した後に妊娠したが，初回は流産に終わった．2回目は41歳の高齢妊娠だったので羊水検査を受けた．結果の説明は，夜間に，夫妻同席で2時間ほどかけて行われた．
- 医師からは，羊水検査で異常が発見されればほとんどの人が妊娠中絶していることや，ダウン症には合併症も多いなどの情報だけでなく，性格が素直でやさしいなどの面も教えられた．
- 正男さんは，高子さんの友人がダウン症をもつ子を連れてあそびにきたときにとてもかわいがっていたので，前からダウン症を知ってはいたが，医学的な面について詳しく知ったのは初めてだった．
- 高子さんは妊娠5カ月半（18週）になっていた．産むか産まないかの結論は2週間以内にといわれ，その後も2回，計3回面談したが，期間内に結論を出すのは無理だった．
- 医師はいっしょに悩んでくれ，「産むと決めたら協力は惜しみません」といってくれた．
- 高子さんはまず，「なんで自分に障害をもつ子が……」と思い，喫煙の習慣，不摂生などいろいろ数えあげて自分を責めた．「親族や他人に知られたとき，ど

うだろう」と世間体も気になった．
- 悶々として気が晴れないので，リゾート地にドライブに出かけた．そこで空や山を眺めながら夫婦で話しあっているときも，お腹の子は元気に足で蹴っている．まるでこの景色がみえて喜んでいるように思えた．産まない決心をすれば，この世界をお腹の子から奪うことになるのだと高子さんは思った．
- 正男さんは，最初産まない方に傾いていた．自分たち親がすでに高齢であり，20年後，30年後に障害をもつ子どもが1人でどうして生きていけるだろうかと思った．しかし妻の気持ちをくんで，産むことに同意した．3週間後くらいに「産みます」と2人の決心を医師に告げた．

この3つの事例から，生命倫理と，自己決定に働く要因を考える．
　①医師の説明方法や内容，②障害児・者やその家族とかかわった経験の有無，そこから導かれた障害観，③妻の自立性，④夫婦の対等性，⑤親族や隣人との人間関係，⑥生後の児の成育の見通しなどが抽出される．これをみると，「私」の自己決定も，「私」1人では完結しない．「私たち」の社会が，多様な生き方を認める寛容な社会であり，どのような選択をしてもそれが尊重されサポートが受けられる社会でなければ真の自己決定とはなりがたいということに学生は気づく．そのように気づく過程を大切にしている．

e. 障害者福祉の近未来
　障害者にかかわる筆者の調査研究と授業の一端を紹介した．最後に近年の国内外の障害者福祉の急な動きを紹介し，その中でわが国の障害者が置かれている状況を概観して，今後の課題を抽出することとしたい．

国際的な動き　WHO（世界保健機関）の国際障害分類（International Classification of Impairments, Disabilities and Handicaps）が1980年以来広く用いられ，障害を，①機能障害（impairment），②能力低下（disability），③社会的不利（handicap）の3つのレベルに分けて把握したうえで，物理的・心理的バリアフリー化による社会的不利の解消を推しすすめてきた意義は大きい．それまでは一般に障害者とはimpairmentとdisabilityをもつ人とされ，リハビリテーション（rehabilitation）により機能障害を治療あるいは改善し，能力低下を補って，障害者を社会に適応させることをめざしてきた．国際障害分類により発想は逆転され，誰もが地域で家族や友人といっしょに暮らせるよう社会制度を改善し，環境を整備して社会を正常化するノーマライゼーションが目標となったのである．国連は，国際障害者年を発端として，80〜90年代を通じてその普及に努め

てきた．その間に障害への理解と認識はいっそう深まり，WHOは国際障害分類を改定して国際生活機能分類（International Classification of Functioning, Disability and Health：ICF, 2001）に移行した．個人の生活機能を健康状態と背景因子（環境因子，個人因子）との間の相互作用あるいは複合的な関係ととらえ，できないことに着目するより，「ある病気や変調をもつ人が実際にしていること，またはできること」を系統的に分類・記述する視点でポジティブにとらえようとしている．そして，「心身の機能・構造障害」「活動の制限」「参加の制約」という3レベルの障害を解消するために，生活する地域において活動と支援を確保することが強調されている（社会福祉研究会，2002）．

国内の動き　国際的な潮流はわが国にも波及し，障害者基本法が成立し（1993年），遅れていた精神障害者の社会復帰を促す福祉援助の重点化などが進んだことは大きな成果であろう．その流れの中で「発達障害者支援法」「特別支援教育」「障害者自立支援法」など障害者福祉の新たな法・制度が次々と設けられているが，これらに対して当事者の側に期待と不安が渦巻いている．

障害児教育の新局面　発達障害者支援法（2005年4月施行）はこれまで障害者福祉の狭間に置かれていた自閉症，アスペルガー症候群（知能や言語の発達に障害はないが，認知の仕方が特異なため周囲と意思疎通がはかりにくい）やその他の広汎性発達障害，学習障害（LD：読み書き計算や推論などのうち特定のものの習得と使用に著しい困難がある），注意欠陥/多動性障害（ADHD：物事に注意を集中できず，落ち着いていられない）などを脳機能の障害に起因する発達障害とし，学校教育や就労の支援をはじめ生活全般にわたる支援を国と地方自治体の責任で行うことを定めた法である．

教育や生活の場で困難を抱えやすい人々にとって発達障害者支援法や特別支援教育が福音となるのか，新たに疎外と排除の対象を増やすことになるのか，見守る必要がある．

障害者の自立支援システム　障害者自立支援法（2004年12月成立）は，市町村が障害児・者の介護支援費の給付と地域生活支援事業を行う責務を規定している．そして身体障害，知的障害，精神障害の3種の障害別によるサービスの格差を是正し，自己選択に基づく契約利用制度に転換した．一方，介護保険にならって，原則1割の応益負担が課せられ，障害者の暮らしに深刻な影響を及ぼした．

わが国の障害者の現況　総人口1億2600万人の約5％，650万人が障害者とされているわが国ではあるが，しょせん健常者が圧倒的多数派を占める社会である．これまで障害をもつことは，主に3つの理由により，もっぱら否定的にとら

えられてきた.「障害をもって生まれたら本人が不幸になる」「障害児が生まれると家族が苦労する」「障害児を生涯社会的に扶養するより,妊婦に検査を受けさせて中絶した方が安上がり」(玉井, 1997) というものである.

障害をもつ人との共生　上記3つに代表される隘路を切り開いていくために,社会学者や文化人類学者が集い「障害学」を考究している.障害者福祉の課題は「異文化共存」の課題にほかならない(杉野, 1997)とする提言は,まさに障害者をマイノリティの文化をもつ人々ととらえ,マジョリティである健常者に同化させるのではなく,対等に共存しようとする道を探る指針となるのではないだろうか.障害をもつ人々を疎外し排除してきた健常者の社会の中で,名前や顔を隠して生きてきた多くの障害者との関係性を根本から問いなおす研究と授業により,法・制度と実態との溝を埋めていきたい.

注　ハンディをもつ人々も名前や顔が見えないまま地域社会で共生することは難しいとの筆者の持論に,事例中に登場する方々のほとんどが共鳴し,本名の掲載について快諾を得ていた.しかし,まだ機が熟さない面もあるので,今回はすべて仮名とし,居住地も特定できないようにした.

〔川名はつ子〕

<文　献>

人類遺伝学会 (1994):遺伝カウンセリング・出生前診断に関するガイドライン.

Masaki, M., Higurashi, M., Iijima, K., Ishikawa, N., Tanaka, F., Fujii, T., Kuroki, Y., Matsui, I., Iinuma, K., Matsuo, N., Takeshita K. and Hashimoto, S.(1981):Mortality and survival for Down syndrome in Japan. *The American Journal of Human Genetics*, **33**, 629-639.

松田一郎 (1998):出生前診断の実態に関する研究―厚生省心身障害研究―.平成9年度研究報告書, pp. 3-4.

杉野昭博 (1997):「障害の文化」と「共生」の課題.異文化の共存　岩波講座　文化人類学第8巻(青木　保他編), 岩波書店, 東京, pp. 246-274.

社会福祉研究会 (2002):国際生活機能分類(ICF)―国際障害分類改訂版―,中央法規出版, 東京.

玉井真理子 (1997):「障害」と出生前診断.障害学への招待―社会, 文化, ディスアビリティ―(長瀬　修・石川　准編著), 明石書店, 東京, pp. 109-125.

和智冨美子 (2004):「太ってたって変われるんだ!」―自分の気づきで頑張る仲間たち―.食事が変わる・歯肉が変わる―歯科臨床における食事指導―(丸森英史・鈴木和子編), 医歯薬出版, 東京, pp. 96-100.

索引

ア行

赤ワイン摂取と健康との関連 54
悪性腫瘍 74
アクチュエータ 159
アスペクト 12
アスペルガー症候群 126, 128, 215
アセスメント 128
アセトアルデヒド 41
アドヒアランス 118, 120
アポトーシス 59
アルコール依存症 40, 79
アルコール脱水素酵素 41
アレキシサイミヤ 68

生きがい 65
いじめ 124, 129
一元的方法論 9
一元論 7, 8
一卵性双生児 20
逸脱 78
一般意味論 137
遺伝子療法 100
遺伝相談 212
遺伝的要因 15, 22
胃内エタノール残存率 53
胃内エタノール濃度 53
胃内容物量 53
命の選別 212
医用工学 152
イリッチ 78
医療化 78
医療費 76
飲酒 63, 74
　　――と酒酔いとの関連 49

ウイルス感染 76
腕時計型センサ 163
運動 63, 74, 88, 89, 114, 115

運動ニューロン 105, 106
運動プログラム 191
運動療法 89
運動連鎖 112

エイズ 79
β-エストラジオール 45
エタノール 41
　　――の代謝と吸収 40
エピクテトス 135
エフォート次元 147
エリス 133
エルゴノミクス 152
エンゼルプラン 185
エンパワーメント 78

オキザロ酢酸-リンゴ酸回路 42
オタワ憲章 81
音声合成システム 157
音声コマンド 157
音声認識 164
音声認識医療照会テレフォンガイド 156
音声認識システム 155
温度効果器 35, 36
温熱的快不快感 38

カ行

外殻温 35
介護保険 201
介護保険法の財政的困難 203
介護予防ケアマネジメント 204
外在的世界 137
改修費用の補助 211
介助犬 161, 162
概念的駆動の人間科学 8
概念的駆動ベクトル 9
外部環境 34
化学療法 99

核移植法 18
学習障害 126, 215
核心温 35
喀痰細胞診 98
下垂体摘出 46
家族療法的アプローチ 132
肩こり 27, 108
活性酸素 59, 60
家庭内暴力 130, 131
家庭崩壊 124
過保護 127
からだの異変 193
加齢 76
がん 62, 74-76, 91
肝炎 76
肝機能障害 76
環境 169
環境温度 36
環境的要因 15, 22
感染症 58

器官 25
危機介入的対応 131
技術戦略マップ 158
犠牲者非難イデオロギー 83
喫煙 63, 74
気道の徹底的な清浄化 101
機能障害 214
機能的アセスメント 148
機能的核磁気共鳴画像法 38
虐待相談処理件数 193
ギャップ結合 28
休養 74
胸腔ドレーンの管理 101
狭心症 53, 76
共生社会 207
共存 154
虚血性心疾患 53, 76
居宅介護支援専門員 202
規律化 79
筋ジストロフィー 212

筋紡錘 106

クエン酸 52
クラインマン 84
α-グリセロリン酸-ジヒドロキ
　　シアセトンリン酸回路 43

ケア 196
ケアマネジメント 196
　　──の共通機能 198
　　──の見直し 204
ケアマネジメント・アセスメン
　　ト 201
ケアマネジャー 199
蛍光内視鏡 98
軽作業支援 160
継続的・包括的ケアマネジメン
　　ト 205
形態学 25
外科療法 99
ケーススクリーニング 197
ケースマネジメント 196
ケースマネジャー 199
結合組織 25
血小板凝集抑制作用 54
血清マーカーテスト 212
血栓形成 54
ゲノム 16
限界寿命 60
健康 169
健康科学 169
健康管理 82
健康寿命 103
健康診断 77
健康信念モデル 77
健康増進 82,88
健康増進法 81
健康日本21　80,103,113
健康福祉 169
「健康福祉」人間科学 11
言語的世界 137

行為障害 129
後期ストア派 135
高血圧症 76,90
膠原線維 31
抗酸化作用 62
高脂血症 76,90
公衆衛生 74,76

恒常性 34
構成主義 141
好中球機能 63
行動医学 77
行動科学 5
行動観察 127
行動主義 4
行動性体温調節 37
行動変容ステージ 77
校内徘徊 124
校内暴力 124
高尿酸血症 76
高齢出産 212
五感の刺激 164
呼吸器外科学 95,98
国際障害分類 214
国際生活機能分類 97,215
国民医療費 76
国民健康・栄養調査 83
国民体力法 83
コージブスキー 137
コストパフォーマンス 156
個体発生 14
骨粗鬆症 76,91
ゴッフマン 78
誤認識率 155
コーピング 146
コミュニケーション 84
コミュニケーション支援 160
コラーゲン 31
孤立 181
コレステロール 54,62
『語録』 135
コンサルテーション・リエゾン
　　心身医学 69
コントローラ 164
コントロール可能性 146
コンプライアンス 78

サ　行

在宅医療機器 159
在宅ケア 196
細胞内小器官 25
細胞分化 14
酢酸 41,52
産業用ロボット 159
サン・シモン　1,4,6,7,10

刺激統制 149

自己決定 212,214
自己効力感 77,125
自己不確実感 126
視索前野 36
自殺企図 126
脂質異常症 76
脂質代謝異常症 90
歯周病 76
思春期 123,124,131
自助 179,180
『自省録』 136
自然環境整備 82
失感情症 68
疾病管理 116
疾病予防 75,116
質問紙法検査 71
実用アプリケーション 161
児童買春禁止法 186
児童家庭福祉施策 184
児童期 123
児童虐待 187,193
　　──の防止等に関する法律
　　186
児童憲章 185
児童権利宣言 185
児童相談所 193-195
自動通報 163
児童福祉法 185,186
シトクロム$P4502E1$ 47
自閉症 126,215
脂肪肝 78
社会学 78
社会環境整備 82
社会参加 207,209
社会的再適応評定尺度 144
社会的スキル訓練 149
「社会的」存在 12
社会的不利 214
社会福祉援助技術 216
社会福祉士 173,174
社会扶助 176,179
社会保険 176,178
社会保障 175
　　──への途 176
収縮 105
周術期の呼吸リハビリテーショ
　　ン 100
集団検診 75
柔軟性 147

重粒子線治療　99
授業妨害　124
出生前診断　212
受動喫煙　81
主動筋　108
シュトラッサー　1,2,4,6,7,10
寿命　60,91
止揚　2,6
障害学　216
障害観　214
障害児の選択的中絶　212
障害者基本法　215
障害者支援技術　154
障害者自立支援法　215
障害者の疎外と排除　215
障害者福祉　207
条件反射学　68
蒸散性熱放散　36
少子化　182
衝動コントロール　128
情動焦点型対処　146
床頭台　154
上皮組織　25
情報　169
情報通信　158
消耗説　60
職業選択　126
食行動異常　126
食習慣　74
食品　62
植物油　50
初動負荷トレーニング　110
　　──の動作特性　111
自立　207
自律神経　186,189
自立生活　209
自律性体温調節　37
新エンゼルプラン　185
人感センサ　160
心筋梗塞　53,76
人口ピラミッド　58
心疾患　75
心身医学　77
心身症　66,126
心臓病　74
身体化　126
身体活動　113-120
身体活動・運動の効用　114
身体活動量の推奨　115

身体的運動能力　90
身体負担　158
心理社会的ストレス　76
心理的ストレス　144
「心理的」存在　12
心理テスト　70

推論　137
スカベンジャー　60
スティグマ　79
ストレス　74,91,115,143
ストレス学説　68
ストレス反応　145
ストレス免疫訓練法　148
ストレッサー　144
ストレッチ　104-109
　　──の種類　107
スヌーズレン　164
スポーツ事故　93

生育歴　131
生育歴調査　127
生活指導　72
生活習慣　77
生活習慣病　58,74,88
生活リズム　186
生-権力　79
精神神経免疫学　69
成人病　74
生存権　176
生態学的駆動の人間科学　8
生態学的駆動ベクトル　9
静的ストレッチ　107
青年期　123,125
性犯罪者処遇プログラム　150
性非行　126
「生物的」存在　11
生命倫理　214
世界保健機関　81,114
脊髄反射　105
脊柱　26
説明モデル　84
ゼノン　135
背骨　26
セルフケア　82
センサ　159
前視床下部　36
全身適応症候群　143
全能性　14

線毛　27
早期中心型肺がん　98
早期治療　74,75
早期発見　74,75
早期リハビリテーション　97
総合学　1,4,5,12
相互浸透性　6,7
操作性　153
組織　25
　　──のシンボル　2,3
ソーシャル・ワーカー　173

タ　行

体温　35
体温異常　186
体温調節　188
怠学　124
体細胞クローン　16
代謝速度　60
代替コミュニケーション　154
第2次性徴　123,125
体表温　35
ダウン症　208
タクソノミー　12
多元的方法論　9
多元論　8
多重情報処理環境　157
脱施設化　207
タッチパネル　163
多動　126
多能性　14
単一運動単位　105
短期可塑性　105
胆汁　50
胆汁酸　50,52
断定　137

地域包括支援センター　205
知的障害者の健康管理　209
知能検査　127
着床前診断　212
注意欠陥/多動性障害　126,
　　128,215
抽象のレベルの混同　138
長寿社会　58,64
痛風　76

ディストレス次元　147
適応指導教室　129
適合性　154
デキサメタゾン　46
テストステロン　44
デュアルタスク　157
てらん広場　209
テレフォニーボックス　155
テロメア　59
テロメアーゼ　59
転換神経症　126

投影法検査　71
等尺性筋収縮　105
動的ストレッチ　107
糖尿病　76, 89
動物型ロボット　162
動脈硬化性疾患　90
特別支援教育　215
トランスアクショナル・モデル　144
トランスセオレティカル・モデル　119
ドリー　17
トレッドミル　102

ナ 行

内部環境　34
ナショナルミニマム　176
ナラティブ　85
ナラティブ・アプローチ　85
ナラティブ・セラピー　85
ナラティブ・ベイスト・メディスン　84

二元的方法論　9
二元論　7, 8
認可外保育施設　187
人間科学　1-10, 12, 41, 86, 167-170
人間機械系　153
人間ドック　80
認識のシンボル　2, 3
妊娠中絶　212
認知・感情・行動の一体論　134
認知行動療法　132, 133, 147
認知的再体制化　150
認知的評価　144, 145

認知療法　149

熱産生　35
熱放散　35
ネテルトン　82

脳　33
脳血管障害　76
脳卒中　74
能力低下　214
ノーマライゼーション　97, 172, 207, 214

ハ 行

バイオフィードバック　164
バイオメカニクス　104
肺がん　95
　──の診断法　98
　──の治療法　99
　──の臨床医学　98
廃用症候群　97
肺理学療法　101
発生工学　19
発達検査　127
発達障害　126, 129
発達障害者支援法　215
パートナー　161
パノプティコン　79
早寝早起き　192
バリアフリー　214
ハンセン病　79

ピアジェ　2, 5-7, 9, 11
引きこもり　131
非言語的学習能力　128
非行児童　184, 185
非蒸散性熱放散　36
微小民族誌　85
ビジョンセンサ　160
非特異免疫能　61
肥満　89
肥満症　76
肥満予防　208
表面筋電図　105, 106
貧富の差　65

福祉　170
福祉機器　152, 159
福祉工学　152

福祉国家　176
フーコー　79
不合理な信念　134
二日酔い　50
不適応問題　123, 127
不登校　128, 129, 131
不飽和脂肪酸　51
不愉快な自覚症状をもつ状態　50
プラスの医学　97
フラッシング　48
ブルーナー　85
フレンチパラドックス　40
プロゲステロン　45
プロブレマティック　5
分子標的治療薬　100
分離教育　207

平均健康寿命　103
平均寿命　58, 103
ベヴァリッジ報告　176
ベッド　154, 162
ヘルスプロモーション　81, 116, 118
弁証法　2, 6

保育者の役割　190
保因者　213
報告　137
放射線療法　99
保険　178
保護者や家庭の役割　192
ポストモダン　85
ホメオスタシス　34
ボランティア　210
ポリフェノール　55, 62
本人活動の支援　208

マ 行

マホーニィ　141
麻薬中毒　79
マルクス・アウレリウス　136
マン・マシンシステム　152, 153

密着帯　28
ミトコンドリア　30
ミドルウェア　164
民族誌　85

無気力　131
無酸素運動　92

メタセティック連続体　10
免疫能　91
免疫療法　100
メンタルヘルス　114

モジュール　37
物語　85
物語学　85
物語論　85
問題焦点型対処　146

ヤ 行

有酸素運動　92
ユーザインタフェース　163

羊水検査　212
要保護児童　184,185
『要録』　135
予測最大心拍数　102
予防医学　41,88

ラ 行

ライフサイエンス　158
ライフスタイル　61,83
ラベリング　78

リアリティ　4
リストカット　126
リハビリテーション　214
リハビリテーション医学　95,98
リハビリテーション医学会　96
リハビリテーション科　96
リハビリテーション支援　160

利用者主体　208
リラクセーション　149
リラックス　106
臨床医学　95
臨床民族誌　85
リンパ球　61
「倫理的」存在　12

ルートガイダンス　157

レーザー治療　100
レジスタンストレーニング　92
劣等感　126
連鎖反射ストレッチング　109
連帯　179-181

老化　59
ロボット技術　159
論ばく　134
論理実証主義　4
論理情動イメージ法　135
論理情動行動療法　134

ワ 行

ワードスポッティング　156

欧 文

ABCDE理論　134
ADH　41
ADH活性の変動因子　43
ADHD　126,128,215
ADL　92,96
ALDHアイソザイム　47
ALDH 1　47
ALDH 2　47
ALDH 3　47
alexithymia　68

biopsychosocial medical model　66
bronchial toilet　101

EBM　97

goodness of fit hypothesis　147

HDLコレステロール　54

ICタグ　163
ILO　176
incentive spirometry　101
IT社会　157

LD　126,215
LDLコレステロール　54,62

medical anthropology　78
medical sociology　78

NBM　84
NK細胞　61

PNFストレッチ　107

QOL　91,96

self efficacy　77

WHO　81,97,114,169,214

編集者略歴

中 島 義 明
1944 年　東京都に生まれる
1972 年　東京大学大学院人文科学研究科博士課程心理学専門課程退学
　　　　大阪大学大学院人間科学研究科教授を経て
現　在　早稲田大学人間科学学術院教授
　　　　大阪大学名誉教授
　　　　文学博士

木 村 一 郎
1940 年　台湾（台北市）に生まれる
1967 年　東京大学大学院理学系研究科博士課程中退
　　　　国立精神・神経センター神経研究所を経て
現　在　早稲田大学人間科学学術院教授
　　　　理学博士

現代人間科学講座 3
「健康福祉」人間科学　　　　　定価はカバーに表示
2008 年 6 月 25 日　初版第 1 刷

編集者　中 島 義 明
　　　　木 村 一 郎
発行者　朝 倉 邦 造
発行所　株式会社 朝 倉 書 店
　　　　東京都新宿区新小川町 6-29
　　　　郵便番号　162-8707
　　　　電　話　03(3260)0141
　　　　FAX　03(3260)0180
　　　　http://www.asakura.co.jp

〈検印省略〉

ⓒ 2008〈無断複写・転載を禁ず〉　　新日本印刷・渡辺製本

ISBN 978-4-254-50528-3　C 3330　　Printed in Japan

前京大 糸川嘉則総編集

看護・介護・福祉の百科事典

33004-5　C3547　　　　A5判　680頁　本体12000円

世界一の高齢社会を迎える日本において「看護」「介護」「福祉」の必要性は高まる一方である。本書では3分野の重要事項を網羅するとともに、分野間の連携の必要性も視野に入れて解説。〔内容〕看護（総合看護，看護基礎，母性看護，小児看護，成人看護，精神看護，老年看護，地域看護）/介護（概念・歴史・政策，介護保険サービス，介護技法，技術各論，介護従事者と他職種との連携，海外の事情）/福祉（基本理論，制度，福祉の領域，社会福祉援助の方法，関連領域と福祉との関係）

帝京大 三上真弘・帝京平成大 青木主税・
帝京大 鈴木堅二・帝京平成大 寺山久美子編

リハビリテーション医療事典

33503-3　C3547　　　　B5判　336頁　本体12000円

すべての人が安全に生き生きとした生活を送るための，医療・保健・福祉・生活に関わる，健康増進活動の一環としてのリハビリテーション医療の重要テーマやトピックスを読みやすい解説によりわかりやすく記述。リハビリテーション科，整形外科，神経科をはじめとする医師，看護師，保健師，理学療法士，作業療法士，言語聴覚士，視能訓練士，柔道整復師，整体師，社会福祉士，介護福祉士，ケアマネジャー，ホームヘルパーなど，リハビリテーション医療に関わる人々の必携書。

前岡山大 緒方正名監修
早大 前橋　明・和歌山県庁 大森豊緑編著

最新 健 康 科 学 概 論

64033-5　C3077　　　　A5判　216頁　本体3200円

近年いよいよ関心の高まる健康科学，健康づくりについて，網羅的にかつ平明に解説した大学・短大生向けテキスト。〔内容〕健康の意識／ストレスと健康／ライフステージと健康管理／保健行動と健康管理システム／職業・作業活動と健康／他

黒島晨汎・浦野哲盟・柏柳　誠・河合康明・
窪田隆裕・篠原一之・高井　章・丸中良典他著

人 体 生 理 学

33502-6　C3047　　　　B5判　232頁　本体3800円

主として看護師，保健師，作業療法士，理学療法士，介護士などの医療関連職を目指す人々，医科大学の学生以外で一般的な生理学の知識を学ぼうとする人々を対象として，生理学の基礎的理解を確実にできるように，わかりやすくまとめたもの

前北大 伊藤眞次・前旭川医大 黒島晨汎著

最新 人 体 生 理 学 入 門

64018-2　C3077　　　　A5判　224頁　本体3500円

大学一般教養から，短大，コメディカル，健康科学などの人々のための標準的教科書。〔内容〕人体生理学とは／体液と血液／心臓と血管系／呼吸／消化・吸収／エネルギー代謝／体温／腎臓／内分泌／骨格と筋肉／神経系／感覚／性腺と生殖

前筑波大 池上晴夫著
現代栄養科学シリーズ18

運 動 生 理 学

61618-7　C3377　　　　A5判　180頁　本体3200円

〔内容〕健康と運動（健康と体力，運動不足，運動の効果）／運動適応のメカニズム（エネルギー発生，有酸素能力と無酸素閾値，運動と呼吸・循環・筋・神経系・栄養，他）／健康のための運動処方（医学・体力検査，高齢者・発育期・妊婦，他）

東京成徳大 海保博之監修　立命館大 望月　昭編
朝倉心理学講座16

対 人 援 助 の 心 理 学

52677-6　C3311　　　　A5判　196頁　本体3400円

看護，福祉，教育などの対人援助職において，必要な心理学的な方法論や技法，課題を具体的実践事例とともに紹介する。〔内容〕対人援助の心理学／看護／社会福祉／特別支援（障害児）教育／心理臨床／障害者の就労

日本家政学会生活経営学部会編

福 祉 環 境 と 生 活 経 営
――福祉ミックス時代の自立と共同――

60015-5　C3077　　　　A5判　192頁　本体2800円

生活を取巻く家族，地域，企業，行政の状況を分析し，主体的に安定的な生活形成を提言。〔内容〕今なぜ生活者の自立と共同か／家族・地域の中での自立と共同／福祉における産業化と市民化／企業社会の変容と生活保障／時代を拓く自立と共同

上記価格（税別）は2008年5月現在